张祥龙文集
第 14 卷

中德哲学浅释

商务印书馆
创于1897　The Commercial Press

总　序

　　这套《文集》有十六卷，绝大多数是我 1992 年留学回国后的著述，只有一篇阐释塔斯基真理定义（收于第 3 卷）的文章，上世纪八十年代就已发表。但是，如通常的情况那样，这些著作的源头要遥远得多，属于我们曾生活过的那个跌宕起伏的时代；被表达的思想本身也经历着某种变迁，这已经被某些评论者注意到；而这思想在未来的命运，则无法预测了。

　　诸卷的具体特点，很难被归总，但就其思想风格而言，可以有一个极简易的形容，即"思在边缘"。"边缘"意味着它有临空涉险的一面，逼得所思摆脱现成，甚至蹈虚而行；但也有坚实的一面，言之有据，从事实到逻辑，皆不敢杜撰。而且，边缘也指哲学的特性，不像常规科学那样有范式可依，有实验可证，又不像文学那样可随发奇想，动人于无理之中。哲学要讲理，但要讲到终极处，也就是边际处，那里的道理就会放光。贺麟先生曾几次对我说：真理不只是正确，而是能够感动人的光明[①]，为艰难乃至黑暗人生带来根本的希望。斯宾诺莎的生活和哲理，皆含此真理。我的哲学起点，就在

---

　　① 贺先生在这方面的想法，可参考他《我对哲学的态度》一文。见其《哲学与哲学史论文集》，商务印书馆 1990 年版，第 586 页。

这黑暗与光明的交接处。① 说到"思"，它对我而言不限于概念化的思维，尽管也一定要厘清它们，但关键处却要破开茧壳而成为可飞翔者，也就是可应机直觉者，可意会者，可凭"纯象"② 或时势而行者。

很粗略地讲，《文集》大致涵盖这么几个向度。(1)深度解读现象学。"深度"既指进入其文本深层、有自家领会特点(重原时间的晕流性及其被动发生性，重思想方式如海德格尔的"形式显示"，等等)，也指具有东方的，首先是中国哲理的相涉意趣。现象学的重心于我似乎是海德格尔思想，这在上世纪九十年代及其后的一段时间中确是如此，但实际上(詹姆士引导的)胡塞尔，特别是他的发生现象学才是真正的源头。这许多年来，舍勒、列维纳斯等也越来越被我看重。(2)对西方和中国、印度哲理的诠释和比较。这"比较"并非是现成式的，就像拉两个人来比较其身高、性格、思想等，更不是以一方为标准来比量另一方，而是意在"发生"，也就是在应机的对比中产生出任何一边都没有的新东西，如同升音与降音、元音与辅音……的对立结合中产生语词及其意义。所以，对比可以是有形的，如我的不少著作所做的，但也可以是细微的甚至无形的，间接地表现于对东西思路的叙述和翻译的特别方式中。(3)阐发儒家

---

① 参见本《文集》15卷《摸索仁道——随笔集》第二部分。

② "纯象"(reines Bild)由康德的《纯粹理性批判》提出。它由人的纯粹先天的想象力(的生产性的综合)所构成，又称为"图几"(Schema, 图型)。纯粹先天的想象力是人最为原发的心灵能力(《纯粹理性批判》A118、A124)，而纯象指一种前概念的、使得知性概念与感性直观的结合可能的纯综合，是"人类心灵深处隐藏着的一种技艺"(《纯粹理性批判》A141)，首先指先验的原时间(《纯粹理性批判》A138，A142)。它暗示着一条非概念、非对象化的致思道路，为胡塞尔和海德格尔所重视。具体的解释可于此《文集》第1、2卷中讨论海德格尔的《康德书》的地方见到。它与王树人先生阐发的"象思维"也有呼应。

哲理及相关传统。它依据原始文本乃至历代注疏，但有独特的理解（如揭示"时"是理解儒家及先秦的关键，孔子音乐出神境界及其思想后果，董仲舒"拒秦兴汉"学说与语言的特别之处，般若中观与如来藏心学的结合效应，宋明理学和心学的源头、境界与缺憾，罗近溪赤子之心说的卓越，等等）。这理解既与现象学及另一些当代西哲流派的提示相关，又受到过其他思想乃至科学如量子力学、人类学、博弈论的激发，更有一些是说不清来源，就在人生经历的熬炼和与文本对话中产生的。说到底，我对儒家、道家、佛家哲理的领会和体认，许多是超语言的，在家庭、遭遇、技艺和自然中蓦然来临。

（4）自家思想的表达。与以上三者有内在关联，但更为重要的，如刚刚所言，是独自的涌现。每有心领神会处，都是人生的喜悦。要害在于，找到非对象、非概念（这于许多从事哲学的心智来说就等于不可捉摸的混沌）却更可直观领会和结构化表达的思与言的方式。斯宾诺莎哲学既是概念内涵化的，又是形式（含"象"）直观化的。从最初理解的斯宾诺莎那里，我攀行过两条路：先到康德、黑格尔，在克尔凯郭尔、叔本华那里转向，经詹姆士、柏格森引导，到达现象学，特别是其时间观和源构成观；另一条是从斯氏之"神与自然合一"之论（经维特根斯坦前期的"图象－逻辑形式"和"不可说者"）到庄子和老子，体会自然生态化的天道，再到儒家的核心——家与孝。它们的交汇点是阴阳道论。

阴阳首先不是平衡论，更不是两点论，而是原发生论；为了能生而又生，必须有"互补对生"结构。现象学时间的发生源即时晕，由滞留与前摄这互补对生的阴阳所构成（海德格尔思想转向时，曾

借重老庄的阴阳说）；而道家的"万物负阴而抱阳"，要到儒家讲的
"亲亲而仁"的代际时间晕流中，才获得了人际的原发道性，也才真
正进入了《易》象所示"几微"之"时中"。此阴阳化的时间晕流乃
意义、意识、存在的根源，是不离人生的活太极、真太极，由此而
思，才能看到至情（亲情、爱情、友情）中如何有至理，情势、冲气、
权能域、潜意识如何经由"纯象"或"时势"而再应机地"坍缩"为
各种"对象"，比如场、势、习俗、道德、利益、关系网、系统、个体、
自我意识、分子、原子，当追究到微粒子或原能波的地步时，对象性
又开始消隐，"二象""叠加"与"纠缠"无可避免。只有能看到意
识源头就是时晕之阴阳发生流，既不能被全归为脑神经网络，也不
能被形而上学化为笛卡尔式的"我思"，才能领会到人为什么可以
"官知止而神欲行"[①]，也就是在一切感性、知性的官能之前或之后，
还有"阴阳不测之谓神"的"入神"可能，即神秘体验的可能。正是
这种体验，往往成为历史的发端，无论是通过宗教家、诗人、艺术家、
手艺家，还是通过科学家和思想家。"神就是（阴阳大化之能动）自
然"，绝非虚言。

　　如果这个思想的确站在了"边缘"上，那么它不会不以自己的
方式眺望和关心未来，既有中国哲学、中华文明的未来，也有儒家
的未来和人类的未来。我在北大哲学系毕业后，一心想搞自然保
护，除了受庄子影响外，也确有追求思想内在的生命和朝向未来的
隐义。老庄，于我不止于隐士的境界，而隐晦的海德格尔，则启动
了我对技术化未来的深思。留学第一门课的教材中有《瓦尔登湖》，

---

　　① 《庄子·养生主》。

让我从此倾心于梭罗这位自然的情圣。而自身的"亲亲"（家人之间的相互亲爱）经历，为我打开了儒家之门。对于我，哲学从来都活在人生本身的内在缝隙乃至断层之中，如茫茫黑夜中一支摇曳的火把和宁静深处的背景音乐，又如危难时的一线生机和想象另类将来的出奇能力。如果你在此《文集》中找到了这样的思想，无论是古老儒家的新生命，东方与西方乃至人与自然交融共生的可能，还是助人破开各种形式的"热寂"或"黑暗森林"的契机，那就正是这套书所要追求的。因为，我们的儿女、孙儿女乃至父母和祖先，都可能通过它们而与我们相遇和重逢。

由于《文集》中少量卷册当年形成时的情势所迫，以致与其他卷册的内容有部分重合。这次勉力删除重复的部分，个别卷做了重新组合①，但考虑到读者可能仅选读某单册，而缺失那些内容则意思不完整，所以依然有未尽处，如第 2 卷与第 1 卷内容的部分重合。尽管最早出版这两卷时就做过有关的声明并表达歉意，这里还是要向读者再次致歉！

感谢商务印书馆诸位编辑认真负责的合力工作！特别是陈小文总编和卢明静编辑，前者策划而后者具体实施，使此《文集》得以面世。

张祥龙

辛丑（2021 年）兰月谨撰

---

①　第 12 卷（《儒家现象学研究——儒家再临的蕴意与道路》）在删除了与其他卷的重复部分后，加入《〈尚书·尧典〉解说：以时、孝为源的正治》（生活·读书·新知三联书店 2015 年版）一书的主体部分。

目　　录

序

在西方世界中，德意志民族是独特的。其来源或许是一种幽深的民族记忆，一种总比现成的历史记载还窈冥的记忆。在基督教的历史之外，德意志记住了古日耳曼；在罗马帝国的辉煌之外，她记住了神话般的希腊；在启蒙和科技之外，她记住了格林童话和条顿传说的森林、妖仙、天鹅和骑士；等等。而情况似乎是，一个民族的记忆有多长，她的哲理思潮就有多深，她的性格就有多奇。于是，在天主教森严的教会之外，出现了与神直接相通的艾克哈特和马丁·路德；在唯理论的逻辑框架中，涌现出莱布尼茨的玄妙单子；在康德、黑格尔之后，一定要杀出忧郁的叔本华、绿林豪杰般的马克思、尼采和让西方人常常摸不着边儿的海德格尔；而在歌德、席勒如日中天的光辉下，荷尔德林疯狂的黑暗才让20世纪的满天繁星闪现……

所以她的资本主义进程总走拗步，有时因为不情愿而慢极，有时却因发狠而快极。20世纪的两大偏离——共产主义和纳粹——都与她有内在关系。她两次发动世界大战，两次都失败，却是第一个让绿党入阁的国家；她从心里就不服英、美、法，但还是一直在反省，甚至下跪……

德意志，你是个谜。

这本集子的文章基本上都与德国文化，特别是德国哲学有某种关系，是我在德意志这座古奥迷离的黑森林中徜徉驻足的感受和领会。作为一个中国人，当然有自己的文化和生活视野，所以这些文章中的相当一部分带有中国印记。而且，我甚至感到中华文明在面对西方塑造的全球化时，所处情境与德意志的现代遭遇有某种文化的而非政治的可比之处。

中国人的记忆本来是现存民族中最长远的，也最不受什么现成框架限定。例如，中国人一直还在使用完全独自创立的文字，实乃不可思议的历史奇观。全人类只有四个民族——苏美尔人、古埃及人、华夏人、印第安玛雅人——独立地创立了文字，其他所有文字都是衍生的。好像是理所当然地，其他的那三个古文字乃至使用它们的民族，早已灰飞烟灭，只留下泥版、草纸和各种金字塔。但华夏一族一文居然历时三四千年而仍然活生生地存在着，令许多西方人大惑不解，发了一些不得要领的议论。而且，华夏人不仅有独步寰宇的历史记载，更有越出它们的源头记忆，比如伏羲、黄帝、尧舜，是华夏的灵感之泉，《易》、道、儒都朝向他们而存在，从来不甘心秦汉以来的那套体制，也不甘心像日本人那样去学西方。于是有了《南京条约》、火烧圆明园、甲午海战、庚子赔款，但后来，就是发了疯一样地全盘西化，仇视自己的记忆，非要把它耻辱化到只配完全被毁灭和遗忘不可。

因此，今天的中国在文化上类似于德国，都是"战败国"。自己的文化与现在流行的文化——如果还能称之为"文化"的话——格格不入，所以必弃之而改宗换姓，以求生存，甚至是"崛起"式的生存。这样一来，发展得倒是快了，因为毫无传统的羁绊或护持，完全实用化，完全强力化、奥运会化，二十年修的高速公路和铁路赶得上美国修一百年的。中国和德国都想通过拼命干活挣钱来忘掉自己的过去，来证明自己的现在——一个进步了、强大了、脱胎换骨了的现在。但是，活的自身记忆的真实性和宿命性在于，如果排斥它，让自己失忆，你虽然还有正常的线性理智，却会丧失那导致深刻创造性的自由想象力。这就是中德两国今天都面临的问题。

以上所讲，丝毫没有反对德国反省纳粹灾祸的意思。相反，这种反省倒是要更深更远才好。我只是觉得，它不应该以抛弃自己文化的独特性而盲目追随美英带头的全球化为代价。实际上，纳粹德国根本不是德意志精神的恰当表现，它太崇拜力量、土地、血统这些对象化、现成化的东西，缺少原发的想象力。真正的德意志，崇尚的不是力量，而是清新高洁的生存状态和丰满悠远的精神世界。

中德的语言虽然形式上相差巨大，但也有某种神似之处。德语的构词性极强，许多词都是虚实搭配或由一词根繁衍而成，所以往往可以直观和双关。比如哲学中的"aufheben"（一般译作"扬弃"，不妥），由虚词"auf"（向上）和实词"heben"（举起）构成，合起来，既可以是"捡起来装进袋子"，又可以是"捡起来丢掉"。这直觉双关义被黑格尔利用，意指辩证发展中同时发生的扬弃与保留。海德格尔是感受和利用德语构造性的大师，他使用乃至创造的关键词无不既直观又双关，既用习惯义，又同时用纯字面义，比如"Dasein"、"Mitsein"、"entfernen"、"zu-der-Tod-sein"、"entschlossen"、"Er-eignis"、"Ge-stell"，等等。汉语则是构词的渊薮，不用说双字词是构造的，单字一样是构造的，如"日"、"明"、"川"、"河"、"木"、"林"、"森"、"刀"、"刃"，等等。

所以，德语养育的德国思想，虽是唯理精准，却有直观的洞察；虽重直观，却又不限于感觉直观，而是于思辩中有生命冲动力，总在与自身缠绕，力图辨别出更切近的预设者，以便进入更深的源头。但它过于习惯体系化，不如法国式与英美式的思想灵巧，却能在英国人、法国人看作是单个实体（像"感觉"、"我"、"物质"）那里找出发生的结构，比如莱布尼茨的单子、康德的先天综合形式、黑格尔的具体概念、马克思的生产方式、叔本华的求生意愿、胡塞尔的本质直观、海德格尔的缘构发生、罗姆巴赫的生活结构，等等。这些精神生命化的思想，形式的严格中又有双关互映，洋溢着不尽的余音和深远的可能，总有玄思奇想的内空间。于是科学与浪漫、理性与远古或并行不悖，或前赴后继，里面既生成着全新的可能，也潜伏着危险。德语思想从来都不甘于平庸，都爱冒险。那些对于语言和思想的彻底构造性特别敏感的德国人，如莱布尼茨、海德格尔、海森堡、罗姆巴赫等，对遥远的中国古代哲理产生了内在的兴趣，感到了某种协音共振的微妙。而中国人面对西方时，也只有到了德国哲学那里，才算稍稍尽了兴。

本书包含五个部分，共十六章，外加两个附录，基本上由曾经发表过的文章组成，为了这次出版，做了某些修改乃至改写。

第一部分是中德文化与思想关系的泛论，既有个人在德国的切身感受，又回顾了现代中国人引入当代德国哲学的历程，还反过来一瞥老子进入德国的契机与意义。

第二部分研究两位德国哲学家的学说。很少受到哲学界关注的康德的亲子观，其中既有不俗的见地，即看出父母与子女之间有某种超出了一般社会关系的根本联系，又很成问题，因为他认为这种联系中没有内在时间过程，完全取决于子女自由意愿的行使，因而否认子女需要尽孝的道德和法权义务。黑格尔的辩证法在什么意义上不同于现象学方法，特别是生存解释学的方法，是另一篇文章的议题。

第三部分阐发海德格尔与中国哲学的多重关系，以及他思想形成期和晚期的两个重要思路。近二十年来，我们发现了越来越多的海德格尔论及"道"的材料，越来越清楚地表明他的道缘与他自己思想的内在关系。但是，一些不明了海德格尔的话语方式和思想方式的人，往往片面夸大海德格尔对于跨文化哲理交往的谨慎，以及对于西方哲学，特别是古希腊和德国哲学独特性乃至优越性的强调，做些表面文章，否认海德格尔哲学与东亚思想，包括与道家思想的内在联系或共鸣。这部分的第一篇论文以事实和分析回应了这种肤浅怀疑论，并展望了中国哲学与海德格尔在什么问题上、以什么方式可能有深入的交流。附录是一篇译文，提供了更多的有关事实和观察角度。"形式指引"是海德格尔思想方式的起源指标，而"Ereignis"（自身的缘构发生）则是他后期思想的灵魂，与阴阳道论亦有关系。后两篇论文分别讨论之。

第四部分讨论象（Bild）的哲理，区分象思维与哲学界流行的概念思维，并通过海德格尔对康德"纯象"学说的解释，来深化关于象的理解，乃至关于海德格尔本人的《存在与时间》的理解。

第五部分先讨论胡塞尔开创、海德格尔等人深化的现象学如何影响了当代西方哲学，接着通过这个现象学的新视域，来阐释和回答一些问题：如何看待西方来的哲学与中国道术的关系？如何恰当地理解孔子？中西哲理的差异何在，产生它们的原因又是什么？西方传统哲学的主干"形而上学"与古希腊数学有什么不解之缘？如何估量和进行跨文化的哲理翻译？最后一章论述东方人心目中的智慧，如何通过原时间而与无明有了内在联系。

我学习德国哲学、感受德国文化的经历，起自三十多年前恩师贺麟先生的接引。本书第五章对此事稍有提及。贺师在学界中以引进西方哲学，特别是黑格尔为顶峰的德国古典哲学而著名。祥龙有幸，在"文革"中受教于他老人家，这经历改变了我的一生。而且，贺师的成就绝不止于翻译绍述黑格尔等西方哲学家。他首先是一位思深而创新的哲学家，发掘出中国古代哲理的直觉方法，以作为辩证法的明目慧眼。所以，他不仅是当代新儒学的重要开创者之一，而且颇有现象学的见地。他那直捣黄龙、在学习西学要义的过程中儒化西学的勇气和见地，一直是引导我学术追求的夜航灯塔。

明年将是贺先生逝世 20 周年、诞辰 110 周年。不才弟子如我，沐浴深恩厚德，谨向吾师献上此拙著，以寄托无限感念与追思。

辛卯年元月

张祥龙书于雪霁塞外

第一部分

中国与德国

一　德国文化感受 [①]

　　我研究海德格尔多年，但大多是在美国留学时，或者是回国后在北京大学，从事于这项让我着迷的思想探险。除了1997年为写《海德格尔传》，利用在比利时访学的便利，来德国短期参加海德格尔年会外，一直未得机会较从容地就近体验海德格尔祖国的文化，实为缺憾。这次得到德国学术交流中心（DAAD）的支持，到德国讲学近一年，也就算了此宿愿了。而且，天缘凑合，讲学的两所大学——图宾根与维尔兹堡——都位于德国的西南，正是海德格尔出生与学术活动之所在。不过，实地的体验，却也不限于海德格尔和现象学。我这里只就"文化"讲一下自己的感受。题目故意保留了某种模糊，也就是"对德国文化的感受"与"在德国对文化问题的感受"这两层意思之间的模棱两可。

（一）荷尔德林与海德格尔

　　4月初，我到了巴登-符腾堡州的图宾根大学。这是一所相当

①　此文写于2004年12月，正在德国维尔兹堡大学讲学之际。

古老的和有人文传统的大学。文科院系在山下,我住在靠近山顶处
的"干草山门道",旁边是一个巨大的自然公园,名叫"美丽的山毛
榉",极目所至,几乎全是连绵起伏的森林。我第一次入林散步就
为之打动,高大的枞树、砂石小道和远处修道院传来的钟声把我带
入了一个格林童话般的世界。德国能产生那么多伟大的诗人、音乐
家和思想家,与这种清新雄浑的自然环境不无关系,它好像就是为
古典音乐、古典哲学而天造地设的。

第二天,我进城办事经过内卡河桥时,看见了久闻其名的"荷
尔德林塔"。它位于河畔,已是图宾根这座古城的一个象征。荷尔
德林现在被不少人视为德国最伟大的诗人,而"荷尔德林现象"也
可为我们提供一个了解德国文化的良机。荷尔德林出生并主要生
活于这一片叫作施瓦本的地区,在图宾根大学神学院读书时,与谢
林和黑格尔是同学和朋友,三人一起散步、讨论问题(据说我住的
山上亦是他们散步之处),一起为了庆祝法国大革命而种下"自由
之树"。据现在学者的研究,荷尔德林的确从哲学思想上影响过这
两位同窗,而谁都知道,他们后来成了有世界影响的哲学家。然而,
荷尔德林却没有他们的好运。他毕业后,不愿做牧师,去法兰克福
一家望族做家庭教师,很快与年轻的女主人苏瑟特(在荷尔德林诗
中以"迪奥提玛"出现)之间产生了爱情,最后不得不离开。[①]此位
女子于 1802 年去世,荷尔德林也开始精神失常。离开这个家庭后,
他还尝试过申请耶拿大学的教职,得到席勒的支持,但可能由于歌

---

① 关于荷尔德林(Friedrich Hölderlin, 1770—1843)的生平,现在国内的介绍还
不多,可参见威尔海姆·魏布林格:"弗里德利希·荷尔德林的生平、诗作与疯狂",载
荷尔德林:《塔楼之诗》,先刚译,同济大学出版社 2004 年版,第 75—106 页。

德的作梗而失败。到 1807 年，他陷入了严重的精神错乱，被图宾根一位"富而好礼"的木匠收留，在这座塔楼（即木匠的家）的一个临河房间中度过 36 年，最终默然去世。我到那里，唯见空空房间里的两把椅子，再就是墙上挂的荷尔德林精神失常后写的"春、秋"诗。窗外"逝者如斯"，天鹅与野鸭闲游；窗内则斯人已逝，徒令凭吊者感怀。

　　20 世纪初，德国学界发现了荷尔德林，如同西方画界发现了梵高。因此，他的诗作不仅深刻影响了当代诗歌，而且通过包括海德格尔在内的一批思想家和文人的推崇，影响了德国魏玛时代的精神氛围。一位美国历史学家盖依甚至认为，由于"荷尔德林的文艺复兴"而逐渐形成的一股反理性、反启蒙运动、寻求原本的有机整体性的浪漫思潮，与希特勒的上台有某种关联。[①] 盖依的判断不一定对，但他的这个观察不错，即"荷尔德林"在 20 世纪乃至今天的德国精神里是一个有着某种魔力的名字。这一点，我在图宾根也有所感受。大学所在地的一条大街以"荷尔德林"命名，到此地来旅游的人都要看那座塔楼，书店里的书、哲学系的教师则在不断挖掘荷尔德林诗文的更重大意义，我则一连买了两套不同版本的荷尔德林诗文集。我们北京大学哲学系的毕业生先刚正在此地读博士，他来之前译出了荷尔德林精神失常后写的《塔楼之诗》。到这里后，他将译文送给了塔楼中的管理者。正当他从塔楼中出来，准备回家之时，一位先生追上了他。这只是一位来旅游的参观者，偶然听到了

---

　　① 彼得·盖依（Peter Gay）：《魏玛文化：作为知情人的局外人》（*Weimar Culture: The Outsider as Insider*）（New York & London: W. W. Norton, 2001）。

先刚与管理者的对话，便要赶出来向他表示谢意："您居然将荷尔德林的《塔楼之诗》译成了中文，实在太了不起了！"一边说，还一边不断地鞠躬，搞得我们这位学子很不好意思。了解日耳曼性格的人应该知道，能让一位德国男人给陌生的外国学生鞠躬的是一种什么感情。

德国人崇尚不平凡，崇尚不离历史源头的理性（与"知性"不同）的探讨，而且，如果这理性不能化为精神上的激荡，不能放出夺目的神性光彩，也不会被看作上品。不仅谢林、黑格尔是这样，马克思是这样，叔本华、尼采是这样，就是康德的"批判"，尤其是后两个批判，也是如此。荷尔德林之所以打动了当代德国，就是因为他的深邃思想在与古希腊及大自然的谐荡中放射出了"令人神往的美"。[①] 而他的疯狂，倒是为这天才抹上了最后的神秘一笔。"多少年来，在这样的夜晚都是荷尔德林的光芒照射着我。"（德国哲学家本雅明语）[②]

海德格尔终生无条件推崇的只有两人：他的同乡荷尔德林和悠远的老子。当然，他对荷尔德林有大量的、公开的评释（相关的《海德格尔全集》不少于 7 卷），而在公开出版物中对老子和庄子的直接称引与评论，就我迄今所发现的，只有 5 处。[③] 这两者对他，都

[①]　《中国大百科全书》（第一版）外国文学卷 I，中国大百科全书出版社 1982 年版，第 418 页，"荷尔德林"词条，杨业治撰写。

[②]　引自芮虎："荷尔德林：二十世纪复活的德国古典诗人(1)"，《欧华导报》2004 年 10 月，22 版。

[③]　前四处参见拙著《海德格尔思想与中国天道》（三联书店 1996 年版）附录，第五处见下文。实际上后来又发现一处，即本书第三章附录所披露者。

是"诗性的思想者"，而这正是最高的赞许。"诗性的"（dichtenden）在德文中，尤其在海德格尔后期话语中，还有"原创的"意思。海德格尔认为荷尔德林是"诗人中的［唯一］诗人"，因为他不仅用诗来表达自己的感受，而且更能向语言与正在来临的时代（原本的"时间"）敞开自己的生命，让其涌现为诗歌。所以，在海德格尔看来，荷尔德林的疯狂并不只因为那位"迪奥提玛"，而更是由于接受了过多的神性光明所致。它充满历史感地提示着西方的命运。"在此贫乏的时代，诗人何为？"

海德格尔的家乡梅斯基尔希以及他教书所在的弗莱堡，都离图宾根不远。我抽空又重游了弗莱堡，同时去了另一些黑森林的胜地。由我们外国哲学研究所的一名毕业生（现在此地做访问学者）带领，我找到了胡塞尔故居，以及萧师毅（1946 年与海德格尔合作，试图翻译《老子》为德文的中国学者）回忆海德格尔文章中提到的"木材市场"和"野鸭塑像"。后者是为了纪念一只野鸭，它在弗莱堡 1945 年遭盟军大空袭被毁之前，整整扑腾飞鸣了 12 个小时，以警示世人。但当我们询问一位正在给孩子照相的当地人知道不知道这塑像的来历时，他却给予了否定的回答。看来这类警示是需要一再重复的。

我与弗莱堡大学哲学系的冯·赫尔曼教授又通了信（他和他的内人在我上次访问德国时有助于我），他在回信中向我推荐了一些新书。当我在图宾根大学图书馆中找寻它们时，却意外地在 2000 年出版的《海德格尔全集》（Gesamtausgabe）75 卷（也是关于荷尔德林的）中找到了海德格尔完整引用《老子》第十一章的又一个材料，而且是结合对荷尔德林的阐述而一并引释的。更珍贵的是，这篇短文写于 1943 年，比我以前找到的有关海德格尔道家因缘的四处材料，要早起码 14 年，是在他与萧师毅合译《老子》之前，所以他引述和讨论的方式与那些材料有较大不同，是针对《存在与时间》的核心问题而阐释的。它说明，海德格尔对道家的热情，与他本人的前后期思想和他对于荷尔德林的领会都是息息相关的。

读了先刚译的荷尔德林的《塔楼之诗》，我眼前仿佛出现了另一个荷尔德林，与以前读到的他精神失常前写的诗作风格大异。那些诗天才横溢，充满了对人生、爱情、历史、神灵和哲理的激情。而这里却是"伎俩全无"、返璞归真，如王维的晚年诗一样天然纯真，且大多以季节（德文里叫"年时"，Jahrszeit）为题。所以，我也想知道海德格尔是否有评论这组诗的文章。按我的推测，海德格尔如果看到了它们（一般的集子还不收它们），应该有感应，因他的眼光大不同于一般轻视疯狂的评论家，而且他自己在山中小屋写出的诗也颇有道家风味。果然，我在 75 卷中找到一篇文章，评论此塔楼诗集中的《秋［之二］》诗。海德格尔对它的阐释精妙出新，与他同卷中引释《老子》的分析很有些内在的思路联系，这里无暇细述，只能顺便将这首荷尔德林的晚年诗（据海德格尔讲是诗人死前一年所作）的中译文写出，以飨读者。

秋

自然的光辉是更高的显象，
那里收结了多少快乐的时光，
它就是这壮丽圆满的年华，
那里硕果化入喜悦的辉煌。

世界穿上了盛装，飘过空阔

田野的声音只轻轻鸣响，阳光

晒暖了和煦的秋日，田野静立

如一片伸展的远望，微风吹荡

树梢枝条，伴着欢快沙沙声响

这时的田野已经变得空广，

明朗景象的全部意义都活着

如一幅图像，四周飘浮着金色的盛况。[①]

（二）天鹅与城堡

德国人喜爱天鹅，可能自古而然。瓦格纳名剧《洛恩格林》
(*Lohengrin*) 的唱片封面就是一只白天鹅，因为此剧中可怜公主的
冤情就是靠古日耳曼传说中的天鹅骑士洗清的。天鹅是骄傲的。

---

① 海德格尔:《海德格尔全集》(*Gesamtausgabe*) 75 卷，第 205 页。请读者注
意第二、三段中标点符号的位置。此诗的中译文参照并部分采用了先刚的译文(《塔
楼之诗》，第 34 页)，但根据德文原文做了改动。此诗的德文原文是: "Das Glaenzen
der Natur ist hoeheres Erscheinen, /Wo sich der Tag mit vielen Freuden endet, /Es ist
das Jahr, das sich mit Pracht vollendet, /Wo Fruechte sich mit frohem Glanz vereinen.
//Das Erdenrund ist so geschmuekt, und selten laermet/Der Schall durchs offne Feld, die
Sonne waermet/Den Tag des Herbstes mild, die Felder stehen/Als eine Aussicht weit,
die Luuffte wehen//Die Zweig'und Aeste durch mit frohem Rauschen/Wenn schon mit
Leere sich die Felder dann vertauschen, /Der ganze Sinn des hellen Bildes lebet/Als wie
ein Bild, das golden Pracht umschwebet."

据人讲,图宾根有一小湖,曾是"天鹅湖"。因要修湖,就将天鹅赶走,但湖修好后,天鹅却连一只也不再来了。我在那里只看到了野鸭和鸬鹚。天鹅又是极美的,一次乘火车,瞥见多瑙河里的两只天鹅,在渺无人烟的野景中美得惊人。但天鹅却可能被驯化。我去瑞士开会,一出苏黎世火车站,就见桥下河中的天鹅;又去了卢塞恩,在它的河边饮啤酒,几只肥壮的天鹅就在桌椅外的河岸边上游来游去,等你喂它,已少了"可远观而不可亵玩焉"的气质。中国古代照理也有天鹅,但未得诗人的特别钟爱,只有丹顶鹤被视为"仙"品。

德国人又爱建城堡(可能中世纪的西方皆如此),而且没有傻到像现代的中国人那样,把自己的城墙都当作"封建主义"拆了,所以到处可见。不止地名叫"堡"的地方有城堡,像图宾根这种地方一样有。它们一来可以当作旅游点,二来许多文化活动可依它们而举办。我现在所在的维尔兹堡,其大城堡保存完好,里边设了不少文化机构和展览厅,一些庆典与文艺演出也在那里举行,声情并茂。晚上还一定要打上灯光,因它是城市的骄傲和象征。山水配上城堡,相得益彰。

德国的自然风光就要数这西南的山区最好,北部一马平川而已。但南边瑞士的风光更美。火车过境不远,就见一条大河,是蓝色的,在山间激出雪白的浪花。这景象我在德国是没见过的。苏黎世湖、卢塞恩湖和大大小小的山间湖泊的水就从这些河来,皆是清澈、幽深、碧蓝,再加上阿尔卑斯山的高耸挺拔,令世人为之倾倒。我们在卢塞恩湖(又叫"四林地湖")的一个叫"威矶子"的地方度过了几个小时,在湖边一棵大橡树下看到一块铜牌,上边刻道:"马克·吐温说：'威矶子是我生活过的最迷人的地方。'"我相信这话的真实性。但内子告诉我，咱们四川那边的山水比这儿还要好，我更相信；只是，不要糟蹋了才真好。

但德国有一处，我觉得从文化上强过瑞士，那就是位于德国南端菲森小城的新天鹅城堡（Neuschwanstein），这里天鹅与城堡奇特地结合了起来。它由巴伐利亚的一个国王路德维希二世于19世纪后半叶所建，前后用了17年（1869—1886），但还没有真正完成。此国王近乎李后主，爱艺术甚于爱江山，耽于幻想，着迷于瓦格纳的音乐。城堡位于山腰，上边和周围都是层峦叠嶂，下边有两个湖泊，从城堡内望出去，可谓美不胜收、气象万千。路德维希立志要将此城堡建造成一座理想的、梦幻般的珍品，为此投入大量金钱与精力。里边的重要厅室或是按照瓦格纳的某个歌剧（比如《洛恩格林》），或是按某个古希腊罗马的爱情故事而设计和装饰。后来此国的议会或什么有权力的委员会指责路德维希不务正业，废黜了他，于是这位"亡国之君"便日日在此独对"无限江山"了。此城堡中到处绘有天鹅，还有一陶瓷的白天鹅，供在显眼处。不管怎样，路德维希肯定是自诩为超尘绝俗的天鹅之君的，而他最怕的就是此城堡为俗众玷污。但是，他不久落湖而死，此城堡数周之内就对公众开放了。决策者何其"忍"也！

我第一眼就近看到它，就为之震憾，它实在是太完美，如梦一般！拔地而起，通体由纯白山石砌成，设计与做工都极为讲究，朴素之极又精美之极。建于一百多年前，可看上去就如新的一般。从高处望下去，它就如一只巨大的白天鹅，游于林海湖光之中。待那远山积雪、初春乍绿之时，又会是何等的人间胜景！据说美国的迪斯尼乐园的"城堡"就是仿它而造。当然,东施效颦而已。

(三)文化的迷蒙

　　德国在西方列强之中,崛起较晚,而失败最多。两次世界大战都是头号战败国。她为纳粹覆灭付出的代价是一片焦土上的四国占领,还有四十多年的国土分裂。苏联、东欧巨变,西德趁机收编了东德。但这些年来国内经济持续低迷,前些时的一个调查声称,有相当一部分德国人现在希望柏林墙依然存在。不管怎样,德国终于统一,在欧盟中的声音加强,也敢于在美国攻打伊拉克时与法国一起唱唱反调。哈贝马斯与德里达还共同表达了文化欧洲的声音。而且,据说德国(不同于日本)已相当彻底地反省了过去,走上了健全的民主之路。但是,依我所见,德意志在纳粹断层之后,还未真正找到自己走向未来的文化方向。

　　德国的政治军事惨败与她曾经有过的灿烂文化恰成对比。她不过一个中国大省的面积,可其近现代哲学独步天下,由路德掀起的宗教改革夺了西方信仰的半壁江山,爱因斯坦、海森堡改变了人类的世界图景,而马克思也曾让半个世界的无产者联合起来。但德国也造就了纳粹,且是按照合法的民主程序造就的。这道文化难题至今并未有解。二战后,德国(西德)人相信"发展是硬道理",全部重心都是经济建设,浴火后飞出了一只经济奇迹之凤。她的政经基本模式是趋向美国的(当然有不少区别),德国的主流意识形态好像也正安然走在这条全球化的功利主义与经验主义的道路上。但是,德国文化的创造活力却并未在其中得其所哉。图宾根人曾在20

世纪六七十年代追仿美国，结果在城边山上建了一批现代化的高层建筑，效果很差，早已停建。我每次出来散步，都尽量不往那边看，以免煞风景。法国人倒是机灵些，巴黎城的视野内绝无这类暴发户式的建筑，只在北边过了河的远处建一个比纽约还"摩登"的高层建筑小区，让要过瘾者去过就算了。

所以，目前德国文化确是多元的，但似乎是一种缺少内在联系和源头的无奈的多元。当然，这比糟糕的一元化要强得多，但总让人觉得少了点什么，而且是很重要的东西。宗教当然是一个能让德国人超越两次大战而寻求精神慰藉的去处，所以德国国家电视台和州台经常转播教堂内的活动。最近圣诞节将至，更是弦歌讲颂不绝。另外就是怀旧，电视台常播大型的文艺演出，唱老歌、奏名曲，老演员、老观众，还请出过去的名人来讲点什么。我们觉得它亲切（这种演出在中国不少，但在美国少见），但也反映出问题。教堂和怀旧活动的参与者大都是老人或年纪偏大的中年人，明显缺少时代活力。据一些调查，德国的信教者，尤其是年轻的信徒要比美国少得多，在欧盟也属最低一类的，而离婚率、同居率越来越高，单身汉、单亲家庭也越来越多。在全球化的压力下，德国的经济结构也出了问题，正在被迫进行那不受欢迎的经济改革与教育改革。

纳粹的阴云也没有完全过去。同情纳粹的"光头党"借机闹事，右翼政党得票率上升，虽然它们在目前不成什么大气候，但确在"潜伏爪牙忍受"。前些时候，德国上映了一部表现希特勒在柏林地堡最后十二天的电影《毁灭》，引起不少争论。批评家质疑：是否应该表现希特勒的人性的一面？编剧者则反诘道：说希特勒不是人而是恶魔，才是对受害人的侮辱，因为一个疯魔是无法为自己的行为负责的。西方个体意识化的人性观在希特勒这里遭遇了两难。而且，此事还反映出，"让希特勒进入历史"的努力还未成功，大家都还做不到心平气和。当然，还可以问的是：到底有没有让人完全心平气和地观看的历史？

德国最有新意的政治与文化现象是绿党代表的潮流。到目前为止，绿党正式进入政坛的情况好像只在德国出现。现任内阁中就有绿党的部长，因为此内阁由社民党与绿党联合组成，当然以前者为主。绿党主张可持续发展、保护环境、保护地方特色、发挥民间社团的功能，反对一味市场化、全球化。它全力推动干净能源（太阳能、风能等），抵制恶化自然环境的致富之路。所以，在德国，要想占地建工厂或搞任何"发展项目"，必须过许多关口，当地百姓不答应也是绝对不行的。州电视台放过一个名为《黑森林》的片子，就演一对住在黑森林的夫妇一年四季的生活，黑土地上的农牧养殖，鸡鸣狗叫，收蜂蜜、烤面包，男木刻、女编织，简直就是现代的森林牧歌，是绿色意识中幸福生活的完美体现。

我在图宾根结识了一对同情绿党的夫妇，人非常好，既乐于助人又心胸开放，会世界语，对东方充满兴趣。他们送我两本书：《因素四：加倍富裕和减半自然消耗》[1]和《生态资本主义：21世纪的工业革命，与自然协调的富裕》[2]。它们的基本观点是：现有的技术手段已经让人类能够实现一次工业革命或生存方式的革命，只要我们转变价值观念与经济管理方式。这次革命的效果是：人类的富裕程

---

[1]　E. U. von Weizsäcker, A. B. Lovins, L. H. Lovins, *Faktor 4: Doppelter Wohlstand-halbierter Naturverbrauch*, Knaur, 1995.

[2]　Paul Hawken, A. B. Lovins, L. H. Lovins, *Natural Capitalism*, Riemann, 2000.

度加倍,而自然消耗减半,因而对于人类是四倍的收益。我不知道这种看法是否成立,问题在于,那让现有技术运作的体制与思路能允许"生态资本主义"的成功吗?民主制会允许它吗?绿党本身的命运也在回答这个问题。即便在德国,绿党的得票率也难以超过百分之五,就是一时上去一点,一旦经济恶化,还是会跌下来。但无论如何,绿党给这个前途阴暗的世界(想想电影《明天》的图景)带来一线希望,而且它在德国政治中的突破也有着文化的根源。比如,它与上述"荷尔德林的再现"所体现出的所谓"寻求原本的有机整体性的浪漫思潮"就有着隐蔽的联系。读一下荷尔德林那些歌颂乡土和大自然的诗歌,乃至海德格尔后期的带有生态哲学含义的文章与诗篇,就会明白这层关系了。"自然的光辉是更高的显象"。

不仅政治生活是这样,哲学界也是"有气而无力"。近几十年来,德国几乎没有出现什么有世界影响的新思潮与新哲学家,与法国当代哲学的群星灿烂形成尴尬的对比。学院派的治学方式统治着学界,20世纪前半叶的那种原创力再难寻觅。我在维尔兹堡大学"发现"了一位很有创新力的现象学家海因里希·罗姆巴赫(H. Rombach)。他是海德格尔与缪勒的学生,曾参与创立了德国的现象学会。后来提出了"结构存在论"的新现象学思想,而且对东方哲理(如日本禅学与老庄思想)都有借鉴。但这种思想不为德国的现象学界所欣赏,因而默默无闻。他今年年初在孤独中去世,其教席由一位与他毫无关系的中年现象学家接任。据说他的思想在日本与韩国已有些影响。

（四）"中国传统文化的危机"

　　我在德国开了一门"全球化中的中国传统文化危机"课。之所以讲它，是由于这样一个考虑，即中国自 19 世纪末以来，全力现代化、全球化，实际上是西化，"乐不思蜀"，忘了或故意忘了自己文化已处于衰亡的重大危机之中。而知识分子的主流，或左或右，皆受制于一个在 19 世纪后期酝酿，在新文化运动中成形的世界观、历史观的框架。所以，如果不从西方文化的全球化本性及中西文化的差异，尤其是中西文化的历史遭遇入手，此危机的来龙去脉及对于中国人的含义就绝难说清。这门课就旨在做这样一个思想和历史的文化意义的梳理。所以，我一开始就讨论"文化"的含义，尤其是西方文化——以古希腊罗马与犹太教-基督教为两大来源——所独有的普遍化与全球化的冲动。这样看来，全球化虽然到今日才特别明显地表现出来，但它的根子却在西方的古代文化之中。在历史方面，我的讲述始于明末清初利马窦等耶稣会士与中国文化的遭遇，但重点是放在鸦片战争引起的中国传统文化的衰落过程，分析《南京条约》、太平天国运动、洋务运动、戊戌变法、义和团运动、辛亥革命、五四运动、中国共产党和改革开放的文化含义（与现有历史书的看法多有不同），以及中国的文化现状、应对文化危机的主张等。在这些讨论中，我对于西方文化自然多有批评，因为我根本不认为这个文化给世界带来了幸福和长久生存的可能，反倒是造成了对所有非西方文化乃至全人类的越来越紧迫的威胁，尽管它有其他文化没有的把握形式的能力，因而具有更强的战斗性、进取性（或侵略性）和科技性。

　　我的学生们是德国的大学生或研究生，对我所讨论的东西有一些遥远的兴趣，每次讲完课，他们大多会敲敲桌子（德国人在不少场合用敲桌子代替鼓掌），有时也能提出有趣的问题。比如，当我说由于中西信仰方式（这与双方的语言及思维方式有关）的不同，在西方有过长期的宗教战争，现在也没有完全停止，而中国几千年的历史上就没有这种现象时，一位学生提出问题：黄巾（信仰太平道教）起义与官府（信仰儒教）的镇压算不算宗教战争？太平天国运动（基督教与儒教之争）又算不算宗教战争？这都是要费些心思与口舌才能回答的问题。在我讲另一个看法（即西方的哲学与宗教有一种普遍化的倾向，而中国的主流文化中基本上没有）时，一名学生质疑道：那儒家的主张不是也想让所有的人相信和追随吗？说"人之初，性本善"、"天不变，道亦不变"不也是有普遍性诉求的主张吗？我只能回答：从形式上看这些也是全称语句，但深究它们在每个人和每个朝代那里的体现，或其意义的具体实现，就可看出它们的非普遍化特性。比如：性善首先体现为亲子之间的孝慈关系，而亲子关系则是特殊的、活生生的，不可能被完全普遍化，所以才有孔子讲的"父为子隐，子为父隐，直在其中"①的说法，它在西方传统哲学和伦理学的主流形态中是不可设想的。而且，汉朝以后"天不变"的讲法，是以西周的"天命靡［不］常"及《周易》的变易天道观为基础的。这种回答能否使他们满意，甚至是否能让他们理解，我就不清楚了。

---

　　①　《论语·子路》。

　　说到德国学生与我所讲的问题的"遥远"，除了知识上与实际经历上的隔膜之外，还有一个重要因素，那就是他们很难设想会有一个不要自己的传统主流文化的民族，而且这个文化还是那么著名，且曾那么令西方人羡慕。在德国，可能还在世界上的大多数民族国家中，自家的传统文化从来都得到精心的保护，从传统的信仰、文字和经典，到传统的建筑、风俗与工艺。他们怎么能够设想，在德国会没有了基督教，没有了牧师、神父、星期日的礼拜（德国的星期日禁止一切正式的商业活动，因为这一天是休止利益活动而思慕神圣传统的日子）、众宗教节日、宗教的和民族的服装、读经班和神学院？纳粹时代都没有禁止它们，现代化也没有完全冲毁它们。所以，要让他们明白在中国这类事情确确实实是发生了，很不容易。中国儒教或活的儒家团体已经消失了，没有了儒士阶层；基本上没有了官方认可的传统节日（就一个春节还被禁"哑"了），汉族没有了自己的民族服装（唐装一点也不"唐"）；没有了真实意义上的春秋祭孔、冬至祭天；大学里没有儒学院，社会上难见读经班；刚要推动儿童读经，就有新文化运动的卫道士出来反对；"非典"时老百姓在门上插菖蒲，还要被当作"封建迷信"；等等。现在只有一种迷信，就是迷信科学技术，实际上是迷信权力，因为科技之所以被崇拜，就在于它们是第一等力量。总之，礼崩乐坏，良风美俗无存。这在有过悠久传统文化的民族中，恐怕算是独一份了，因而耻为人道，难叫人懂。

　　中国现在无儒士阶层，但并非全无儒者，蒋庆先生应算一位。所以，我在图宾根召开的一次学术会议上提交了一篇介绍蒋庆的政治儒学的英文论文，主要阐述了他对于牟宗三的"良知坎陷说"和西方民主制的批评，以及他自己的"政权合法性"的理论与设想。
论文读完了之后，马上有一位年轻气盛的图宾根大学教授出来指责
道：蒋庆对自己设计的"通儒院"和"国体院"的合法性，有何超出
个人主张的切实论证？这种儒家政治，有何实现途径？它在今天的
中国可能有任何让人关注的影响吗？但另一位特利尔大学教授则
认为此政治儒学是值得关注之文化动向，表明中国思想有一"辩证
发展"，从传统到新文化运动之否定，到今天又试图重续传统。他
还说，在中国，大陆比之台湾，更不轻从西方。在场的除我之外，
皆西欧学者，其大致反应可形容为："听之惊愕，旋示兴趣，群起质
疑。"我只能尽我所能解答，学识所限，或不能阐发蒋庆先生之奥旨，
但亦切感在此要害问题上文化鸿沟之深，似不是几篇论文和几次讨
论就可以填充而跨越的。海德格尔或罗姆巴赫来参加会议，情况
可能会有改观，但这也只是遐想，天意存仁还是不存仁，谁又能尽
知呢？

二 中国的现代德国哲学研究选述

　　如果我们将"现代德国哲学"理解为黑格尔之后的德国哲学，比如叔本华、尼采、胡塞尔、舍勒、海德格尔、伽达默尔等，那么中国人对于它的兴趣，自 20 世纪初就开始了，中间有所起伏（比如 50 年代至 70 年代后期，有一个相对的沉寂期），在最近的十几年间则达到了高潮。1949 年之后，由于马克思主义在国内的独尊地位，又由于马克思在哲学上与黑格尔的内在联系，德国古典哲学曾经对国内的哲学研究有莫大的影响。现在我们则可以说，现代德国哲学——后黑格尔的德国哲学——对于中国人搞的哲学研究，正在发挥并且也可能在未来还会发挥极其重要的影响。由于知识上的局限和篇幅的限制，下面将仅涉及四个方面的研究情况，即（1）中国人对于叔本华、尼采的兴趣；（2）对于胡塞尔的研究；（3）对于海德格尔的研究；（4）最后触及的问题是：这些德国的学说如何影响了中国人打量自己古代思想的视野，乃至思考哲学问题的方式？

(一)叔本华、尼采在中国

王国维(1877—1927)于1903年开始在《教育世界》杂志发表《叔本华之哲学及其教育学说》《叔本华与尼采》等文章。这位后来在中国古代历史研究上卓有成就的学者,在他20岁至30岁时却是着意于德国哲学的。他先阅读康德原著,读不懂,就钻研叔本华的书,获得了令他自己满意的领会。然后再通过叔本华的《作为意志和表象的世界》中对康德的评论,来重新看待康德,写了一首《康德象赞》:"观外于空,观内于时;诸果粲然,厥因之随,凡此数者,知物之式;存在能知,不存在物。"①意思是:按康德的看法,人须通过时空与因果这些"知物之式"来认识事物,而所认识者只是能被知的现象,不是物自体。在王国维看来,叔本华哲学虽然源自康德,却大大超出了后者,关键是叔本华发现直观或直觉能体认物自体,也就是他所谓的"意愿"(Wille,一般译为"意志"),从而超出了康德的不可知论。王国维尤其受到叔本华的"悲观主义"(即由意愿主宰的人生不可能有真实的满足,因而苦不堪言)及通过艺术来摆脱人生苦痛学说的影响,后来写出脍炙人口的《人间词话》和《红楼梦评论》。其间从纯哲学转向美学或"文学[批评]"的思想经历,被他自己如此表达出来:

> 余疲于哲学有日矣。哲学上之说,大都可爱者不可信,可

---

① 引自贺麟:《五十年来的中国哲学》,辽宁教育出版社1983年版,第91页。以下对于王国维的介绍多有借重于此书之处。

信者不可爱［*名句*］①。余知真理，而余又甚爱谬误伟大之形而
上学，尊严之伦理学与纯粹之美学。此吾人所酷嗜也。然求
其可信者，则宁在知识上之实证论，伦理学上之快乐论，与美
学上之经验论。知其可信而不能爱，觉其可爱而不能信，此近
二三年最大之烦闷［*由现代性与传统、启蒙与浪漫、工具理性*
与人文理性的对立所造就］，而近日之嗜好，所以渐由哲学而
移于文学。②

这一段话实可当作 20 世纪中国思想界面对西方文化、哲学与新现
实时的一种深层心态，即所谓"可爱者不可信，可信者不可爱"。中
国的传统文化中没有这种分裂，无论是儒家、道家还是佛家，其所
信者（仁、道、悟）正是其所爱者。就像儒家的"兴于诗，立于礼，
成于乐"③，道家的"逍遥乎寝卧其下"④，禅宗的"自在神通游戏三
昧"⑤，对于当事人都既是可爱的境界，也是可信的真理与生存实在。
可是，一旦敏锐的现代中国知识分子感受到西方科学实证的"可
信"力量，而又不能离开自己的传统文化与思想的"可爱"之处，就
可能借西方哲学中的两类不同形态的哲学与知识来抒发这种感受。

---

① 本书引文中方括号里的文字（比引文字型稍小，且字体不同），皆由本书作者所
加，目的是"当场"对引文有所说明和评议，就如同中国古籍中的注疏一样。而引文中
的圆括弧，如果有的话，是原文中就有的，不改变字体。

② 王国维："自序二"，引自贺麟：《五十年来的中国哲学》，辽宁教育出版社
1983 年版，第 91 页。

③ 《论语·泰伯》。

④ 《庄子·逍遥游》。

⑤ 《坛经》惠昕本 43 节。

王国维认为，那些偏于经验实证的知识与哲理，比如"知识上之实证论，伦理学上之快乐论，与美学上之经验论"，是可信的，但它们既不美，又不能满足人生意趣的深层要求，因而不能以自己的生命真正认同之。所以他力求从叔本华这样的能打动中国人心灵的学说中寻找可信之处，或能够体验物自体之处。而且，叔本华的通过艺术来暂时摆脱意愿造成的人生痛苦的学说也正是这样一个从传统的概念哲学转向更深层的思想体验的桥梁。因此贺麟先生写道："王国维最后的美学思想完全是接受叔本华的直观说的，他强调'静中观我'为艺术的最高境界。"[①]

王国维是中国接受现代德国哲学乃至西方哲学影响的最早的学者之一，他的接受方式不仅是典型中国式的，而且很有见地，符合当代西方欧洲大陆哲学的基本倾向。只是他还未能见到现象学的发展（那时胡塞尔的现象学在德国也刚刚起头），不能将这"可信"与"可爱"真正打通。这种分裂不仅与他个人的生存悲剧有关，也使不少人（包括贺麟先生）相信他没有真正理解康德，或没有进入西方的正宗哲学或唯理论的核心。我个人对这种看法是怀疑的。我倒是觉得他的思想悲剧（这里"悲剧"二字不只是否定性的，而是带有"悲剧"在叔本华和尼采那里的意味）更与他未能充分理解现代欧洲哲学的反实体主义、反基础主义的实在观有关。此外，王国维对于西方哲学的接受还有一个特点，即将它与自己的和时代的生存体验融合，并加以创造性的发挥，以此来同情地理解中国自己的文化与思想。我个人认为这是接受外来思想影响的各种方式中

---

① 引自贺麟：《五十年来的中国哲学》，辽宁教育出版社 1983 年版，第 92 页。

的最上品。他后来的那些影响深远的所谓"文学"的学术活动，不能说与他这些哲理探讨没有内在的联系。

中国人接受尼采也很早。20世纪初年，梁启超和王国维都谈及尼采，且一力推崇。到新文化运动，尼采更是被视为破坏传统而主张个人至上的哲学家来鼓吹。鲁迅在1907年写《文化偏至论》《摩罗诗力说》和《破恶声论》，热情称颂尼采，说他反对偶像、藐视传统，"博大渊邃、勇猛坚贞"，是个性解放的"个人主义雄杰"。[①]据说，鲁迅后来接受马克思主义之后，也未尝抛弃尼采，"所重在其革命精神"。[②] 所以徐梵澄说："《鲁迅与尼采》，这是可著成一大本书的题目。"[③]1915年，陈独秀在《新青年》的发刊词《敬告青年》里，引用尼采关于奴隶道德和贵族（主人）道德的论述，号召青年反抗封建专制统治。第二年，他在《人生意义》中再次颂扬尼采的主张，要"尊重个人的意志，发挥个人天才，成功一个大艺术家，大事业家，叫作寻常人以上的'超人'，才算是人生目的；甚么仁义道德，都是欺人的鬼话"。[④]自那时以来，在激进人物中，很有一些尼采的崇拜者，比如傅斯年、田汉、茅盾、郭沫若等。郭沫若在其长诗《匪徒颂》中，把尼采称为"倡导超人哲学的疯癫"，欺神灭像的"革命匪徒"，并且为他三呼万岁。[⑤]1926年9月15日，当时很有影响的《民铎》杂志在第2卷第1号出版《尼采》专号，其中既有两种尼采的小传，

---

① 引自黄见德：《西方哲学东渐史》，武汉出版社1991年版，第239页。

② 徐梵澄："《苏鲁支语录》缀言"，载尼采：《苏鲁支语录》，徐梵澄译，商务印书馆1995年版，第29页。

③ 同上书，第28页。

④ 引自黄见德：《西方哲学东渐史》，武汉出版社1991年版，第239页。

⑤ 同上书，第240页。

对尼采著作的选译和其著述的介绍，又有一些评议，等等。[1]

这些尼采的追随者，既是被尼采的才气、勇气和霸气所吸引，又同时在利用尼采来制造文化革命的氛围。不过，他们追求的文化大方向，实际上却与尼采的方向几乎相反。不错，尼采是反对传统，但他反对的是西方传统文化中的哲学、科学与宗教的基本价值，也就是反对形而上学的实体化知识、不变的科学真理和出自弱者心理的人格神崇拜。而这些基本价值中的大部分，比如西方的传统哲学与近代科学，却恰是中国的新文化运动的鼓吹者和参与者们所正在追求的。因此可以说，他们与尼采的西方追随者或同情者们（一次大战后，正是尼采思想陡长势头的时候）貌合神离，具有相似的"反传统"的外壳，却在精神实质上"交叉换位"：他们凭此而进入近代或"现代"的西方精神，尼采的西方潮流则涌向"后现代"精神，而这后现代，却与中国古代的"前现代"文化有一些可以沟通之处。

从那时开始，中国的反传统运动愈演愈烈，毁林刨坟，直到1966年开始的"无产阶级文化大革命"，达到了它的逻辑顶峰。不止如此，"文化大革命"之后，又曾在80年代出现过存在主义（以萨特为主）热和尼采热，其基本的精神走向与新文化运动亦无太大的出入。黄见德写道："随着改革开放的发展和思想战线上拨乱反正的胜利，由于对个人迷信的批判，领袖从神坛走向人间，一部分青年知识分子心目中的偶像消失了，传统价值观念动摇了。经过十年内乱，在这种理想失落，指导思想遭到毁弃，前辈人的信仰不屑

———————————

[1]　引自黄见德：《西方哲学东渐史》，武汉出版社1991年版，第240页以下。但黄先生搞错了此尼采专号的时间。

一顾，真诚的信念未确立时，心里便产生了一种急切的求助感。就这样，尼采那些高扬自我、否定传统、重估一切价值的格言和观念，就和当代中国部分青年的心态相合。于是，包括那些极端个人主义的思想都似懂非懂地进入了青年人的生活圈子，也由此引起了哲学界对尼采哲学的研究和传播。"[1] 这种当年借用尼采来反传统的势力后来又成了被新的尼采热当作传统来反对的现象，颇有些荒诞戏剧的味道。这到底是所谓的"尼采的反理性主义"所造成的"尼采悖论"，还是由于中国思想界和普通知识界一直就没有真正理解尼采？当然，尼采被西方评论家们也视为是最常被人误解和曲解的思想家。[2] 相比于纳粹对于他的曲解，批判纳粹之人对他的曲解，"尼采在中国"的命运也许并不是最糟糕的或最滑稽的。

在 80 年代的萨特热与尼采热，以及"血色黄昏"之后，90 年代的中国哲学界进入了一个从哲理上探究这些后现代思潮的哲理原因的时期，也就是一个迄今还是很有生命力的"现象学研究"的时期。

（二）胡塞尔研究在中国 [3]

中国自 20 世纪 20 年代末就开始有人介绍胡塞尔的现象学，但

---

①　黄见德：《20 世纪西方哲学东渐导论》，首都师范大学出版社 2002 年版，第 257 页。

②　同上书，第 254 页。

③　这一节及下一节的介绍基于本书作者以前的著述，即《现象学思潮在中国》（张祥龙、杜小真、黄应全著，首都师范大学出版社 2002 年版）中的第一编。

是直到"文化大革命"之后的 1980 年，才有了第二批有影响的胡塞尔研究。而胡塞尔著作的完整中译本，也要到 1986 年才首次出现。近 20 年来，胡塞尔的研究以及相关的海德格尔研究、解释学研究等，在中国大陆取得了长足的进展，极大地加深了中国学界对于西方当代哲学，特别是欧洲大陆哲学的理解，刺激出了一些新的研究方向。

　　到目前为止，我个人明确知道的最早从学理上介绍胡塞尔的中国人是杨人楩，他写的《现象学概论》一文刊登在 1929 年 1 月出版的《民铎》杂志 10 卷 1 号 [①]，这篇七千字左右的文章的阐释水准颇为可观。它分为五部分："序说"、"所谓现象学"、"现象学之创始者"、"现象学之概念"、"现象学之要点"。最后一部分最长，是此文的重心所在。作者依据的都是德文文献，特别重视胡塞尔的《观念 1》，即《纯粹现象学和现象学哲学的观念》(*Indeen zu Einer Reinen Phänomenologie und Phänomenologischen Philosophie*) 第 1 卷。作者着重讲了现象学的五个特点：还原的方法；纯粹意识的研究及意识的连续动态的意向性；意向性动态构成的两个方面（即"意向作用"［noesis，杨人楩音译为"逻尔昔斯"］和"意向对象"［noema，杨译为"逻尔妈"］）；意向对象的观念性与本质性；意向对象的超越性。似乎可以讲，这篇东西是 80 年代之前中国对于胡

---

　　① 此文（杨人楩的《现象学概论》），转载于钟离蒙、杨凤麟主编的《西方资产阶级哲学流派批判（一）》，沈阳，1984 年 6 月，第 133—137 页。此书属《中国现代哲学史资料汇编续集（第二册）》。由于此书转载时错将"杨人楩（pián）"印成"杨人楩"，使本书作者在《现象学思潮在中国》中也将错就错。当然，主要责任在我自己，未去查原材料。至于这个材料是否事实上是中国介绍胡塞尔的最早材料，我也无法完全确定。

塞尔最有深度的阐释。[①]

我们还知道，张东荪与贺麟两位先生各自在 30 年代或更早也注意到了胡塞尔。但 1949 年之后，直到"文化大革命"结束，这方面的研究与介绍很少。1980 年春，出现了一批关于胡塞尔现象学的论文，作者有李幼蒸、罗克汀、范明生、张庆熊、张宪、涂成林等。其中李幼蒸的研究既比较早，也比较客观。胡塞尔本人著作的翻译，一直落后于其他广义现象学思潮的作者（比如萨特、海德格尔）。这种状况直到 80 年代中期，尤其是 90 年代才改变。当倪梁康译的《现象学的观念》[②]于 1986 年 6 月作为中国第一本胡塞尔的译著出版时，第一次就印了 16,000 册之多，可是居然在当年 9 月就有了第二次印刷，而且印了 35,000 册！在胡塞尔著作的出版史上，这很可能创下了单本书一年内出版和发行数量的世界纪录。其原因多半是：在这之前，对于萨特、海德格尔等"胡塞尔的学生们"已经多有介绍，而李幼蒸等人的论文也已经让人初步知晓胡塞尔对于"存在主义"和欧陆哲学的意义，再加上当时的"萨特热"，这些因素合在一起，使人们期待从胡塞尔的著作中找到理解这些流行的现代思潮的根据。

《现象学的观念》正文不超过五万字，是胡塞尔 1907 年在哥廷根大学任教时的讲稿，分为五讲。1947 年该书作为《胡塞尔全集》（*Husserliana*）第二卷出版。它是胡塞尔思想从早期的描述现象学

---

① 参见张祥龙、杜小真、黄应全：《现象学思潮在中国》，首都师范大学出版社 2002 年版，第一编第一章第二节。

② 胡塞尔：《现象学的观念》，倪梁康译，夏基松、张继武校阅，上海译文出版社 1986 年版。

向后来的先验现象学转折的标志，在较短的篇幅中包含了现象学最基本和最重要的一些内容，因而是一本非常好的"导论性的著作"。[①]原书编者比梅尔（W. Biemel）教授的"出版者序言"（写于1947年）讲述了胡塞尔写作此书的思想与人生背景，又极富洞察力地阐发了这本书的要领与精粹之处，具有较高的学术价值。通过这本书将胡塞尔的现象学引入中国是非常合适的。我给学生们上"现象学引论"一类的课时，常选用此译本，细读中发现几处可待商榷。但总的说来，译文准确，紧跟原文，表达得通畅明白。译注几乎都涉及关键的概念区别，对读者很有帮助。可惜数量较少。

自《现象学的观念》之后，胡塞尔著作的中文译本逐渐增多。其中特别值得一提的有李幼蒸译的《纯粹现象学和现象学哲学的观念》第1卷（以下简称《观念1》），即《纯粹现象学通论》，以及倪梁康译的《逻辑研究》。

《纯粹现象学通论》或《观念1》由商务印书馆于1992年出版，配合了国内学术界中的某种"现象学热"，而且它还是一个有较高学术水准的译本。如上所及，此书的译者李幼蒸先生对于现象学早已关注，掌握了较丰富的资料。他1983年时便已计划翻译此书，并得到了欧美的一些现象学家的帮助。[②]除此之外，他对中国哲学界忽视胡塞尔的情况有很清楚的认识。

译者依据了两个德文本（1976年的新编本和1922年本）、一个

---

① 胡塞尔：《现象学的观念》，倪梁康译，夏基松、张继武校阅，上海译文出版社1986年版，"译者的话"第2页。

② 胡塞尔：《纯粹现象学通论》，李幼蒸译，商务印书馆1992年版，"中译本序"第7页。

法文本、两个英文本，因而无论是在保证译文的准确性方面还是在译名的选择方面，都获得了较多的参照角度。中译文明晓流畅，有较高的可读性。而且，译者在选择重要概念的译名时也颇费了一番心思。比如对胡塞尔常用的希腊和拉丁词，译者没有采取日译者的作法，通通用音译，而是有选择地使用了意译，比如"Noesis"就译作"意向作用"或"意向行为"，而没有像杨人楩那样译作"逻尔昔斯"。从这里可以看出中国学者与日本学者的不同，乃至大陆学者与港台地区学者的不同。前者似乎自觉或不自觉地受到中国文化中的"意会融贯"或"[积极意义上的]格义"传统的影响，总是不忍将那活生生的词意硬邦邦地音"译"出来了事，宁可冒以偏概全、词不尽意的风险。我个人同情这种做法。此外，李幼蒸对近义词的处理比较宽松，这当然有利于译文的流畅，但冒有在不经意间失去某些细微的重要差别的危险。此书中将"Horizont"译作"边缘域"，颇有味道，不仅暗示出胡塞尔的构成思路与詹姆士的意识流学说的联系，而且本身也具有很强的、在我看来也是正确的隐喻力。

此译本的一个重大特色是它正文以外的附加部分，合起来有两百多页。这些附录、索引等对于读者的帮助想必是相当大的。总之，我感觉这个中译本的适用性和学术信息量要大于英译本，可以作为现代西方哲学翻译中的一个很不错的范本形式来看待。如果一大批中译本都达到了这个水平，那么我们的西方哲学研究就会上一个新台阶。

1999 年 6 月，由倪梁康翻译的胡塞尔《逻辑研究》由上海译文出版社出齐，一共有三册。胡塞尔就是凭借《逻辑研究》这本巨著而建立了现象学，激发出了随后声势浩大的广义现象学运动。尽管胡塞尔本人后来转向了先验现象学,写出了《观念1》《笛卡尔沉思》《欧洲科学的危机与先验现象学》《经验与判断》《形式的与先验的逻辑》等著作,但不少有影响的现象学家和欧陆哲学家,比如海德格尔和德里达,仍然关注它,而且在某种程度上更关注它,因为它里边包含着现象学初生时的许多思想脐带、原本的动机、改变的痕迹、纯描述的工作方式,等等,有更丰富的解释空间。总之,此书在现象学运动中占有一个特殊的地位。但是,由于它的容量大(德文原版已有1300多页,修订后的考证版则更有扩充),概念多,层次密,再加上有两版之间的区别,所以是很不容易译出的。日文译本耗时达八年之久。倪梁康自80年代后期在德国留学时就开始翻译此书,1994年出版了第一卷,至1999年终于完成。倪梁康用的是《胡塞尔全集》的考订本,包含了两版的不同文字的对比,页边有德文本原版的两版页码,书后有书名、人名和概念索引(其中概念索引由译者作出),再加上译者对胡塞尔多年的研究经历和认真的翻译态度,使此译本具有相当高的学术可信性和使用价值。[①] 中国人对胡塞尔著作的翻译至此已具有很可观的规模和质量。至今,胡塞尔生前发表的著作差不多都有了中译本,不过很有些翻译质量

①　倪梁康对《逻辑研究》的翻译也受到过一些批评,主要是抱怨他的译文过于追随德文语法,因而晦涩难读。而且,也有些未译准的地方。我目前正着手此译本的校对,也确实发现一些可改进之处。但是,我总的感觉是:对于这么一本本身就很"晦涩"的巨著的翻译,能做到目前这个程度,确实是个首先值得尊重的成就。如果读者逐渐熟悉了他译文的风格,加上倪梁康的《胡塞尔现象学概念通释》的配合,就可随之而行,总是可以读通此译本的。至于有些译得不够准确之处,当然需要修订,但并不从总体上影响对此书意思的理解。而且,就我的观察,对于西方哲学重要的巨著的翻译,几乎不可能做到完全准确,有这样那样的批评,是完全正常的。上面提到的《观念1》的翻译,也是这种情况。

上的差别。有的译本(比如《内在时间意识的现象学讲座》，华夏出版社 2000 年版)是由英语译出，只能算一个临时代用的本子。由倪梁康选编的《胡塞尔选集》(上海三联书店 1997 年版)则收入了胡塞尔的一些论文和著作章节。

80 年代初以来，讨论胡塞尔现象学的论文虽时有出现，但数量上远不如讨论海德格尔和萨特的。除了《哲学研究》等学术杂志之外，刊登这类文章的还有各种论文集，比如《现代外国哲学论文集》(商务印书馆 1982 年版)、《现代外国哲学》(人民出版社，自 80 年代初以来出了多集)、《德国哲学(论文集)》(北京大学出版社，自 80 年代中后期以来出了十几集；现改由中国人民大学出版社出版，书名为《德国哲学论丛》)、《中国现象学与哲学评论》(上海译文出版社，自 1995 年以来已出版 3 辑)，此外就是《现代西方哲学》一类的教科书中的有关章节。早期的作者除以上提及者外，后来还有叶秀山、靳希平、倪梁康、涂纪亮、张祥龙、张再林、陈立胜等，近些年来不少年轻学者加入，此处已难于一一列举了。

叶秀山的《思·史·诗——现象学和存在哲学研究》出版于 1988 年，在学界产生了较大的影响。此书有九个部分或九章，涉及的主要哲学家有：卡西尔、胡塞尔、海德格尔、雅斯贝斯(即雅斯贝尔斯)、萨特和杜弗朗(M. Dufrenne，又译为"杜夫海纳")。作者对于西方哲学史，特别是古希腊哲学和德国古典哲学素有研究，所以在讨论这些现代哲学家时往往带有深远的历史对比眼光。在"引言"中，作者提出了一个颇为新颖的看法："当代西方哲学的主要思潮都可以在康德哲学中找到自己的立足点，但我们也不无兴趣地发现，这个立足点，就现代来说，主要竟都是在康德《纯粹理性批判》的'分析篇'中，当代分析学派固然如此，就是现象学派也是如此，这种情况的出现，不能不说与现代哲学对黑格尔哲学的批判有关。"[①] 涉及胡塞尔，这种关联表现为对休谟问题的解决。休谟严格区分了"事实"之间的关系和"观念"之间的关系，认为前者是物理性的，受自然联想的因果律支配；而后者是思想性的，其关系是纯粹形式的和必然的。康德和胡塞尔都不满意于这种完全的割裂。胡塞尔与康德在这个问题上的不同在于，康德结合事实与观念的方式是"二元"的，即认为先验逻辑的"内容"是感官提供的感觉材料或物理刺激。胡塞尔则将这种"内容"看作是理性主体或意向意识的一种"建构"，即"意义"（die Bedeutung）。叶秀山从《逻辑研究》的第一研究入手，以"意义"为主要线索来理解胡塞尔的现象学。这是个不很寻常，却颇有见地的做法，与德里达的《声音与现象》的分析有相似之处。叶书正确地指出，对于胡塞尔，意义是可以独立于所指对象的。一个人无法体验你所说的"我头疼"一语的所指，因为那是纯私人的，但他或她可以理解这句话的意义。所以意义是"游离"于事实对象之上或之外的。"'意义'的发现，在胡塞尔看来，无异于揭示了整个西方哲学的最后秘密，找到了从古代希腊哲人开始要寻求的东西。……人们要追求的这个'本源'，既不'在'物，也不'在'心，而就'是''意义'，是一种'思想'，或'思想性的对象'"。[②] 在语词的意义中，理智与直觉，共性与个性，普遍性

① 叶秀山：《思·史·诗——现象学和存在哲学研究》，人民出版社 1988 年版，第 5 页。

② 同上书，第 78 页。

与特殊性本来就是同一的。[①] 以此为出发点，此书讨论了理智的直观、观念（理念）的世界、"活的世界"（一般译为"生活世界"）或人文科学之建立等问题。其中时见一些有力度的看法。

倪梁康 1994 年发表的《现象学及其效应：胡塞尔与当代德国哲学》（三联书店 2005 年版），是一本关于胡塞尔及其引发的思想效应的研究力作。由于作者在德国留学多年，并专攻现象学，特别是胡塞尔，而且有大量翻译胡塞尔著作和进行独立研究的经验，因此此书对胡塞尔现象学的产生、影响、特点、重要思路的阐述和分析不仅更严谨，体现出真正进入原著（包括胡塞尔的原著和研究者们的原著）者才有的那种熟稔和在行，尤其突出了胡塞尔现象学专注于具体意识现象分析的"工作哲学"的特色，而且此书还具有了更广阔的视野，直接探讨了胡塞尔与其他四位重要的德国思想家（海德格尔、舍勒、伽达默尔和哈贝马斯）的关系。[②] 另外，倪梁康的《胡塞尔现象学概念通释》（三联书店 1999 年版）和《自识与反思》（商务印书馆 2002 年版）都是很有分量的著作，尤其是前者，是阅读胡塞尔原著的有效工具书。

（三）海德格尔的研究在中国

海德格尔哲学引入中国与熊伟先生很有关系。熊伟的"自传"

---

① 叶秀山：《思·史·诗——现象学和存在哲学研究》，人民出版社 1988 年版，第 81 页。

② 有关讨论可参见张祥龙、杜小真、黄应全：《现象学思潮在中国》，首都师范大学出版社 2002 年版，第一编第一章第四节。

讲到,他于 1933 年 10 月到海德格尔正在教学的弗莱堡大学(其时海德格尔正任该校校长)。起初的动机是利用那里较低的生活费先立住脚,再图发展,但听了海德格尔的课之后,"很快即为其风度所吸引。要而言之,他从未灌输知识,而启人思,而且是诗意地思与诗意地说,这样就易令人流连忘返。这确把我引入新天地。……在弗莱堡留经三年,顿觉人生洞开。"[1]

熊伟 1942 年在国立中央大学的《文史哲》季刊第一期上发表了一篇题为《说,可说;不可说,不说》的文章,似乎是中国第一次提到海德格尔并阐发受其影响的思想的公开出版物。写此文章的动机是要与冯友兰商讨。冯认为通过直觉,达不到哲学,只能达到神秘经验。所以,"佛家之'不可说,不可说',非是哲学;其以严刻的理智态度说出之道理,方是所谓佛家哲学也"[2]。熊伟则认为"不可说"并没有什么神秘:"'可说'固须有'说'而始'可';'不可说'亦须有'说'而始'不可'。宇宙永远是在'说'着"[3]。由此可感到海德格尔后期认"语言"本身之"说"为"存在之屋"的见解的影响。此文开头处也确实提到了海德格尔。我们读到:

> 海德格尔(Heidegger)云:"我"并非"执",要"法执"才是"执"。……"有"是有物混成、先天地生的这个物。但是"有"若成了这样一个"混"成的物,则又"不可说,不可说"。必欲

---

[1] 熊伟:《自由的真谛——熊伟文选》,中央编译出版社 1997 年版,第 383 页。
[2] 同上书,第 34 页。
[3] 同上书,第 33 页。

　　"说"之，则必成为"谬悠之说，荒唐之言，无端崖之辞"。①

　　"'我'并非'执'"，是在将海德格尔讲的"我"（Dasein）与笛卡尔讲的有"执"的"我思，故我在"之"我"区别开来。所以凭借"我"而"可说"者与凭借宇宙身份的"不可说"者才可在最终的意义上相通，可在庄子的"大言"，也就是"谬悠之说……"中相通。由此亦可看出熊伟对海德格尔的理解从一开始就带有强烈的中国风格，处于"佛"与"道"的问题视野之中。

　　1961 年 3 月，由中国科学院哲学研究所（《哲学译丛》编辑部）主编的《现代外国资产阶级哲学资料》在 1961 年第 2 辑上登出了由梁志学（即梁存秀先生）翻译的海德格尔的"什么是形而上学？"。就笔者所知，这是海德格尔作品第一次在中国的出版物中出现，尽管是作为"内部资料"出版。②1962 年，在同一刊物的当年第 2/3 辑上，刊出了由熊伟翻译的海德格尔的《论人道主义［的信］》及一组关于海德格尔的文章。③另有三篇讨论海德格尔的文章和一则关于他的"人物资料"及著作目录。实际上，这是海德格尔的专辑。

　　1963 年 6 月，由中国科学院哲学研究所西方哲学史组编的《存在主义哲学》一书在商务印书馆作为"内部读物"出版，其中有熊伟译的海德格尔的《存在与时间》的扉页语和第 4、6、9、14、26、

---

　　①　熊伟：《自由的真谛——熊伟文选》，中央编译出版社 1997 年版，第 24—25 页。

　　②　中国科学院哲学研究所编：《现代外国资产阶级哲学资料》第 2 辑，1961 年版，第 1—8 页。辑末注有"内部发行"的字样。

　　③　中国科学院哲学研究所编：《现代外国资产阶级哲学资料》2/3 辑合刊，1962年版，第 1—23 页。

27、38、40、41、53、65、74共12节，占80多页。可以说，《存在与时间》原作的概貌已由此而进入中文读者的视野，只可惜"内部读物"的出版形式和仅仅两千册的印量大大限制了它的传播。

同年商务印书馆公开出版了洪谦先生主编的《西方现代资产阶级哲学论著选辑》，印数达一万册。里边有熊伟译的三篇海德格尔的东西："形而上学是什么?"（原文发表于1929年），《存在与时间》（1927年）的扉页语和导论中的第4、6两节，以及《林中路》（1950年）的扉页语和其中"诗人何为?"一文的节译。这三篇译文篇幅虽然不长，但有深远的影响。我本人就是通过它们而初次接触海德格尔的作品，并由此而产生了长久的兴趣。我现在仍记得当年读这些文字时的惊喜感受：西方居然也有这等人物，这等思想! 熊伟将"Dasein"译作"亲在"，也颇有一股"亲密"意味和儒、禅意味，起码有让人感受到海德格尔思路的出新之处的效果。后来由他的学生改译为"此在"，虽然确有从文字上讲更顺畅的好处（比如在译"Das Dasein ist sein Da zu sein"一类的语言游戏语时），但也有重大弊端，而且这种顺畅通过别的方式（比如译为"缘在"）也可以达到。最重要的弊端就是"此"过于板滞，似乎"Da"在海德格尔那里只意味着"当下一处一刻"，于是让人联想到那把持自身的主体，并因而断言海德格尔的早期思想是主体主义的。"亲"既有"总是与我不可分的"这一层含义，又有"原发的关系"这种明显的"虚"义和"新"义，因它让人想到"亲情"一类的人际关系和人与世界、家园的关系。《存在与时间》的译者之一王庆节在追念老师的文章中这样反思道："随着对海德格尔理解的加深，我愈益感到'此在'一译，固然对初步理解海德格尔与在具体的翻译实践中有许多便当之处，但在吃透海德格尔'Dasein'的深意方面尚有欠缺。相形之下，熊伟先生的旧译'亲在'除了在许多方面深得海德格尔 Dasein 概念的精髓之外，还更多地体现出先生对中国文化的深切关怀与中学根基。"①

由此可见，对海德格尔的作品的翻译和介绍于"文革"前的 60年代已经起步(上面提及的只是这些努力的部分成果)，尽管还限于短篇。这与胡塞尔的作品直至 80 年代才被翻译的情况很不一样。造成这种差别的一个重要原因就是有无"传人"的效应。熊伟、梁志学、王玖兴、陈修斋、广华等学者的努力使得海德格尔为国人所知晓，在那些暗淡的年月中默默地吸引着还在思想的人们。

1987 年 12 月，海德格尔的成名作《存在与时间》的中文版在北京三联书店出版，一次就印了五万多册。它由陈嘉映和王庆节合译，熊伟校。两位译者都是熊伟先生带的硕士研究生，"译者序"中说熊伟的译文"为翻译全书奠定了基础"，确是合乎实情的。尽管如此，要全文翻译此书也很不容易，尤其是在 80 年代前期和中期，国内对海德格尔的研究还不够深入，有关的国际交流也还不够充分的前提下。毫不奇怪，译者感到"这本书的内容及行文均极为生僻怪诞"。因此，"译者在翻译过程中经常参考 John Macquarrie 与 Edward Robinson 的英文译本，还选用了英译本的一些脚注。受益之巨，非片语所能表尽"。

正是由于这个译本吸收了这些前人的成果，而且两位译者想必

---

① 　熊伟：《自由的真谛——熊伟文选》，中央编译出版社 1997 年版，第 398 页。在那里王庆节还提出了"亲在"译法的另几个好处。

是全力以赴，备尝甘苦，所以它从总体上看，达到了很可观的水准。译文基本上能忠实原文，对术语的翻译有相当的敏感和自觉，比如词根、词头和词尾的照应方面，术语之间尽量保持了一致性。中文的译注（其中有些是受英译注的影响）提供了一些关于译名的相关思路的很有价值的说明，可惜量还是较少。书尾附有一些很有用的附录：关于译名的讨论，海德格尔生平和著作年表，德汉、汉德、拉汉、希汉的名词对照表，以及人名索引。当然，由于当时条件所限，此译本也有一些不足，比如给出的希腊文错处过多，一些术语的翻译（比如"Dasein"译作"此在"、"Verfassung"译作"法相"、"apophantische"译为"构词法的"等）还可商榷，少数地方的译文还欠准确，等等。不管怎样，到目前为止，此书深刻地影响了海德格尔前期著作中的一些中文译名的译法。

翻译海德格尔著作的更大一次浪潮主要来自浙江学者孙周兴（现在任教于同济大学）。他1992年在杭州大学（现为浙江大学）通过博士论文答辩，其论文后来以《说不可说之神秘——海德格尔后期思想研究》为题出版。自1994年以来，他在大陆和台湾分别发表了海德格尔后期的三本与"路"（Weg）有关的著作的中译文，即《在通向语言的途中》（*Unterwegs zur Sprache*）（台北时报文化出版公司1993年版；商务印书馆1997年版）、《林中路》（*Holzwege*）（台北时报文化出版公司1994年版；上海译文出版社1997年版）和《路标》（*Wegmarken*）（台北时报文化出版公司1998年版），总计有七十多万字。此外，他还编辑了上下两大卷，共一百万字的《海德格尔选集》（上海三联书店1996年版），并于2002年出版了海德格尔的巨著《尼采》的完整译本（商务印书馆

2002 年版)等等。完全可以说,孙周兴在海德格尔的中译方面作出了最显著的贡献。

由于孙周兴的翻译产生于 90 年代,也由于他在翻译之前已从事较严肃的海德格尔研究,所以他的翻译从总体上讲显得有整体的理解的支持,也能在相当程度上感受到海德格尔语言的隐喻力和游戏技巧,尽管还有改进的余地。比如,在《语言的本质》这篇文章的翻译中,他不仅注意到了以"道路"(Weg)为根的一组词的相互关联,像"在途中"(Unterwegs)、"让通达"(gelangen lassen)、"地带"(Gegend,境域)、"地带化"(Gegnende,境域化)、[①]"开辟道路"(be-weegen)、"提供道路"(weegen)和中国的"道"(Tao),并在译文中通过一些方式表现出来,而且看出,体现这"道路"的存在论的开道本性的"说"(Sage)与老子之"道"有着内在关联,所以将它译作"道说",颇有意味。而他由之将那表现"开道"本性的"Ereignis"译作"大道",尽管显得有些粗糙,但确有自己的"道-理"和理解识度于其中。正是因为有这种理解和功夫,他能将英译者感到过于困难而不敢译的语言游戏段落也译出。[②]

除此之外,90 年代的海德格尔译作中比较重要的还有彭富春根据英译本译的《诗·语言·思》(文化艺术出版社 1990 年版),成穷、余虹和作虹译的《海德格尔诗学文集》(华中师范大学出版社 1992

---

① 此词(Gegnende,或 die Gegnet)不应译作"逆反的东西",而是"境域化"。参见《泰然任之》(*Gelassenheit*)。

② 孙周兴选编:《海德格尔选集》,上海三联书店 1996 年版,第 1101 页。那里海德格尔阐述"be-weegen"和"weegen"的原本的和词源学上的动态含义,并由此而引出对老子"道"与他自己讲的"道路"的深刻关联的讨论。参见英文本第 92 页(*On the Way to Language*, tr. P. Hertz, New York: Harper & Row, 1971)。

年版),陈小文、孙周兴译的《面向思的事情》(商务印书馆 1997 年版)和熊伟、王庆节译的《形而上学导论》(商务印书馆 1996 年版)。后两本译作中的部分章节被收入了《海德格尔选集》。

　　总之,到目前为止,海德格尔的翻译在中国已初具规模,前期与后期的相当一批重要著作有了全本翻译或部分翻译(此外还有相当数量的有关论著的翻译)。这些翻译绝大多数取自海德格尔全集的第一部分(1—16 卷),即生前出版的著作。在笔者看来,要更深入了解海德格尔,翻译上还需要填补一些重大的空白。首先,海德格尔思想发源期、即教职论文和早期弗莱堡(1919—1923)时期的讲座手稿,对于了解他的思想方式的秘密是关键性的(2004 年底,孙周兴在同济大学出版社出版了他编译的《形式显示的现象学:海德格尔早期弗莱堡文选》,极有意义,但篇幅还是很有限)。其次,能说明他与纳粹关系的文献还需充实,比如 1933 年就任弗莱堡大学校长的演说稿《德国大学的自我主张;1933/34 年校长任职》[1]和耐斯克(G. Neske)等编辑的《马丁·海德格尔和国家社会主义:问题与回答》[2] 等。再者,像《康德与形而上学问题》[3]与《现象学的基本问题》[4] 这类分量较重的著作也应译出。

　　中国学者关于海德格尔的讨论和公开出版物不仅远多于关于胡塞尔的,而且(加上对海德格尔的翻译)在 90 年代的西方哲学研究中独占鳌头,在学术界乃至一般的人文知识分子中产生了较大的

---

[1]　*Die Selbstbehauptung der deutschen Universität; Das Rektorat 1933/34.*

[2]　*Martin Heidegger and National Socialism: Questions and Answers.*

[3]　*Kant und das Problem der Metaphysik.*

[4]　*Die Grundprobleme der Phänomenologie.*

影响，比如我们现在已经可以在一些关于中国古代哲学与马克思主义哲学的讨论中发现海德格尔的影响，一位收集北京方言的北京市民在电台访谈时，也引用海德格尔的"语言是存在之家"来解释自己行为的动机。

"文革"后，对海德格尔的阐述又一次开始。1980 年出版的《现代西方著名哲学家述评》上发表了熊伟的"马丁·海德格尔"的条目。董润深在《现代外国哲学论集》第 2 辑上发表了《海德格尔哲学的人道主义问题》一文，主要依据海德格尔的《论人道主义的信》和《存在与时间》。此文的一个观点后来受到宋祖良的批评，即认为"海德格尔建立了一个'人类中心说'"。① 这是一个有广泛影响的观点，不少人依据《存在与时间》中的 44 节 C 部分来断定它的"主体主义"，甚至"人类中心论"，并且由此而与海德格尔后期的"反人类中心"的主张截然区分开来。但持这种看法的人们忽视了一个更重要的区别，即 Dasein（或人）与主体的区别，以及它们各自与"世界"的关系之间的区别。

除了论文之外，在大陆形成论著的有：俞宣孟的《现代西方的超越思考——海德格尔的哲学》（上海人民出版社 1989 年版），余虹的《思与诗的对话——海德格尔诗学引论》（中国社会科学出版社 1991 年版），宋祖良的《拯救地球和人类未来——海德格尔的后期思想》（中国社会科学出版社 1993 年版），孙周兴的《说不可说之神秘——海德格尔后期哲学思想研究》（上海三联书店 1994 年

---

① 中国现代外国哲学研究会编：《现代外国哲学论集》第 2 辑，三联书店 1982 年版，第 29 页。

版），张汝伦的《海德格尔与现代哲学》（复旦大学出版社 1995 年版），陈嘉映的《海德格尔哲学概论》（三联书店 1995 年版），靳希平的《海德格尔早期思想研究》（上海人民出版社 1995 年版），张祥龙的《海德格尔思想与中国天道——终极视域的开启与交融》（三联书店 1996 年版）以及《海德格尔传》（河北人民出版社 1998 年版）。

俞宣孟的书是这些论著中最早出现的，有近 30 万字，是中国大陆第一本较详细地阐述海德格尔的前后期思想的专著。这本书对海德格尔前后期思想关系的看法预示了后来中国绝大部分有关论著在这个问题上的看法，即《存在与时间》（或《是与时间》）由于以 "Dasein" 为探讨的主要线索，还是走在 "主体主义"（或 "主观唯心主义"）的道路上，而后期则是由 "存在本身" 或 "是本身" 在主宰局面。当然，这种看法的来源是西方的一些海德格尔专家，比如珀格勒（O. Poeggeler），而海德格尔本人是不同意它的。

宋祖良的《拯救地球和人类未来》是一本研究海德格尔后期思想的书。他在其中批评了到那时为止的中国研究海德格尔的一些观点，甚至是研究模式，同时提出自己的看法："海德格尔的后期思想的主题是［通过讨论现代技术问题］拯救地球，维护人类的基本生存条件，维护人类在地球上的长久生存。"[①] 不管此书的一些较易发现的缺点，比如有时下论断失之过激，文字重复较多，但它确实是基于作者在德国访问一年中师从海德格尔专家珀格勒以及阅读

---

① 宋祖良：《拯救地球和人类未来——海德格尔后期思想》，中国社会科学出版社 1993 年版，第 3 页。

一些新材料的经验之上的。无论从资料上讲，还是思路上讲，此书都提供了一些到那时为止对于国内学界还是较新的东西。

孙周兴的《说不可说之神秘——海德格尔后期思想研究》依据的原著比较丰富，解读得相当仔细，视野也较开阔。但对早期海德格尔的理解比较粗糙，作者本人也意识到这个问题。但作者对"Ereignis"的重视，以及对它与"道说"及汉语之"道"关系的分析都是既有文本根据，也是颇有见地的。

陈嘉映的《海德格尔哲学概论》一书介绍并讨论了海德格尔前后期的思想，基本上是按问题来讲的。它的讲解一般都有原著的根据，尤其是对一些重要词的词源和译法有不少相关的说明。作为一本试图全面阐述海德格尔哲学的书，它也有一些不足之处。主要是忽视对于海德格尔思想的来源、形成与发展的探讨，比如，他与胡塞尔、拉斯克、康德的关系，此书几乎没有涉及。

靳希平的《早期海德格尔思想研究》可谓一本填补中国的海德格尔研究空白的书。至此书出版为止，中国还几乎没有对于海德格尔早期思想的认真研究，此书则依据原始材料（其中不少是国内乃至英语世界不知道的），主要阐述了自 1909 年至 1916 年间海德格尔的著述以及他的早年生平，作出了开拓性的研究和介绍。它还提出了一个我虽不能完全同意，但认为是有独创性的有趣观点，即"海德格尔……从青年时起，就是一个实在论者"，"他的哲学是以一般唯物主义核心论题为前提的，但并不因此成为唯物主义哲学"[①]，此外，这本题为《早期海德格尔思想研究》的书使人产生一个问题，

---

① 　靳希平：《海德格尔早期思想研究》，上海人民出版社 1995 年版，第 51、71 页。

即"早期海德格尔"似乎也应该包括 1916 年到 1926 年写作出《存在与时间》的这段思想经历。当然,如果我们将"早期海德格尔"理解为"思想形成之中的海德格尔",那么靳书的阐述范围就是比较充分的了。

张祥龙在 90 年代出版了两本关于海德格尔的学术专著:《海德格尔思想与中国天道——终极视域的开启与交融》(三联书店 1996 年版)和《海德格尔传》(河北人民出版社 1998 年版)。它们的特点是在研究海德格尔的人生经历,尤其是从他与前人思想——胡塞尔、拉斯克、古希腊哲学家、基督教神秘主义、新康德主义等——的各种复杂关系中揭示他的独特之处,即一种在前对象化的、生成性的构成视域中来理解人(Dasein)与存在含义的思想方式与表达方式,并注意他思想形成期的作品(这方面受惠于靳希平与基西尔[T. Kisiel]的书),尤其是其中"实际生活经验"本身具有的"形式显示"这样一个方法论的思路,由此而引领对于《存在与时间》及海德格尔后期著作的非概念化的解读。另外,他极为关注海德格尔与中国道家及先秦思想的关系,无论在事实的发掘上还是思想关系的分析上都有不同于他人之处。"Dasein"被他译为"缘在"而不是流行的"此在",也能反映其非现成化的、完全动态的和有东方意味的解释风格。当然,这种"东西方打通"的译法与读法,也遇到一些批评和怀疑。

叶秀山的《思·史·诗——现象学和存在哲学研究》中关于海德格尔部分(该书第 5、6 部分)的出版早于上述所有著作,而其解释的敏锐、生动与洞察力却颇有过人之处。它们首先阐述了海德格尔对胡塞尔的"意义"与"呈现"思路的继承与深化。①在这样一种现象学视野中，"Dasein"就是指"人"的一种主客、物我、思维和存在不分的原始状态。"世界"是"Da"的"天地"（范围）（Horizont），存在论的时间性，则是与"存在"不可分的，就是"Da"的特性。这是一种直接性的"发现"和"觉悟之情"，是一种"发觉"（Befindlichkeit）。人作为一种"出现了的存在"（Ex-sistenz），对"Da"的第一个觉悟或"发觉"，就是这个"Da"是有限的。②因此，作者比较赞成熊伟对"Dasein"的译法，即"亲在"。但为行文方便，常直接用"Dasein"。③作者还特别关注海德格尔与康德的关系，指出海氏解释康德"与卡西尔采取了完全不同的立场"。他在《康德与形而上学问题》中的解释风格是"指出康德想说但尚未说的意思"，因而揭示了"先验的想象力"的存在论含义。第6部分的末尾还附有关于海德格尔的"存在"与老子的"道"的关系的讨论，题为"在'交往'的路上"。其中指出海德格尔与老子都是"求各种名分（万物、社会）出现之前之纯然境界"④，但对这种境界有"明"与"晦"的不同理解，它们"说明了东西方关于'人'的观念的不同"。海德格尔讲的"Dasein"之"Da"如一道光线，照亮了的世界之道。而老子之道则是不透明的"玄"，故"无名"或"无知"，故曰"大智若愚"。⑤这都是很对的，不过还应指出，后期海德格尔对于"玄"或"隐蔽"

---

①　叶秀山：《思·史·诗——现象学和存在哲学研究》，人民出版社1988年版，第140页。

②　同上书，第153页。

③　同上书，第139页注。

④　同上书，第211页。

⑤　同上书，第211页。

的一面的必要也有了极强的体察。

90年代以来，中国学界对于另一些现代德国的哲学家，比如伽达默尔、舍勒、哈贝马斯，也做了不少研究与介绍，其中尤其以伽达默尔的解释学对于中国思想界的影响比较重要。

（四）现代德国哲学对于中国人
思想方式的影响

上面第一节讲到，新文化时期以及80年代的中国学人，利用有"后现代"倾向的尼采来为他们的"现代"化的努力服务。而90年代蓬勃的现象学与海德格尔研究则开始摆脱这种扭曲，逐渐认识到这些哲学的后现代含义，或者说是能与中国古代哲理沟通或对话的那个维度。方法上的西方中心论开始退潮。叶秀山的《思・史・诗——现象学和存在哲学研究》对这个方向已有所透露，而90年代中，随着研究的深入，现象学与东方，特别是中国古代哲学的关系开始受到关注。

张庆熊1995年出版的《熊十力的新唯识论和胡塞尔的现象学》一书第三部分是直接的比较。它的第三章讨论这两位思想家对意识结构的看法，认为他们在这里至少有三点相同看法：(1)意识是对某种东西的意识，因而意识中包含一个意识行为（Noesis）和意识内容（Noema）的相关结构；(2)意识行为意向地指向对象；换言之，意识内容不是任何别的内容，而是意向的（所虑的）内容；(3)意识行为和意识内容内在于意识之中，是意识体验本身的两个方面。此外，作者还认为他们在意识行为是如何被意识到的问题上也有相同的看法。唯识宗主张，意识行为是通过这个意识行为自身，而不是通过另一个意识行为或一个精神实体而被认识的，被称为"自证分"，就如一盏灯既能照亮别的东西又能照亮自己。熊十力同意这样的看法，并将这种返观自身的意识作用称为"返缘"，并分为两种：第一种返缘是"於外缘［认识外在对象］时，自知知故"，比如看到一块颜色时而自知自己正在看到颜色；第二种返缘则是在完全去掉外缘时认识到自己的能知本性，"全泯外缘，亲冥自性"。胡塞尔也有类似于第一种返缘的思想，即认为"第一种行为都是对某种东西的意识，但是每一种行为也都被意识到"。他称此对行为本身的意识为"内在知觉"或"内在的意识"，认为它们是在意识到某种东西时同时被知觉到的，尽管不是以设定的、对象化的方式知觉到。①不过，胡塞尔没有熊十力讲的第二种返缘的思想。

第五章讲哲学的方法。胡塞尔与熊十力都认为直接知识（现量）是一切间接知识的来源，而直接知识不仅仅指感性知识，还包括内知觉的知识，后者对于哲学知识来说更重要。为了去除对象化思维方式，熊十力主张在哲学中使用"遮诠"或否定的说话方式，还要提高道德修养，以便在第二性返缘中"全泯外缘，亲冥自性"，达到"心境两忘"的境界。胡塞尔学说中则没有这种思路。这都是些很有思想意趣的对比。

这一部分还对比熊十力与胡塞尔两人关于东西方哲学的特点

---

① 张庆熊：《熊十力的新唯识论与胡塞尔的现象学》，上海人民出版社 1995 年版，第 268 页。倪梁康在其《自识与反思》中着重讨论了这个问题，其书的题目已能显示这一点。

的看法。熊十力认为，西方哲学只重视认识客观的世界，不重视向内认识人的心灵，不懂得人的心灵是与宇宙的本体相通的。因而它囿于量智（感觉与概念认识），而未获得性智，即直觉地认识本体的能力。胡塞尔则认为中国或印度的文明属于经验人类学的类型，缺少科学知识所要求的自明的开端和理念目标。张庆熊认为："熊十力和胡塞尔这两位大哲学家对东西方哲学的评价都切中要害。"①可是问题在于，这种两边都赞成的态度从哲学上是否可能呢？实际上，熊十力的非对象化的思维方式与胡塞尔的还留着观念对象化思维方式的学说，在涉及终极人生与世界问题时就会有尖锐的冲突，不可能同时"都切中要害"的。

　　西安学者张再林 1997 年出版了《中西哲学比较论》，其中西方的一面以胡塞尔的现象学为主，兼及海德格尔、萨特、伽达默尔和哈贝马斯。东方一边以中国的儒家为主，兼及道家和《孙子兵法》。此书是作者六年前发表的《弘道——中国古典哲学与现象学》一书的续篇。按作者的看法，《中西哲学比较论》相比于《弘道——中国古典哲学与现象学》有了较大的改进，尽管两者的基本思考是一致的："这种完全一致的基本思考是：坚信中西哲学……相反相成地构成了一个辩证统一的人类哲学的整体。而当代人类的历史运动和哲学运动正在日益为人们展现出这一相反相成的结构和机制，因此对这一结构和机制的透显和揭示理应成为人类的'后现代主义哲

---

①　张庆熊：《熊十力的新唯识论与胡塞尔的现象学》，上海人民出版社 1995 年版，第 268 页。倪梁康在其《自识与反思》中着重讨论了这个问题，其书的题目已能显示这一点，第 261 页。

学'的理论主题。"① 所以，作者既对"'五四'以来的中国现代史几乎成了一部中国人对自己民族文化、民族哲学痛自刻责的清算的历史"的现象表示不满，又不同意"现代新儒家"的"中学优于西学"的看法，而是认为中西哲学之间是一种"问答逻辑"的关系，应该"互为本体"。②

从 1995 年起，已经多年研究黑格尔哲学的张世英先生发表了两本专著和一些论文来讨论现代西方哲学的新变化的思想含义以及它对于中西哲学关系的影响：第一本题为《天人之际——中西哲学的困惑与选择》（人民出版社 1995 年版）；第二本是《进入澄明之境——哲学的新方向》（商务印书馆 1999 年版）。

这两本书的"序"都对作者自己长期从事西方哲学研究的经历作了一番诚恳的反思。"我长期研究西方古典哲学，特别是德国古典哲学，主客二分的思维模式和主体性原则紧紧框住了我、束缚了我。但上述一系列问题［即'西方当代哲学的一些重要派别已把主体性和主客二分视为过时的概念，我国学术界则很少涉及'］的缠绕引起了我集中读西方现当代哲学家尼采、狄尔泰、海德格尔、伽达默尔、德里达等人的著作的兴趣，也引起了我读中国传统哲学特别是道家著作的兴趣，这两类书的思想都是与主客二分、主体性不同道的东西，前一类属于主张主体死亡或接近死亡的书，后一类书属于尚未达到主体性原则的书，但它们二者有重要的相似之处而与

---

① 张再林：《中西哲学比较论》，西北大学出版社 1997 年版，第 11 页。

② 同上书，第 3 页。关于此书的更多评论，参见张祥龙、杜小真、黄应全：《现象学思潮在中国》，首都师范大学出版社 2002 年版，第一编第一章第五节。

西方传统哲学相对立"。① 这段话已包含了作者对于中西哲学的基本关系的看法，即中国传统哲学是"尚未达到主体性原则"的天人合一的哲学，或"前主体性的哲学"；传统西方哲学，尤其是笛卡尔以来的哲学，是主客二分的哲学；现代西方哲学的主流则是淡化甚至反对主客二分的，提倡人与物的融合和诗与思的融合，可理解作"后主客二分的哲学"。

那么，作者如何看待海德格尔呢？《天人之际——中西哲学的困惑与选择》中讲："如果说，黑格尔哲学是西方近代哲学中'主客二分'思想和旧形而上学的顶峰，那么，海德格尔哲学就可以说是西方现当代哲学中'天人合一'思想和反旧形而上学思想的一个重要开端。"② 当然，海氏的天人合一不同于中国传统的天人合一，"海德格尔的哲学则可以说是经过了'主客二分'和包摄了'主客二分'的一种更高一级的'天人合一'"。③ 我不是都同意张先生的看法，但相信，这位如今已经 80 多岁但依然思想活跃的老先生的治学经历，反映了中国比较敏锐的哲学心灵的新动向。

王树人与喻柏林于 1996 年出版的两卷本的《传统智慧再发现》提出了"象思维"，视之为与"概念思维"不同而又更为根本的思维方式。"汉字创造中那种取'象'的思维运动，《周易》中那种'象'的转换与流动的思维运动，一直是中国传统思维方式的中流砥

---

① 张世英：《天人之际——中西哲学的困惑与选择》，人民出版社 1995 年版，第 1—2 页。
② 同上书，第 6 页。
③ 同上书，第 7 页。

柱"。①2005 年,王树人先生又出版了《回归原创之思——"象思维"视野下的中国智慧》,进一步通过对《易》、《老子》、《庄子》、禅宗、中国古代的诗论、书论与画论的讨论来揭示象思维的特点。此书中作者多次引用海德格尔来说明关键的方法论问题。正如他在此书的"自序"中写道:"我在读海德格尔著作时受启发最大的,就是他在对实体论形而上学批判中,借用把语词动态化来破除形而上学意义下概念或范畴僵化的规定性,也就是把实体性的概念或范畴'非实体化'。"②这两本书是中国学者力图打破桎梏现代中国哲学研究一个世纪之久的概念化方法的主宰,而力图找到新的基本治学方法或哲学道路的重要探索。

张祥龙的《海德格尔思想与中国天道》是中国第一本将海德格尔思想与中国古代思想进行对比研究的专著。然而,它的主要动机或意义是寻求一种比迄今为止流行的概念化方法更合适的研究东方思想,特别是中国古代思想的方法。这一点在此书的"后记"中表露出来。③他的《从现象学到孔夫子》(商务印书馆 2001 年版)是一本论文集,也是一种有意识地利用现象学的方法来更新中国人读解自己的古代文献乃至古代文明的基本方式的努力。

最近数年,在一部分年轻学者中也出现了这样一个倾向,即有意识地运用当代西方欧洲大陆哲学的方法,来重新诠释中国古代的

---

① 王树人、喻柏林:《传统智慧的再发现》下卷,作家出版社 1996 年版,第 189 页。

② 王树人:《回归原创之思——"象思维"视野下的中国智慧》,江苏人民出版社 2005 年版,第 3—4 页。

③ 张祥龙:《海德格尔思想与中国天道》,三联书店 1996 年版,第 455—456 页。关于此书的评论,参见张祥龙、杜小真、黄应全:《现象学思潮在中国》,首都师范大学出版社 2002 年版,第一编第二章第四节。

文献与文化。这方面，现代德国哲学的影响显而易见。比如2004年底柯小刚博士出版的新书《海德格尔与黑格尔时间思想比较研究》（同济大学出版社2004年版），是一本深入理解海德格尔，并通过这种理解而批评黑格尔哲学的著作。而正是这位柯小刚博士，目前在一个年轻学者的团体中扮演很活跃的角色。这个团体的一个重要特色就是通过当代欧陆哲学，特别是现代德国开启的新视野，来重新解释中国古代思想。我个人看好这样一个研究方向，因为它既是向西方深度开放的，又不是西方中心论的。至此，王国维在遭遇德国古典与现代哲学时感到的悲观主义，即所谓"可爱"与"可信"的悖反，终于开始消散了。而且，不是消散于文化革命化了的"尼采"的反传统，也不是黑格尔式的乐观辩证法，而是海德格尔化了、生存解释学化了的"反反传统"。王国维那里的传统文化和哲理的"可爱"开始变得"可信"了。中国学人经过一百年的反复摸索而终于看出了一个充满希望的新方向，从中可以隐约地感到那"从玄奘到惠能"（即从"向西方开放"到"成就自身"）的再现可能。

三 "老子在德国"专栏^①引言

此专栏包括两个从德文翻译过来的文献，即一篇文章和一封信，从中可以看出《老子》在德国哲学中引发的各种反应。这篇文章题为《德国哲学对老子的接受——通往"重演"的知识》，由德国学者罗尔夫·艾尔伯菲特（Rolf Elberfeld）撰写；此信是海德格尔于1965年写给友人布略泽的，祝贺他的七十寿诞，在其中他两次引述了《老子》，是一份迄今才被注意到的珍贵文献。^②

艾尔伯菲特的文章介绍了从康德、黑格尔、谢林，经马丁·布伯、雅斯贝尔斯、海德格尔，再到罗姆巴赫和沃尔法特，这么一个跨越二百余年，包括众多最富影响力的德国哲学家的《老子》影响史，不仅资料翔实原本，含有不少新信息（比如关于罗姆巴赫和沃尔法特的介绍），而且对于各个哲学家如何看待老子，观察准确，很有哲理上的见地。艾尔伯菲特借用了海德格尔的一个思路，即"重-演"或"再-得"（Wieder-holung）。它的意思是，对以往的某个传统源头的关注，如果具有哲理的深度而不限于事实的重现，就可能

---

① 此专栏发表于《世界哲学》杂志2010年第6期，第5—31页。
② 此信是本文的附录。

再次获得一个新的思想开端。其实,这就像孔子的"述而不作"或对传统文献的重演,却造就了一个巨大的新开端一样。艾尔伯菲特认为,从近代以来,在中西或中德哲学的交往中,似乎是中国人对于西方传统的重-演占了优势,甚至东方人,比如日本的西田几多郎,当要重演自己的传统时,也不免借重西方的某个传统来实现它。

但是,艾尔伯菲特通过回顾德国哲学家们接受《老子》的历史,指出了一个新现象,即自谢林以来,对于《老子》的理解不断深化,导致了一个重要的改变,即从康德、黑格尔式的理智上的好奇或猎奇,加上思想方式上的排斥和贬低,转向了越来越深入的理解和对话。到20世纪,特别是到了最后三位哲学家,即海德格尔、罗姆巴赫和沃尔法特,对于《老子》的重视、关注,乃至某种专注,已经近乎某种重-演了(见此文末段)。这对于那种认为"西方哲学"永远意味着从西向东的单向输入的看法,或事先就认定海德格尔的道家因缘没有哲理本身含义的人们,无疑是一清醒剂。西方哲学本身的转变,正在使得西方重-演老子乃至东方哲理成为可能。

海德格尔的贺信,是迄今所知海德格尔评述道家的文献中,最为晚近的一个。也是我受到艾尔伯菲特文章的提示,才在《海德格尔全集》16卷中看到的。①在此信中,海德格尔引用了《老子》第9章"功遂身退,天之道"和第15章"孰能浊以[止]静之徐清,孰能安以[久]动之徐生"两处。引述第9章的那句话,表明海德格尔对

---

①　有关海德格尔与道家关系的其他事实,包括以下提及的,可参见拙著《海德格尔思想与中国天道》(北京三联书店2007年精装版;中国人民大学出版社2010年平装修订新版)的附录。

于《老子》的熟悉，以至于可以依情境而拈来。而第 15 章的那段话，早就引起海德格尔的关注，当年（大约 1946 年）曾请萧师毅先生——尝试与他翻译《老子》成德文的中国学者——写成两条幅，挂于他的山中小屋内。但是，在这封几乎 20 年后写成的信中，经过海德格尔的阐发，这个引用就获得了后期海德格尔思想的深厚意味。

简单说来，海德格尔用"浊以［止］静之徐清……安以［久］动之徐生"来说明艺术的本性，从而与技术的狂躁不安相对比。就我们所知，海德格尔引用和讨论老庄之"道"，几乎都直接与他思考现代技术对于人类的威胁以及如何合理地调制它有关。当然，还往往与他关注的语言本性的问题相关，而这一点在此信末尾引用古希腊诗句时也表现出来了。但这次引用的新鲜处在于，它首先通过《老子》的话来领会艺术的本性，再转到对于技术问题的思考上。这样一来，艺术与现代技术就达到了真正的"冲突"，而不限于那种肤浅的"对立"。联系到海德格尔的其他著述，可知这里讲的"冲突"指既深刻意识到艺术与技术的共根——技艺（techne），又看出它们的重大不同，从而启发出如何转化现代技术，使之"浊以［止］静之徐清……安以［久］动之徐生"的方式。所以这种冲突观不是辩证法，而是充满时机化的问题感、技艺感的"重－演"。只有回到技术的源头，而不是让它更高、精、尖，它才能被转化，人才能重新"诗意地栖居于这片大地上"。

由此可见，"老子在德国"，乃至"老子在世界"，已经不仅是一桩谈资，它与当代人最关心的问题和相应的哲学思考血脉相通。如果一个中国古代文献，有一百多种不同的英文译本和许许多多外文译本（连海德格尔这么一位从未搞过正经翻译的学者都曾想转译它），而且这数量还在稳步上升，你应该可以隐隐感到它对于这个世界意味着什么了。

附录 海德格尔致齐格弗里特·布略泽先生七十诞辰贺信（1965 年 8 月 8 日）^①

朱锦良译 / 张祥龙校

亲爱的布略泽先生^②：

值您七十寿诞之喜庆前夕，我欲持奉一句格言，一句就像是为您而发的格言。

它来自老子"论道"之书［即《道德经》］。

它如是道曰：

工作完成，

抽身退去，

---

① 译自海德格尔：《海德格尔全集》16 卷《谈话和其他见证：在一条生活的道路之中（1910—1976）》(*Reden und Andere Zeugnisse Eines Lebensweges 1910—1976, Gesamtausgabe*, Band 16, Frankfurt am Main: V. Klostermann, 2000)，第 245 篇，第 617—619 页。此信中译文的打印格式完全遵循德文原文。

② 《海德格尔全集》16 卷编者在关于此信的注解中，这么介绍此人："齐格弗里特·布略泽（Siegfried Bröse, 1895—1984），前县［市］长和高级行政专员，被纳粹党员作为不受欢迎的县长而解职。自 1934 年携家眷至布莱堡，差不多听了海德格尔所有演讲课并且参加了许多讨论班。1945 年后，在巴登州政府任高级行政专员。1949 年至 1971 年担任由他参与共同创办的弗莱堡艺术协会会长。此信发表于纪念文集——《齐格弗里特·布略泽》，弗莱堡艺术协会，（齐格弗里特·布略泽 85 寿诞纪念文集），内部出版。"（海德格尔：《海德格尔全集》16 卷，第 814 页）

　　此乃天之道路。①

　　［中文原句：“功遂身退，天之道。”］

　　该书第九章［由 J. Ulenbrook 翻译（Bremen: Schünemann
出版社，1962 年）］

您通过此次中国艺术展，将您在弗莱堡艺术协会的工作推上冠冕之
巅。这次展出将于明天，也就是您七十岁生日之际开幕。

　　我大胆猜测，为这一时刻安排这次展出的念头，源自一番深思
熟虑，它希望在此艺术作品展示的同时能够引人深思。

　　因为：

　　　　您展示的艺术作品来自于一个拥有四千年丰富历史传统
　　的世界，她自从上个世纪的最后十年以来，一直在与我们的
　　技术型世界的时代进行着日益升级的抗争（Auseinanderset-
　　zung）。

而您展示：

　　　　艺术，一种在远古的、自身封闭的持续传统中被传承的艺
　　术——却在一个世界性文明（Weltzivilisation）那里，在其科学
　　技术力量的世界时刻中，由于这种历史性经验而将自身溶解成

―――――――――――――

　　① 此句的德文译文是："Dem Werk nachgehen, /sich selbst entziehen, /das ist des
Himmels Weg"。

了单纯的信息形式。

艺术和技术——这一定是最令人惊讶的一个对立（Gegensatz）。

然而，这一分歧着的对立还不引向那样一种冲突（Widerstreit），也就是那能够迫使我们去深刻地经历思想和构形（Gestalten）的冲突。

与其说这［信息形式的艺术］是艺术创作，倒不如说它只是一个假象；它有时居然想要以其不间断的产品，来与日新月异技术作用下的产量一较高下，而不是去耐心思考这个冲突，即艺术作品涵泳持留着的（verweilend）宁静和技术不断加快速度赶超的狂躁之间的冲突。

但不寻常的是，古代中国世界的思想已经以自己的方式对此冲突先行作出了思考。

因为老子在其书第十五章里这样说：

> 有谁能够，让旋搅之水通过寂静的照料而得以澄清？
> 有谁能够，让平静通过持续运动的照料而得以生产？①
> ［中文原文："孰能浊以［止］静之徐清，孰能安以［久］动之徐生。"］

---

① 它们的德文译文是："Wer aber ist imstande, ein quirlend Wasser/durch die Behutsamkeit der Stille zu klären? //Wer aber ist imstande, die Ruhe/durch die Behutsamkeit dauernder Bewegung zu erzeugen?"

海德格尔对于这两句的特别关注，多半与萧师毅的影响有关。见拙著《海德格尔思想与中国天道》书末"附录"的三.7。——张祥龙跟此处被问到的以及还有待思考的冲突相比，每个可被领会的尝试都拒绝对所提到的对立面作出辩证的扬弃，因为辩证法只是无所发问的专制（die Diktatur des Fraglosen）。

更确切地说，这是让艺术的自身（Eigene）与科学技术的自身第一次站立于使它们发生冲突的自身之中并让这冲突被看到的时候了。

我想说，为这一时刻准备的中国艺术展，就是因此而有所作为了。

同时，这一展览对于亲爱的布略泽先生，也是其一生引人深思的活动的精彩见证。

我以一个祝愿来附丽刚才所作的论断：

您想用艺术以及艺术活动描摹您的经验，在语词中谨守您的经验。

您因此而能够将您的活动推向相应的完满，从而使后人快乐和有所裨益，并追随品达（Pindar）在《内美安之歌》（Nemean ode）之四的第 6—8 诗行所说的话：

> 但语词（Wort）比起作为（Gewerke），活得更长远，
>
> 如果凭借仁慈之命运，它
>
> 从心底深处汲取出源语言（Sprache）。

第二部分

德国的两位哲学家

四　康德论亲子关系及其问题

　　自希腊时代起，西方人就从伦理学、法学和政治哲学的角度来打量家庭关系，实际上也就是将它看作存在论和知识论问题在实践上的延长和运用。柏拉图的《国家篇》要将家庭消解到理想国中，亚里士多德的《尼各马可伦理学》和《政治学》则对家庭持有某种自然的尊重，尽管比不上他对城邦终极性的肯定。近现代以来，契约论在政治伦理学和法学中占了上风，家庭关系反要通过它来理解。康德的家庭观，特别是他对亲子关系的看法，当然很有契约论的影响，但由于他赋予人的实践理性或道德意识以某种超出了认识论的地位，人的意愿自由具有物自身的意味，他阐发的亲子关系中就出现了一些非概念化的独特之处，其中既有不俗的见地，又有一些缺陷。本章就意在揭示这些独特性，并辨析其中的一些不当之处，以达到对于亲子性的更深领会。

（一）康德论亲子关系

　　康德《道德的形而上学》(*Metaphysik der Sitten*, 1797) 第 28—

30 节论证了亲子关系。它的出发点是，父母婚姻生出了孩子，而这个"生孩子"的行为与生产其他东西（比如庄稼、家畜、桌椅、小说、雕像）的行为的不同，在于它涉及两个维度。其一是与其他生产行为共享的，即一个服从因果关系的自然过程：男女结婚导致的性行为生出了小孩，父母亲的结合和怀孕分娩创造出了这个婴儿；其二是一个不服从因果关系的超感性的过程和结果：两个有自由意愿的人共同创造出了一个自由的生命体（mit Freiheit begabtes Wesen）。这却是独特的了。正是这独特之处形成了亲子关系中的核心事实，即：

> 因为［**两性结合**］所生出的是一个人（*Person*），而且不可能将导致一个自由生命体的生成从概念上看作是一个物理过程，所以，从实践上就只能而且必然这么来看这个创生行为：它在一个人在没有同意的情况下，就由于父母的任意所为而进入了世界。①

正是出于这个事实，亲子关系就得到了伦理和法理上的规定。康德接着写道：

> 为了这样一个行为，父母就给自己套上了一种责任（Verbindlichkeit），即要尽己所能地创造一个令子女满意的状

---

① 康德：《道德的形而上学》（*Metaphysik der Sitten*）（Leipzig: Felix Meiner, 1907），第 95—96 页。如果不特别标明，本书的中译文就出自本书作者。强调符是原文中就有的。

态。而且，父母不能将孩子当作自己所制造的东西（因为这种东西不可能是自由的生命体）和他们自己的财产来毁掉，也不能对它漠不关心地听其自然，因为他们使之存在的不仅是个世界中的生命体，而也是个世界公民，按照权利的或法律的概念（Rechtsbegriffen），这样的存在状态就令他们不能对这孩子采取无所谓的态度。①

父母为什么必须尽力让子女满意，不然就是没有尽自己的责任，没有履行冥冥中的法理（lege, Gesetz）呢？为什么不能将子女看作是自己所创造和所具有的东西来合法地、任意地支配呢？因为父母生下的不只是一个通常的物理或生理对象，而是一个自由的生命体；而且，这个自由生命体对于自己的出生于世这桩最重大的事情恰恰没有行使它的自由意愿，没有机会表示同意还是反对。所以天然地，父母就从伦理和法理上欠子女的账——你们未经本人同意就生下了一个自由者，就必须尽汝所能地来养育它，使它在成年时可以健全地、独立地行使他／她的自由意愿，成为一个世界公民。

这既是一笔欠账，那么合乎逻辑地，

父母教育子女要一直到释放［父母的责任和权利，让子女去自立］的时刻，那时父母就既放弃他们对子女耳提面命的家长权利，又放弃一切要子女偿付以往养育之费用及劳苦的诉求。……一方面，子女对于父母的养育不欠什么账（ihre

---

① 康德：《道德的形而上学》（Metaphysik der Sitten），1907年版，第95—96页。

Erziehung nichts schuldig sind），另一方面，父母也以同样理由从他们对子女的责任中解脱出来。这样双方就赢得了或再次赢得了他们的天然自由，于是这个家庭的社团（die häusliche Gesellschaft）——它按照法理曾是必须的——就解体了。[如果还要维持，就要靠契约（Vertrag）了。]①

这也就是说，父母养育子女完全是在还债，一直到子女得到了身心两面的自立能力，这债才算或就算还清了，父母和子女就都不再欠对方什么了，父母要再命令子女做什么（以前这种命令可以看作是教育手段），或子女再吃住在父母家里，就要靠双方的契约来维系了，类似于家长与仆人之间的关系。可以看出，在这个亲子观中，没有儒家主张的子女要对父母终身尽孝的法理地位，家庭中的养育结构是单向的和有条件的。

（二）康德论点的洞察力和缺陷

问题是，康德是否完全算清了这笔账？这么了结亲子公案是公正的和合理的吗？

康德这个学说的基础是被生养者是天赋自由者，所以亲子关系不能只是因果律主宰的自然关系，比如一般的生产者与生产成果的关系，而是准生产者与一个还未完成的终极作品的关系。父母不是严格的生产者或创造者，因为他们无法创造一个无条件自由的存在

---

① 康德：《道德的形而上学》（*Metaphysik der Sitten*），1907 年版，第 96—98 页。

者，也就是一个"物自身"（Ding an sich）；但他们又不能只是个伪造者、"代孕者"，否则他们就可以逃脱那不可转让的养育责任了。另一方面，他们任性而为所产生的却是一个终极作品，因为它被赋予了先天的自由，以自身为目的，不完全服从因果律，有不顾一切地听从定言命令（kategorische Imperativ［或译为"绝对命令"]）的自由决定能力。当然，这个作品在它诞生时是远未完成的，无论从自然生命还是道德或精神生命上，都是如此。而去完成它就是那两位不够格的创生者（父母）的责任。这里边似乎有点不那么对劲的东西：父母对于子女的存在，到底是有能还是无能？在赋予他们权利或权力时，是无能的；在加给他们责任时，又被视为很有能力的了。

无论如何，康德在亲子关系中看到了某种终极性的东西，哪怕只在契约起作用前的那段时间内。人天然或先天就有的特性（这里被说成是子女的天赋自由），在塑造着父母亲与子女的关系。所以它绝不止于一种社会关系，可以被社会学充分研究；也不止于一种遗传关系，可以被遗传学、生物学来有效处理。它也不会被掩盖在政治关系中，比如从契约论起头的当代民主制及其精神，或社团主义的民主视野，就都达不到亲子关系的深度。甚至黑格尔在《法哲学原理》（*Grundlinien der Philosophie des Rechts*）中对于家庭的更富于现实感的处理，也只是将家庭关系看作是向市民社会关系的一个过渡而已。①康德也赞成这种过渡，但毕竟，他讲的亲子关系里有超概念的物自身和存在论，其含义有待触知和发掘。

---

① 黑格尔：《法哲学原理》，范扬、张企泰译，商务印书馆1961年版，第177节、181节。

问题首先在于，"创造一个自由的生命体"，无论对于神还是人，都是费解的，正如康德本人充分意识到的。他在 28 节的一个长注中写道：

> 上帝创造自由的生命体这桩事如何可能，就其自身是无法说明的；因为情况似乎是，这个生命体的所有未来举动都通过那第一个［创造］行为被事先决定了，都被包含在自然必然性的锁链之中，其中无自由可言。但我们人类的确是自由的，因为在道德－实践意图中的定言命令，也就是理性的定言命令，表明了这一点，而从理论概念上说明这种因果关系的可能性是做不到的，因为这里的两者［因与果］都是超感性的（übersinnlich）。[①]

从理论概念上讲，上帝也创造不出自由生命体，因为一旦创造出来，它们都要服从自然因果律，其中无自由可言。可恰恰是人的道德实践，在其中人不顾一切基于自然律的因果算计，选择服从道德的定言命令或绝对命令，尽自己的义务，表明了人是自由的。但父母生孩子里边似乎没有涉及道德实践，绝大多数父母并不是按照定言命令，而是出于各种因果关系（比如生理的、心理的、社会的因果关系）去生孩子的，婴儿也还不能选择去服从定言命令，所以"父母生出了一个无条件的自由生命体"就是一桩含有矛盾的事情，如果这个"生出"只被当作因果关系造成的事件或行为的话；而无法从理论

---

① 康德：《道德的形而上学》（*Metaphysik der Sitten*），1907 年版，第 95 页。

上说明被生者的自由本性，就会威胁到康德要表达的亲子关系，因为这样一来，其中就可能包含矛盾或二律背反（Antinomie）。正如他在《纯粹理性批判》中表达的第三个背反：

> 正题：按照自然律的因果性并不是世界的全部现象都可以由之导出的惟一因果性。为了解释这些现象，还有必要假定一种由自由而来的因果性。
>
> 反题：没有什么自由，相反，世界上一切东西都只是按照自然律而发生的。[①]

它们相互对立，但在理论概念化的思想中都有依据，于是构成矛盾。如果情况是这样，那么亲子关系就是一个制造理论麻烦的东西，对于它总可以有截然不同而又皆可成立的对立看法。康德却要挽救他的亲子关系说，于是写道：

> 人们在此能期望的恐怕只是：表明在创造自由生命体的概念中没有矛盾；而要表明这一点，那就要显示出，出现矛盾是由于人们将因果关系范畴及时间条件（Zeitbedingung），引入到了说明超感性者的相互关系中来。这种因果关系和时间条件，在与感观对象的关系中才是不可避免的，因为一个结果的根据要先行于这个结果；而如果那个因果概念在理论意图中得到了对象化的实在［即将因果概念当作可以规范物自体的东西了，

这就违背了《纯粹理性批判》设立的"先天综合概念只对于感观对象有效"的基本原则]，那么将时间条件引入超感性关系就必会发生。然而，如果是在道德－实践的，因而是超感性的意图中使用这个[非因果性的]创造概念的纯粹范畴（没有[时间]图型置于其下），那么这个矛盾就消失了。①

这种用来避免"创造自由生命体"的矛盾的办法，就是将经验的创造与超验的创造，或涉及感观对象的创造与超感性关系中的创造，完全分离开来。而其中的要点就是在理解后一种创造即对自由生命体的创造中，取消掉"时间条件"，因为它是一切经验的因果关系的预设条件，不适用于理解超感性的关系及这种关系中的创造事件。

这种解决方案很简单现成，也很成问题。首先，它混淆了康德自己讲过的两种时间条件；其次，说一个"甲创造乙"的过程或关系是纯粹超感性的，也就是甲只按照超感性的原则创造了乙，不可思议，连上帝也做不到。再者，康德讲的亲子关系中有时间的重要位置，无时间条件，此关系无法理解。以下一一说明。

（三）超感性关系中的先验想象力与纯象时间

超感性关系能否完全避免时间条件呢？这要看如何理解这"时间条件"。康德的道德哲学中讲的自由意愿或意愿自由的运作是

---

① 康德：《道德的形而上学》（*Metaphysik der Sitten*），1907 年版，第 95 页。

超感性的。①它不依靠经验直观，所以与此直观的纯形式——时间及空间——没有什么关系。但是，康德在《纯粹理性批判》中还阐述了另一种时间，即作为先验想象力——它比再生的想象力更本原——所构成的纯象（das reine Bild）②的时间。他在此书第一版"纯粹知性概念的演绎"部分中写道：

> 　　想象力的这种综合也就先于一切经验而被建立在先天原则之上了，而我们就必须设定想象力的某种纯粹的先验综合，它本身构成一切经验的可能性……的基础。③
>
> 　　所以想象力的纯粹的（生产性的）综合的必然统一这条原则先于统觉而成了一切知识，特别是经验知识的可能性基础。④

按照这个说法⑤，先验想象力的纯粹的、生产性的综合要"先于统觉"，而统觉为人的知性提供了"本源的综合统一"⑥。如此看来，先验想象力提供的纯粹的原发综合应该可以超出知性的经验运用。

---

① 康德：《实践理性批判》，邓晓芒译，杨祖陶校，人民出版社2003年版。

② 康德：《纯粹理性批判》（*Kritik der reinen Vernunft*）（Hamburg: Felix Meiner, 2003），第243页，A142/B182。

③ 康德：《纯粹理性批判》，邓晓芒译，杨祖陶校，人民出版社2004年版，第116页，A101—102。

④ 同上书，第126页，A118。

⑤ 关于康德《纯粹理性批判》的"纯粹知性概念的演绎"部分第一版和第二版的区别，特别是这区别对于现象学的含义，参见海德格尔的《康德与形而上学问题》（*Kant und das Problem der Metaphysik*）及拙著《海德格尔思想与中国天道》第四章。

⑥ 康德：《纯粹理性批判》，邓晓芒译，杨祖陶校，人民出版社2004年版，第89页，B131—132。

所以，它在人的超知性的审美判断中有重要地位。来看康德在《判断力批判》中的思考：

> 鉴赏是与想象力的自由合规律性相关的对一个对象的评判能力。既然在鉴赏判断里想象力必须在其自由中被考察，那么它一开始就不是被看作再生的，如同它是服从于联想律时那样，而是被看作生产性的和自身主动性的（即作为可能直观的任意形式的创造者）；……不过，说想象力是自由的，却又是自发地合规律性的，亦即它带有某种自律，这是一个矛盾。①

这段话说明，自由的或先验的想象力，而不是再生的想象力，可以取得超知性的功能，也就是，它可以不止于为纯粹知性概念提供图型（Schema），而是也可以在创造任意的直观形式中表现自己的"生产性和自身主动性"。还有，这里说到想象力既是自由的，又是自律的，似乎是个矛盾，有点像"［以因果方式］创造自由的生命体"是个矛盾似的。康德认为，这个矛盾的化解在于不将这个自律之规律看作是"与有关一个对象的确定概念相联系而来的客观的协和一致"②，也就是不将它看作是对象化的概念规律，而看作是"想象力与知性的一种主观的协和一致"③。其实，就如前面所讲到的，先验的想象力的运作是前对象化的，而它与知性统觉和概念的关系，也本来就是协和一致的；它虽然先于统觉，但正是它使得知性概念与

---

① 康德：《判断力批判》，邓晓芒译，杨祖陶校，人民出版社 2002 年版，第 77 页。
② 同上书，第 78 页。
③ 同上。

直观形式得以相联相通，形成认知能力。在鉴赏活动和判断中，由于它的纯粹"观赏"性，"不考虑运用或某个目的"[①]，这想象力就更是占了知性的上风，所以康德说这里"知性是为想象力服务的，而不是想象力为知性服务的"[②]。

这种解决超验与知性（及知性涉及的直观经验）的"矛盾"的方式，就比他在《道德的形而上学》28 节注释中提出的方式高明多了。那里是通过割裂知性（比如作为知性范畴的自然因果关系）与超感性（比如具有自由意愿的生命体），特别是通过排除超感性关系中的时间条件来避免矛盾，而这里是通过非对象化、非概念化的渠道来使先验的自由想象力与知性达到协和一致，并在这么做时抬升了先验想象力的地位，其实也就是抬升了纯象时间的地位。无论如何，我们现在看到，先验想象力的"纯粹的（生产性的）综合"有着超知性的功能或运用可能。

那么，人的自由意愿是不是一种先天综合能力呢？定言命令（kategorischer Imperativ）或由人类表达出的道德律（比如"不可撒谎！"）是不是一种先天综合命题（而非判断）呢？更扩大地说，人类的纯粹实践理性的基本法则[③]——它以那被道德律证明了的人的意愿自由为根基——是不是先天综合的呢？当然是的。康德起码明确回答了后两个问题："我们可以把这个基本法则的意识称之为理性

[①] 康德：《判断力批判》，邓晓芒译，杨祖陶校，人民出版社 2002 年版，第 79 页。

[②] 同上。

[③] 它的表达是："要这样行动，使得你的意志的准则任何时候都能同时被看作一个普遍立法的原则。"（康德：《纯粹理性批判》，邓晓芒译，杨祖陶校，人民出版社 2004 年版，第 39 页）

的一个事实，……它［纯粹实践理性的基本法则］本身独立地作为先天综合命题而强加于我们”①。《道德形而上学的基本原则》第三部分说道："这个定言的'应该'包含着一个先天综合命题"②。由于道德律与自由意愿的互为条件的关系③，我们可以说：人的自由对于康德应该是一种先天综合能力，尽管它起作用的方式与依据感性直观的知性很不同。

如果情况是这样的话，那么人的自由和服从道德律的能力就与先验的想象力乃至纯象时间有内在关联，因为康德只赋予先验想象力以超出知性的先天综合能力，而他也没有将道德律的先天综合性归为另一种超知性的综合能力。这样，在我们巡行了三大《批判》一周后，可以基本上断定，在所谓"超感性的关系"中也不能完全摆脱时间条件，如果这"时间"或"想象力"作广义的或深刻意义上的理解，而不限于"感性直观的纯形式"、"图型"或只提供"再生的综合"的想象力的话。

而且，我们也可以直接地来"想象"一下，人的意愿自由或对于道德律的理解和随之而来的敬重和服从，怎么能没有想象力的构成呢？比如，"问问你自己，你打算去做的那个行动如果按照你自己也是其一部分的自然的一条法则也应当发生的话，你是否仍能把它视为通过你的意志而可能的？实际上每个人都在按照这条规则

---

① 康德：《实践理性批判》，邓晓芒译，杨祖陶校，人民出版社 2003 年版，第 41 页。

② 康德：《道德形而上学的基本原则》（*Fundamental Principles of the Metaphysic of Morals*）（trans. T. K. Abbott, New York: Liberal Arts Press, 1949）。

③ 康德：《实践理性批判》，邓晓芒译，杨祖陶校，人民出版社 2003 年版，第 2 页，注释。

评判种种行动在道德上是善的还是恶的"①。这就是在通过想象"如果……，你是否仍能……?"来构建自己的道德意识。所以康德毕竟在一个地方提到了"道德律的想象力"②，尽管是以很不起眼的或含糊的方式。

（四）超感性生孩子的问题与后果

如何超感性地理解"创造自由的生命体"，或理解"父母创造子女"呢？如上所引，康德相信："如果是在道德－实践的，因而是超感性的意图中使用这个创造概念的纯粹范畴（没有［时间］图型置于其下），那么这个矛盾就消失了"③。换言之，他希望我们在理解父母创造子女这个事件时，将因和果，即父母和子女，都看作是超感性的，这样就不必涉及时间条件或图型（因必在果之前，果则总在因之后），也就避开了知性中的因果关系了，因为"从理论概念上说明这种因果关系的可能性是做不到的，因为这里的两者［因与果］都是超感性的（übersinnlich）"④。

超感性的父母该如何理解？按康德的思路，只能理解为"那具有道德实践中的自由意愿的父母"。只要是正常的人类父母，就都满足这个条件。子女的超感性也要这么理解。于是，父母超感性地创造子女，就似乎意味着：有自由意愿的父母生出了有自由意愿的

---

① 康德:《实践理性批判》,邓晓芒译,杨祖陶校,人民出版社 2003 年版,第 95 页。
② 同上书, 第 97 页。
③ 康德:《道德的形而上学》(*Metaphysik der Sitten*), 1907 年版, 第 97 页。
④ 同上。

子女。但这并没有解释"生出"或"创造"的超感性，因为有自由意愿的父母可以是出于性欲并用自己的身体而非通过自由意愿生出了有自由意愿的子女，两头虽超感性，但关键的中间之创生关系却还在自然的时间因果链中。那么，父母如何只通过自由意愿而生出孩子来呢？按照定言命令，比如"不可性成熟了而不通过婚姻来性交！不可只性交而（通过避孕）不怀孕！也不可只怀孕而（通过打胎）不生孩子！"吗？这很可怀疑。这类指令是"定言的"，但会是道德律意义上的"命令"，具备康德要求的无条件性吗？对于儒家，它们具有情境的而不一定是律令的权威性——"男大当婚，女大当嫁"，"不孝有三，无后为大"，"男女构精，万物化生"；但对于自己也没有结婚生子的康德，它会是道德律吗？他会认为修道院里的无婚男女违背了道德律吗？而且，即便这是道德律，人类父母中有多少是按照它或出自这么一个"超感性的意图"来生孩子的呢？

此外，父母不也是有自由意愿的，因而有某种天赋权利的人吗？康德在考虑父母与子女之间的权利关系时，有时好像忘记了这一点，而只强调子女的一边。比如，如果父母生子女确实是出于自由选择，虽然不一定是按道德律，那么子女难道在健全地成年之后，就完全不欠父母的债了吗？西方古哲人亚里士多德却认为"父亲……是子女存在的原因，这就是一种最大的赠予"[1]；"儿子对父亲所欠的债是还不完的，所以他是一个永远的负债者"[2]。这种理论直觉难道毫无道理吗？如果人类父母是迫于自然律（比如像动物那样

---

[1] 亚里士多德:《尼各马科伦理学》，苗力田译，中国社会科学出版社 1990 年版，第 180 页。

[2] 同上书，第 187 页。

的本能欲望）而不得不生孩子，那么子女欠父母的可能会少些。但情况不是这样的，人类是有深长时间意识的存在者，有语言，有更长久得多的记忆和更灵活得多的筹划和变异能力，所以从来就有其他的选择，比如献身神灵的禁欲者、出家修行者、同性恋者、避孕者，近现代以来更有堕胎者、自愿无孩家庭者，等等。一些民族因为男女的选择而减少了新生儿出生率，甚至造成重大问题，促使国家采取鼓励生育政策。反过来，节制生育政策也确实能起到降低人口的作用，像我们中国。所以孩子的出生确实承载着父母所赠予的东西，他们将一个本来的不存在者带入了存在。① 父母本可以不结婚，本可以不要孩子，本可以打胎，本可以……，但他们没有选择所有这些，而是选择了——哪怕是在没有完全算计清楚后果的情况下——一系列最终导致这个孩子出生和健康成长的可能。可是，在孩子 20 岁自立后，据康德所说，这孩子不欠父母任何东西！这公正吗？如果国家与社会鼓励并强制推行这种亲子关系，并且不给父母额外补贴，愿意做父母的男女在一个长过程中肯定会大大减少，因为人可以对比和选择，他们宁可等那个永远在未来的"子女的同意"。那时，可能确实要靠服从道德律来生孩子了。可那样一来，子女欠父母的就更多了。

　　康德的亲子权利说中的一个重要依据就是这个"同意"的缺席。

---

　　① 　不仅一些否定孝道具有道德义务性的学者假设父母养育孩子是出于本能，而且有的要论证儒家孝道合理性的学者也赞同此假设。比如李晨阳教授认为："繁衍后代的欲望植根于世界上的每个种类的基因之中，否则该种类就不能继续存在［但人类基因恰恰使人能够选择是否生孩子——张祥龙］。在这一点上，人类跟其他种类并没有太大的不同。"（李晨阳：《道与西方的相遇》，中国人民大学出版社 2005 年版，第 124—125 页）

"只能而且必然这么来看这个创生行为：它在一个人在没有同意的情况下，就由于父母的任意所为而进入了世界"①。这也是西方当代讨论这个问题时的一个最容易被引用的依据。② 它的意思是：如果受惠者从未向施惠者请求过施惠，那么这施惠者就无权向受惠者要求任何回报，除非受惠者出于善意愿意回报。这个影响深远的论据，遭到了一些学者的质疑，比如两位华裔学者王庆节和李晨阳，就各自撰文反驳了它。③ 他们的基本观点是：设想丙在没有请求丁的情况下，受到了丁的重要的，甚至可能是生死攸关的帮助，比如丁在丙不在家时救灭了丙失火的家宅（并为此耽误了自己的生意），或在河中救了丙的女儿，甚至救了丙本人，这样，丁还是对丙施了恩，丙不能认为自己当初没有请求施恩就不欠丁的情或债，所以丙将来还是有责任或义务在力所能及时给予丁回报。王庆节还指出：

---

① 　康德：《道德的形而上学》（*Metaphysik der Sitten*），1907 年版，第 95—96 页。

② 　比如美国学者简·英格莉施（Jane English）的文章《成年子女欠他们的父母什么？》（"What Do Grown Children Owe Their Parents?"）（in *Having Children: Philosophical and Legal Reflections on Parenthood*, ed. Onora O'Neil & William Ruddick, New York: Oxford University Press, 1979, pp.351—356）。英格莉施在此文中写道："父母的论据是：'你［子女］应该为我们做事情甲，因为我们以前为你做了事情乙。'……如果父母为子女作出的牺牲［被父母看作］是［造成欠债的］恩惠（favor）［而不止于那仅仅可能引出相互善待的友谊］的话，那么孩子的这样一个回答，即'我根本没请求你为我做乙呀！'，就是切中要害的了。"（第 355 页）

此文曾引出不少讨论。虽然它的基本论据早已被康德阐发过了，但作者对它的新表述方式，即通过区分造成责任欠债的恩惠与无此欠债后果的友谊，引起了人们对相关问题的新兴趣。但在所有这些讨论中，康德讲的意愿自由的物自身含义都没有被充分考虑。

③ 　王庆节："道的本分与伦理道义的存在论根基——从儒家子女孝养父母的本分谈起"，载《解释学、海德格尔与儒道今释》，中国人民大学出版社 2004 年版，第 281—301 页，特别是第 283—290 页；李晨阳：《道与西方的相遇：中西比较哲学重要问题研究》，中国人民大学出版社 2005 年版，第五章。

父母生子女时，子女没有同意或没有自愿选择，这是伪论据，因为要使这选择成为真实的而非虚假的，"必须假设真的存在这种选择的可能性"①，而在子女被孕育和出生时，他们根本没有选择是出生还是不出生的可能。要使这个论据或"子女同意不同意"的问题成为真实的，"我们就应该以如下的方式发问：倘若我们每个人在出生时都有一次选择的机会，选择出生还是不出生，我们是否会选择（would choose）出生呢？对于这后一个问题，我想对于绝大多数人来说，一个肯定的答案是不言自明的"②。我同意并欣赏庆节先生的"子女同意出生与否"是个伪问题或伪论据的犀利判断，但对这最后的"不言自明"的说法存有疑问，因为这事后的虚拟追问会将原来的与物自身相关的存在论问题（To be or not to be?）改变为一个完全后天的认识论或价值论的问题，完全依回答人的主观感受乃至文化、宗教背景而定了。一个活得极悲惨的人，一个相信轮回及涅槃说的人，多半对此问题有否定的回答，那就说明他们完全不欠父母的情或债了吗？如果克隆技术发展到可以连意识也复制的程度，那么这个"同意［再］出生与否"也许会成为真问题，一个人可以真的选择是不是让自己再出生。但如果这种出生成为人类出生的主流，那就无所谓父母与子女的关系了，人类就将进入一个与迄今为止完全不同的伦理世界（如果还有"伦理"的话）。当然，另一方面，即便"同意出生与否"对于我们是个伪问题，这也绝不说明父母应该像拥有物品一样地拥有子女，可以生杀予夺。只是，子女们的天

---

①　王庆杰：《解释学、海德格尔与儒道今释》，中国人民大学出版社 2004 年版，第 283 页。

②　同上。

然权利的性质与限度要从另外的角度来说明了。"子女没有同意出生"实在不是个对此权利的有效辩护，它的大行其道并非理性成功的结果，而是某种文化生活状况尤其是经济社会状况所致。

还有，康德自己在讨论亲子关系时也要诉诸时间来说明。比如，父母在子女没有同意时，就擅自生出了他们；所以，父母有先天责任来养育子女，直到他们可以从身心两面都自立自由时；从那时起，父母不再欠子女债，而子女也不欠父母的债。如果"父母生子女"是一个与时间条件完全无关的超感性事件，那么为什么时间在说明这种关系时扮演如此关键的地位呢？是的，亲子关系中确有超感性的维度，但那一定是与感性完全割裂的维度吗？产生时间纯象的先验的想象力难道不是既超感性又是感性之源吗？就连西方现代自由主义的塑造者之一洛克也主张："年龄带来自由，同时也带来理性。由此我们可以看出，自然的自由和服从父母是一致的，两者都是基于同一原则的。一个儿童是依靠他父亲的权利、依靠他父亲的理智而自由的"①。如果儿童成为自由人与父母亲的养育有如此内在的关系，难道说这含辛茹苦、充满理智和关爱的养育过程本身不该为父母赢得某种权利，比如当父母年老无助时，由子女尽孝照顾的权利吗？"养父养母"在法律上无异于亲生父母，这不正说明养育经历本身是要赢得权利的吗？如上所示，只通过自然因果关系或超感性关系来解释"创造自由生命体"都不令人满意，而这使双方的自由意愿实现自身的活生生的养育过程，难道不正是这二者的交融共奏吗？

---

① 洛克：《政府论》下篇，叶启芳、瞿菊农译，商务印书馆 1996 年版。

五 从辩证法到生存解释学 [①]

　　面对柯小刚博士的这本书稿，我感到了许多东西。这不仅是因为我曾参与过它的前身，也就是柯小刚的博士论文的评阅与答辩，还因为它以某种方式触及我个人经历西方哲学的道路，以及我当下所处的情境。

　　30 年前，我由贺麟先生引入西方哲学的深邃殿堂，起初是斯宾诺莎，后来是康德、费希特和黑格尔。众所周知，1949 年之后，贺先生在中国以治黑格尔哲学著名，但他却是有一整套自己的唯心论和唯理论的深刻思想的，他是他那个时代最能体会西方唯理论神髓者（见其《近代唯心论简释》）。他还发现了中国古人的直觉思想方法（见其《宋儒的思想方法》），开创出一种新的研究可能，影响到当代新儒家。然而，我后来开始怀疑西方传统哲学的主流方法，也就是贺先生所说的作为西方"大经大法"的唯理论方法的普适性和透彻性；这既源自我对中国古代哲理思想的喜爱，也是由思想和人生本身的摸索所导致的（其中当代西方的分析哲学也起过作用）。

---

　　① 此文是为《海德格尔与黑格尔时间思想比较研究》（柯小刚著，同济大学出版社 2004 年版）一书写的序言。

所以，我后来赴美国留学时，关注的重点已经是现象学、维特根斯坦，对黑格尔则是批评多于欣赏了。12 年前（1992 年），我回国入北京大学外国哲学研究所，评阅的第一篇博士论文就是关于黑格尔与海德格尔关系的。如果我没有记错，它努力寻找的是两者之间的相似点，而我则很不以为然，觉得它没有说出海德格尔的新颖之处，于是在评议书上提出了不少批评和建议。但一想到国内这么多年的"黑格尔情结"，就觉得这类研究倾向也还是可以理解的。

确实，1949 年之后，由于"祖师爷"的关系（马克思是导师，黑格尔则是这位导师在哲学思想上的老师），黑格尔在中国的西方哲学研究中是第一显学，而且"辩证法"通行于一切哲学门类，包括对中国古代哲理思想的研究。它是最高的两个赞许之一（另一个是"唯物主义"）。当然，中国古代思想家有幸得到的最高赞扬也还只限于"辩证法的萌芽"或其"朴素表现"而已。"文革"之后，现代西方哲学成了热点。先是科学哲学、存在主义，到 90 年代则是现象学、海德格尔、解释学、解构主义。尤其是海德格尔，由于其思路与中国思想的某种特别的因缘，以及他对西方哲学史的强烈关注，越来越得到中国知识界与哲学界的重视。于是，他与黑格尔的关系，理所当然地成为一个相当重要的问题，涉及我们对于传统西方哲学与当代西方哲学的关系，或"现代"与"后现代"哲学关系的理解，也是任何想了解辩证法（含马克思主义哲学）的当代命运与未来趋向的人们所关心的。这两者——黑格尔与海德格尔——之间好像有不少相似之处，比如都重视历史性，反对知性的独断，批判传统形而上学等，所以让不少研究者视它们属于一个大类型的思想。而这恰恰是很成问题的。

柯小刚的书以时间性这个最能显示两者的深刻区别的问题入手，来厘清这两大思想的关系，正是学术界亟须的一种研究。"时间"乃"变易"的一种化身，是最原本的一个哲学问题。它是中国古代哲思的宠儿，以至这"时"以"天时"、"与时偕行"、"时中"、"时势"、"与时消息"、"与时俱化"的种种方式踊跃于先秦的各派思想中；它又是西方传统哲学的梦魇，因为这哲学既无法理解"赫拉克利特之流"式的比较真实的时间思索，又害怕被巴门尼德的绝对无时间的存在论与相应的芝诺悖论完全固定化为"一个唯一的存在"，或永远也追不上乌龟的阿基里斯。因此，敏感者意识到它或涉及它时，无不感到思想上的焦虑与"茫然"，生出一种遇到克星般的恐惧。奥古斯丁在《忏悔录》中发问："时间究竟是什么？"他的最真实感受是："没有人问我，我倒清楚，有人问我，我想说明，便茫然不解了"[1]。但是，要让"存在本身"进入可变的现象界，又不得不涉及时间这个幽灵。于是就有一些勉强给出的说明或定义，如柏拉图、亚里士多德和奥古斯丁本人给出的，时间被说成是"在前与后的视野中被数的数"、"思想的伸展"等等。但它们都让人感到还未触到时间问题的神经，总有循环定义之嫌。时间是观念思维按不住的跳蚤，不断骚扰着那些庄严的"自身"。

黑格尔哲学号称有进入现象或辩证地把握变化发展的能力，所以他对时间和运动的理解，确有超出前人之处。但它又确实属于传统的存在论的一种辩证化，其中起推动作用的"否定"还受制于存

---

[1] 奥古斯丁：《忏悔录》，周士良译，商务印书馆 1996 年版，第 11 卷第 14 节，第 242 页。

在的自身同一的概念框架。正如柯小刚所言："黑格尔关于时间的规定，具有全局指导性的一点是在《精神现象学》的结尾部分说的：'时间是概念本身。'时间具有概念的自我否定本性，但是它还没有达到概念的自我认识，所以它只是绝对精神之否定能力的外在表现。"这正是问题的关键处。贺麟与马克思都认为《精神现象学》是黑格尔哲学的秘密所在，而这个短语——"精神"-"现象学"——本身就显示着黑格尔哲学的思想位置。当代现象学从胡塞尔起就发现"时间"（现象学时间、内意识时间）是最原本的现象，是一切意义的发生子宫；正是在这里，现象学分析充分展示了它超出传统方法的魅力，以及那样一种能力，它可以将对人生现象的分析当场转化为对纯哲理的揭示。黑格尔也有"现象学"，这使他的思想不同于传统的形而上学；但它既不是纯意识构成的（胡塞尔），或"人格"构成的（舍勒），也不是实际生活经验本身的境域显示的（海德格尔），而是"精神的"，也就是黑格尔所谓的"绝对精神"的。柯小刚对此有相当深入的分析。所以他的工作的一大长处就是能通过具体的时间观剖析，相当准确地发现和论证黑格尔与海德格尔的思想位置，绝不望文生义，擅下结论。

　　而这本书最突出的一个特点，在我看来就是对于黑格尔与海德格尔的原著的现象学-解释学式的掌握、消化与带有思想技艺感的对比再现。读者自己会发现，柯小刚掌握的材料是丰富的，有些是国内学界都还未涉及的（比如海德格尔的某些著作），[1] 而他与这些

---

　　① 　在这方面的一个缺憾是没有充分涉猎黑格尔与海德格尔讨论康德的材料。比如海德格尔的《康德与形而上学疑难》及黑格尔对康德的批判，都与此书问题有内在关系。

材料的关系既不是"点状"的，也不是"线状"的，而是"圆圈"式的或"境域"式的。换言之，他是在其中摸爬滚打出来，以自己的亲切体会融贯之，再以有当场显示力的方式"让其遭遇"和"出现"的。所以他的表达是讲究的，并非完全的平铺直叙，也就是讲究词语或词语网本身的思想表现力。这是他个人的阐释风格，做得好就有相当强的思想引发力，让人直感到海德格尔与黑格尔的思想血脉、躯体与韵味；比如书中"纠缠"的一些"细节"，像"点与域之别"、"圆圈"与"圆环"、"小词虚词与大词实词之辨"等等，都确有思想和方法上的揭示意趣，并非自我陶醉的语言游戏。但如果这种阐释做得不成熟，则让人觉得晦涩、绕弯，丢失主线。小刚为此曾在预答辩时遇到麻烦，但他及时地做了修改与调整，为读者在"导言"中画出了全文的"地图"，并在不少章节的重要处给出了路标式的说明，大大增强了可读性，因而在最后的答辩中获得一致好评。即便这样，我还是建议读者在阅读此书时，要尽量体会话语与思想的密切关系，以同情的方式来感受作者的风格，这样就可能获得比较丰厚的回报。我初读此稿时就感到，它里面蕴藏着绝不平庸的东西，但不一定很适合一般的阅读习惯；只有作者与读者双方调整得当，此书才能如鱼得水，不仅能带来对于海德格尔思想的切身接触，而且会开启和深化我们对于黑格尔的理解。这就是真正的思想对话的优势，批评绝不等于拒绝，而是更深的理解甚至尊重。

其实这也是我现在对于黑格尔的态度。从外表上看，我似乎背离了贺麟先师的一些思想原则，但是，如果恩师给予我的只是一些可以坚守的原则，那就太贬低他老人家的思想活力了。在中西哲学的关系上，他既主张舍己从人，死以求生，原原本本地求得西方的大经大法；又认为"真正的理解就是超越"，主张要"儒化西学"。
他在 1949 年前对黑格尔的理解中，已经融入了直觉法，并关注到
胡塞尔的现象学。我们今天通过海德格尔来重新读解黑格尔，正是
贺先生的思想精神的体现。黑格尔哲学的一种伟大就是：只有在对
它的解构中，你才能感受到当代思想的活力。

　　海德格尔最尊崇的诗人是荷尔德林，而荷尔德林是黑格尔的
大学同学，两人一同为法国革命欢欣，种下"自由之树"，一同到
图宾根大学附近的山上散步。但后来两人的命运有很大不同，黑
格尔成了当时如日中天的正统哲学家，而荷尔德林则在精神分裂
的黑暗中度过生命的最后的 36 年。但两人有一点则是共通的，这
就是他们都以自己独特的方式深刻地影响了这个世界。我在此序
的开头提到我的当前处境，这就是我眼下正在图宾根大学讲学；而
我的住所恰好就在黑格尔与荷尔德林等人当年常来散步的山上。
我到此地才一周多，虽然每天要在"荷尔德林大街"换车，在黑格
尔雕像前经过，但还未及访问荷尔德林晚年生活的"荷尔德林塔"
（Hoelderlinturm），只从内卡河桥上看见了它在春花与河水中的远
影。不过，我却已经在这两位图宾根大学生当年散步的森林之路上
走过了一个傍晚，在它极其清新的深邃之中听到远处传来的晚祷钟
声，眺望辉煌夕阳下的层层群山和无尽的林海。我的心又在复活，
找回它当年为之燃烧、让脊背发冷的东西。这一刻，我不能不对德
意志民族充满了崇敬，她能在一座大学城的旁边保留如此巨大和原
始的山林，让高耸的云杉与橡树诉说着久远的历史，回忆着先哲的
伟大，护卫着迷蒙的未来。走在如此纯朴与深远的林中小路上，我
才真正理解了，为什么这块土地上能产生伟大的巴赫、贝多芬、艾

克哈特、路德、歌德、荷尔德林、黑格尔、叔本华、尼采、胡塞尔和海德格尔。自然与思想都需要保留，需要等待，需要过去、现在与未来的交织，需要高高林梢上的悲风，需要深深山谷中隐藏着的流泉；……可是，当我从这林中路上拾起一个长长的美丽杉果时，我的祖国，你却在哪里？你精神上的万里江山在哪里？你的先人在哪里？你的山林、你的过去与未来的互漾、你的民族的崇高与深沉又在哪里？年轻士子们，是不是到了该想想这些事情的时候了？因为，"时间是时间性的"（Die Zeit ist zeitlich）。

甲申二月廿二（公元 2004 年 4 月 11 日）

写于德国图宾根城干草山门道（Heubergertorweg）9 号

第三部分

海德格尔与中国古哲

六　海德格尔与中国哲学：
事实、评估和可能

　　中国古代哲理与海德格尔思想有某种特别的关系，而且这种关系对于理解双方都很有积极的意义；这是一个已经被一部分海德格尔的研究者意识到，有过一些讨论，但还须要进一步研究和深化的命题。后期海德格尔多次提及"东亚"，讲到与东亚思想对话的必要①，还曾与日本学者就语言问题做过交谈②，但是就目前所能得到的公开发表的海德格尔著作而言，似乎可以说，在"亚洲"或"东亚"的范围内，海德格尔主要是与中国的道家进行了完全主动的并很有

---

　　①　"那样一种［与古希腊思想家们及他们所使用语言的］对话还在等待着它的开始。它差不多还没有被准备好；可是，它却是我们与东亚世界进行不可避免的对话的前提。"［海德格尔："科学与沉思"（"Wissenschaft und Besinnung"），载《演讲与论文集》（*Vortraege und Aufsaetze*）（Pfullingen: Neske, Vierte Auflage, 1978），S.43。转引自张祥龙：《海德格尔思想与中国天道》，三联书店 2007 年版，第 457 页］

　　"Dieses Gespraech [mit den griechischen Denkern und deren Sprache] wartet noch auf seinen Beginn.Es is kaum erst vorbereitet und bleibt selbst wieder fuer uns die Vorbedingung fuer das unausweichliche Gespraech mit der ostasiatischen Welt."（*Vortraege und Aufsaetze*, S.43.）

　　本篇以下的译文，如果没有注明译者，就都是出自本书作者之手。

　　②　海德格尔："从一次关于语言的对话而来——在一位日本人与一位探问者之间"，载《在通向语言的途中》，孙周兴译，商务印书馆 1997 年版，第 73—126 页。（转下页）

深意的哲学对话。而且我们还知道，海德格尔一生中评论过许多哲学家和哲学思想，但他无保留地推崇的"诗性的思想"（dichtenden Denken），只属于前苏格拉底的古希腊哲学家 ①、荷尔德林 ② 与

（接上页）M.Heidegger, "Aus einem Gespraech von der Sprache（1953/54）zwischen einem Japaner und einem Fragenden", *Gesamtausgabe*（《海德格尔全集》）, Band 12, *Unterwegs zur Sprache*, Frankfurt am Main: V. Klostermann, 1985, S.79—146.

一些学者高度评价这次对话。比如帕克斯（Graham Parkes）就认为此对话是"海德格尔公开发表的著作中，仅有的与亚洲哲学之间有所持续的交谈（extended engagement）"［帕克斯：《海德格尔与亚洲思想》（*Heidegger and Asian Thought*）（Honolulu: University of Hawaii Press, 1987），第 213 页］这次谈话（关于它的表述，两位谈话者各自拿出的版本有差距）是有趣的，对于了解海德格尔与东亚思想的对话方式和态度，也是重要的。但是，相比于本文下面将要涉及的海德格尔主动寻求的与道家思想的交流，这次对话的哲学含义就要弱一些了。在这次对话中，几乎没有涉及哲学的"主导词"（Leitwort）。而且，说到"有所持续的"（extended），也就是这次对话的篇幅长的特点，必须承认，这次对话的整体篇幅——其中大部分没有直接谈到哲学思想——确实比海德格尔直接讨论道家的任何一次文字表述都要长，但不要忘了，海德格尔在公开发表的著作中五次直接与道家对话，而且这些对话的时间跨度有差不多 20 年之久。如果包括他的手稿文献，那么这对话的时间要达到 30 年(1930 年至 20 世纪 60 年代初)。就此而言，它们是更"持续的"。

① "巴门尼德的思和赫拉克利特的思还是诗意的，在此是说：还是哲学的而不是科学的。但因在此诗意的思中思占优先地位，这个关于人之在的思就采取其独特的方向与准则。"（海德格尔：《形而上学导论》，熊伟、王庆节译，商务印书馆 1996 年版，第 145—146 页）

② 比如海德格尔在"诗人何为？"（Wozu Dichter?）中说"荷尔德林的运思之诗也一起给这一诗性的思之领域打上了烙印"。（海德格尔：《林中路》，孙周兴译，上海译文出版社 1997 年版，第 277 页。加强符出自引者）

对于海德格尔，"诗性之思"是他最认同、最欣赏的哲学境界。毫无疑问，他认为自己的思想也是诗性之思。

老子^①。

　　本章的目的是提供一个海德格尔与中国古代哲学关系的概述和评价。第一部分将介绍海德格尔关于道家的言论（其中有两条是迄今国际上流行的有关文献^②中所没有的），分析它们的含义，由此而得出一个初步结论，即他对老庄的强烈兴趣有着哲理本身的原因，他本人的思想发展受到过道家的影响，或起码与之产生过内在

---

　　① "'道路'很可能是一个语言中古老和原初的词，它向深思着的人发话。在老子的诗化的思想之中，主导的词在原文里是'道'，意味着'原本的'道路。"〔海德格尔："语言的本质"，载《在通向语言的途中》，德文本（信息见下）第 187 页；转引自张祥龙：《海德格尔思想与中国天道》，第 446 页。加强符出自引者〕

　　"Vermutlich ist das Wort 'Weg' ein Urwort der Sprache, das sich dem sinnenden Menschen zuspricht.Das Leitwort im **dichtenden Denken des Laotse** lauted Tao und bedeutet 'eigentlich' Weg." ("Das Wesen der Sprache", *Unterwegs zur Sprache*, S.187/198.加强符出自引者)

　　② 迄今为止，有关海德格尔与道家交往关系的事实，最有影响的德文与英文的文献是：(1) *Erinnerung an Martin Heidegger*, hg. v. G. Neske, Pfullingen, 1977；特别是其中萧师毅（Paul Shih-Yi Hsiao）的文章： "Wir trafen uns am Holzmarktplatz"。(2) *Heidegger and Asian Thought*, ed. Graham Parkes, Honolulu: University of Hawaii Press, 1987. 特别是其中奥托·波格勒（Otto Pöggeler）的文章： "West-East Dialogue: Heidegger and Lao-tzu"。(3) Kal Kyung Cho, *Bewusstsein und Natursein: Phaenomenologischer West-Ost Diwan*, Freiburg/Muenchen, 1987. (4) Reinhard May, *Ex oriente lux: Heideggers Werk unter ostasiatischem Einfluss*, Stuttgart: Steiner, 1989. 此书的英文版： *Heidegger's Hidden Sources: East Asian Influences on His Work*, tr. G. Parkes, London & New York: Routledge, 1996. (5) *Heidegger Handbuch: Leben-Werk-Wirkung*, hrsg. Dieter Thomae, Stuttgart · Weimar: J. B. Metzler, 2003, §27。

　　中文的文献是：(1) 张祥龙： "海德格尔与'道'及东方思想"，《海德格尔思想与中国天道》，三联书店 1986 年初版，2007 年精装修订版。(2) 张祥龙：《海德格尔传》，河北人民出版社 1998 年版；商务印书馆 2007 年版，这一版中增加了新材料，特别是瓦尔特·比梅尔（Walter Biemel）教授寄来的海德格尔《论真理的本性》（*Vom Wesen der Wahrheit*）1930 年手稿的一页彩色复印件，上面有海德格尔引用《老子》第 11 章的笔迹。

的共鸣。他想通过熟悉老庄的思想，从一个新的角度来打量西方哲学传统，并为现代技术造成的人类困境寻求解脱之路。第二部分将审查和评价他这种意图的成功与否，指出他对待东亚思想的态度中相当谨慎的、似乎很有保留的一面，分析这种谨慎和保留的原因和真实含义，并顺带回应一些怀疑海德格尔与道家关系的真实性和重要性的意见。第三部分将简略地阐述海德格尔的道缘乃至他的整个思想，与广义的中国哲学有什么对话的可能。尽管其中大部分是正面的对话可能，但也有负面的，也就是：中国哲人可以通过反省和进入海德格尔还欠缺的思想维度，来更深入地理解自己的哲学传统。

（一）海德格尔与道家
——30 年的因缘与思想对话

以下涉及的主要事实，将依它们出现的时间顺序而介绍，限制在海德格尔本人所撰写的、直接与道家相关的文稿和作品范围内。

1. 第一个事实是本文引用的所有主要事实中，唯一没有作为正式的海德格尔著作而公布的，但它现在也已经以可信的方式进入了正式出版物。此事实的发现经过是：本书作者与德国的瓦尔特·比梅尔教授有通讯联系，这位教授是海德格尔与胡塞尔著作的编辑者、研究者和著名学者，同时也知道我的研究领域中包括了海德格尔与道家的关系。1997 年 7 月，我收到他寄来的海德格尔《论真理的本性》（*Vom Wesen der Wahrheit*）1930 年手稿中一页的彩色复印件，[①] 上面有该文第六章"作为遮蔽的非真理"（Die Unwahrheit als

---

① 张祥龙：《海德格尔传》，商务印书馆 2007 年版，正文前的影印页第一页。关于我与比梅尔通信的更多信息，请参见该书第十二章第二节第三部分。

die Verbergung）中的几段话，其中包含这样的一段：

> 自由是（存在者本身的）去蔽着的让存在；它将自身揭示
> 为真理的本性。现在它将自身显示为：此作为真理本性的自由
> 在其本身中就是向隐秘（Geheimnis）的补足性开启。那知其光
> 亮者，将自身隐蔽于黑暗之中。（老子）①

最后被引用的老子的话，出自《道德经》或《老子》第二十八章，原
文是"知其白，守其黑"。它的德译文则出自 V. v. 施特劳斯（V. v.
Strauss）之手。②

《论真理的本性》的初稿写于 1930 年，海德格尔根据它在不来
梅（Bremen）等地做过数次讲演。经过多次修改以后，此文于 1943
年正式出版。③ 在正式出版的文本中，这段引文消失了。但是，如
果仔细阅读这篇被发表的文章，就知道它表达的思想与这段引文的
意思是一致的，而且也符合海德格尔在不来梅的克尔勒（Kellner）

---

① 张祥龙：《海德格尔传》，商务印书馆 2007 年版，第 242—243 页。德文打印体
出自比梅尔教授的整理稿，见正文前的影印页第二页及第 243 页的注释 1。加强符出自
引者。

它的原文是："Die Freiheit als das entbergende Seinlassen (von Seiendem als solchem)
enthuellte sich als das Wesen der Wahrheit. Jetzt zeigt sich: die Freiheit als das Wesen
der Wahrheit ist in sich die ergaenzende Aufgeschlossenheit zur Geheimnis. *Der seine
Helle kennt, sich in sein Dunkel huellt (Lao-tse).*"（斜体为引者所加）

② V. v. 施特劳斯：《老子·道德经》（*Lao-tse: Tao Te King*）（8. Aufl., Zuerich:
Manesse Verlag, 1987），S.93。此译本于 1870 年首次出版。海德格尔引用这句话时，
只改动了第一个词：原译文中是"Wer"，他写作"Der"。

③ 有关情况见海德格尔《路标》（*Wegmarken*）（Frankfurt am Main: V. Klostermann,
1978）一书末尾的"文章出处说明"（Nachweise，该书第 477 页）。

家中的举动和言论。①

《论真理的本性》标志着海德格尔思想的"转向"（Kehre）。②
这个转向意在"克服形而上学"，表现为对于《存在与时间》等著
作中还使用的"形而上学的语言"的改变①，实际上也有思想倾向
的调整，尽管不是像某些人认为的是根本立场的转换，比如所谓
从"主体主义"立场转变到"非主体主义"。就《论真理的本性》
而言，这个思想和表达倾向的调整指的是：《存在与时间》中真理
（Wahrheit）的含义是"去除遮蔽"（a-letheia, Erschlossenheit, Un-
verborgenheit, Ent-deektheit）④，从而进入一种林中空地那样的打开
遮蔽而见光的状态（Lichtung）。尽管他有时也认为真理与非真理
（Unwahrheit）是"同样原初的"（gleichurspruenglich）⑤，但是毕竟，
光亮的真理要先于无光的非真理："只是由于缘在［Dasein，指人的
存在方式］是被打开的，它才是被遮蔽的"（Aber nur sofern Dasein

---

① 按照海德格尔的朋友佩慈特（H. W. Petzet）的回忆，海德格尔在 10 月 8 日做
了"论真理的本性"的演讲之后的第二天，在克尔勒索中举办了一个讲座。为了说明"一
个人是否能够将自己放到另一个人的地位上去"的问题，海德格尔当场向克尔勒索要
德文本的《庄子》（Maritin Buber 的译本），并读出其中第 17 章"秋水"末尾的"庄子与
惠施观鱼"的故事，由此而让听众明了了自己的本意。见《回忆海德格尔》（*Erinnerung
an Martin Heidegger*）（hg. v. G. Neske, Pfullingen, 1977），第 52 页。

② 海德格尔：《关于人道主义的书信》（*Brief ueber den Humanismus*），载《路标》
（*Wegmarken*），第 325 页。

① 海德格尔：《路标》（*Wegmarken*），第 199/325 页。比如，在《论真理的本性》
之前的思想阶段中，海德格尔还讲"为形而上学奠基"（Grundlegung der Metaphysik）
（见《康德与形而上学疑难》［*Kant und das Problem der Metaphysik*］目录），这里却讲"克
服形而上学"（Ueberwindung der Metaphysik）了。

④ 海德格尔：《存在与时间》（*Sein und Zeit*）（Tuebingen: M. Niemeyer, 2001），
§44。

⑤ 同上书，第 222 页。

erschlossen ist, ist es auch verschlossen）。①《论真理的本性》则要改变这种"真理优先于非真理"的表达策略，强调在人的原本的、实际的生存经验中，真理永远离不开非真理，光亮永远以黑暗为前提和根源。

　　这种改变实际上要比初看上去更复杂，比如"遮蔽"（Verborgenheit）或"非真理"（Unwahrheit）的含义在新的语境中有了新的意思，它首先意味着"对于全体存在者的隐藏"（Verborgenheit des Seienden im Ganzen），即"隐秘"（Geheimnis），或者"对于［去蔽真理的］最切己的所有的保存"（bewahrt ihr［die aletheia］das Eigenste als Eigentum）②，而不再仅仅是对于真实状态的遮盖（decken），于是它也就获得了真理的根源或可能性的地位。无论如何，《论真理的本性》表达出了一种不同于《存在与时间》的真理观，尽管两者之间仍然有不少相似之处，而且它们都根本区别于传统的符合真理论（主张真理就是判断符合事实）。这种关于真理本性的看法的改变或转向，其要点就被海德格尔以《老子》第二十八章的"那知其光亮者，将自身隐蔽于黑暗之中［知其白，守其黑］"来很贴切地点出。"光亮"指"真理"，而"黑暗"则指"非真理"；真正"知"光亮者，其根子就扎在不显眼的、隐蔽着的黑暗之中，而且他也知道这知识的根源所在，因为作为真理的本性的自由一定要向隐秘开启。这"黑暗"在海德格尔后来的著作中被称为"大地"（Erde），指人类生存总要预设的东西，总能从那里获得保护的东西。在老子

---

①　海德格尔：《存在与时间》（*Sein und Zeit*），第 222 页。

②　海德格尔：《路标》（*Wegmarken*），第 191 页。

那里，"黑"是"阴"、"无"或"柔"的另一种表达，与"白"、"阳"、"有"、"强"相对，黑与白、阴与阳的相交才能产生生命与真理的可能。这种阴与阳、黑与白相交而发生的状态，在《论真理的本性》中被称作"让存在"（Seinlassen），它"既去蔽着，同时又遮蔽着"（entbergenden und zugleich verbergenden）①，被后期海德格尔称为"自身的缘发生"（Ereignis）。

可以看出，《论真理的本性》的初稿中的这段文字，完全符合此文于1943年公开发表的文本的思路。它表明，在海德格尔一生最重要的一次"转向"过程中，他与老庄思想之间产生了共鸣。如果做进一步的推想，我们就可以说：他多半从老庄那里获得了某种帮助。之所以这么推想，是因为《论真理的本性》中表达的真理观太不合乎西方的任何一种真理观，第一次读到这种似乎是逻辑矛盾（而且也不是黑格尔的辩证法）的表达，几乎没有一个西方的知识分子或习惯于西方哲学思维的人会不被它冒犯。而它引用《老子》这句话，很能帮助读者理解海德格尔的本意，就像他在紧接着的讲座中引用《庄子》很有助于听众理解他的意思一样②。

但是，海德格尔为什么在12年后发表《论真理的本性》时，要删去这个在我们看来是很精彩的引文呢？最主要的原因应该是来自语言，即他对于所有他不能直接阅读原文的著作，特别是非西方语言的著作，总不敢断定自己通过译文的理解是原本的和最合适的。这一点我们下面会再讨论。另一个可以想象的原因是这样一

---

① 海德格尔：《路标》（*Wegmarken*），第191页。

② 参见以上第96页注释①提到的事实。

种担心：在 20 世纪 40 年代的德国和西方，一篇谈真理扎根于非真理的文章已经是离经叛道了，如果再引一句中国古人的神秘话语，恐怕会更加重读者们的怀疑。

2. 第二个有关海德格尔与道家关系的事实，也未被以前的资料来源所收集到。它出自 2000 年才出版的《海德格尔全集》75 卷中的一篇文章《诗人的独特性》（Die Einzigkeit des Dichters），写于 1943 年。[①] 在此文章中，海德格尔要探讨他心目中"诗化–思化"（dichtenden-denkenden）[②] 的诗人荷尔德林的独特性所在。为了理解或"学会注意到"（lernen die Achtsamkeit）这种活在来临着的时间（die kommende Zeit）中的独特性，海德格尔发现他必须求助于老子的《道德经》（Tao-Te-King），因为它的第十一章让人注意到了那与存在者们（Seienden）不同的存在本身（Sein）。[③]

于是海德格尔引用并翻译了这一章的全文：

这首箴言诗曰：

三十根辐条相遇于车毂［三十辐共一毂］，

但正是它们之间的空处，提供了这辆车的存在［当其无，有车之用］。

器皿出自陶土［挻埴以为器］，

---

① 海德格尔：《海德格尔全集》（Gesamtausgabe）75 卷，《关于荷尔德林；希腊之旅》（Zu Hoelderlin; Griechenlandreisen）（Frankfurt am Main: Vittorio Klostermann, 2000）。

② 同上书，第 42 页。

③ 海德格尔：《海德格尔全集》（Gesamtausgabe）75 卷，第 42—43 页。

但正是它们中间的空处，提供了这器皿的存在［当其无，有器之用］。

墙与门窗合成了屋室［凿户牖以为室］，

但正是它们之间的空处，提供了这屋室的存在［当其无，有室之用］。

存在者给出了可用性（Brauchbarkeit）［故有之以为利］，

非存在者（das Nicht-Seiende）则提供了存在［无之以为用］。①

在这段译文之后，海德格尔做了一些重要的阐述，这里无法讨论它们了，但本书作者已经在国际和国内的杂志上发表了相关文章，②对于《诗人的独特性》的有关事实和哲理含义做了阐发，有兴趣者可以参读。下面只是总结这次极为重要的对话的一些特点和意义。

---

① 海德格尔：《海德格尔全集》（*Gesamtausgabe*）75 卷，第 43 页。正文是对海德格尔文章中《老子》第十一章德文译文的中译，方括弧里面是此章的中文原文。

海德格尔提供的译文是："Dreissig Speichen treffen die Nabe, /Aber das Leere zwischen ihnen gewaehrt das Sein des Rades. //Aus dem Ton ent-stehen die Gefaesse, / Aber das Leere in ihnen gewaehrt das Sein des Gefaesses. //Mauern und Fenster und Tueren stellen das Haus dar, /Aber das Leere zwischen ihnen gewaehrt das Sein des Hauses. //Das Seiende ergibt die Brauchbarkeit, /Das Nicht-Seiende gewaehrt das Sein."

② 张祥龙：《在存在与道无"之间"来临的时间——海德格尔通过〈老子〉来探讨诗人独特性的文章阐析》（"The Coming Time 'Between' Being and Daoist Emptiness: An Analysis on Heidegger's Article Inquiring the Uniqueness of the Poet via the *Lao Zi*"），载《东西方哲学》（*Philosophy East & West*），Volume 59, No.1, January 2009, pp.71—87。

张祥龙："海德格尔论老子与荷尔德林的思想独特性——对一份新发表文献的分析"，载《中国社会科学》，2005 年第 2 期，第 69—83 页。

首先，它通过将《老子》第十一章与他的《存在与时间》的核心思想（关于"时间"、"存在本身"、"Dasein"）直接挂钩，来理解荷尔德林的独特性或诗的本性，表明他对老子的理解涉及他的前后期思想中的最重要的一些思路。其次，他对于第十一章的翻译与中文原文有一些重要区别，或不如说是有一些解释学的裂隙（Riss）。其中最重要的两个是：他将原文里四个"用"①都译作了"存在"（Sein），又将三个"无"字都译作了"空处"（Leere）。而我们知道，"存在"是他前期乃至全部学说的关注点，而与"Leere"相关的词丛（比如还有"Nichts"（无）、"Offen"（开口）等）在海德格尔理解"物"、"艺术作品"中扮演了重要角色。②为了达到这种翻译，海德格尔主要依据了乌拉（Alexander Ular）的《老子》德文译

---

① 这个"用"，在海德格尔心目中，首先并不是"实用"，而是他后来也关注到了的《庄子》第一章讲的"无用之大用"（见下面的讨论），或他解释阿那克西曼德箴言（Der Spruch des Anaximander）时讲的"Brauch（用）"（见《路标》德文版，S.366/338以下；斜线后的数字是旧版页码）。它作为"大用"，意思是"发送着的接合"（das zuschickende Fuegen），它"把在双重的不在场（到达和离开）之间的在场者在过渡中接合起来"（die Anwesendes zwischen das zwiefache Ab-wesen（Herkunft und Hingang）uebergaenglich verfuegt）（《路标》，S.368/339）。

② 比如海德格尔的《物》一文就明显受这段译文的直接影响。他在那里就从"空处"（Leere）来理解"容器"（Gefass）或"壶罐"（Krug）的"容纳能力"（Fassende）和"物性"（Dinghafte，实存性），并由此而探讨"四相"（Vier, Geviert；天、地、神、人［有死者］：Himmel, Erde, Goettlichen, Sterblichen）的缘发生型的（ereignend）"素朴"（Einfalt，一体，或老子讲的"素［su］"或"朴［pu］"）。这些都与他对现代技术文化的批判和对荷尔德林的阐释（壶罐倾注出葡萄酒，而"这倾注的馈赠中逗留着四相之素朴"［Im Geschenk des Gusses weilt die Einfalt der Vier］）内在相关。参见海德格尔：《海德格尔全集》7卷（*Gesamtausgabe*, Band 7, *Vortraege und Aufsaetze*, Frankfurt am Main: V. Klostermann, 2000），170页以下。

本，①而不是当时可及的其他译本，比如 V. v. 施特劳斯和 R. 威廉（R. Wilhelm）的译本，尽管从上面介绍的第一个事实中可知，海德格尔对于施特劳斯译本也熟悉并引用。

　　第三，在引用了第十一章之后，海德格尔使用了一个很特别的词——"之间"（das Zwischen）——来解释老子的"无"、"用"和"道"，乃至他自己讲的"时间"、"缘在"（Dasein）、"存在"、"空处"、"诗的本性"等。这"之间"不是在任何现成的存在者之间，而是一个先行的（vorlaufend）、生成存在意义的发生性的之间，比如生存时间的那种在出神态的（ekstatisch）将来与过去之间、后期的一个关键词"Ereignis"（自身的缘发生）所涉入的两个对立面的之间，乃至老子讲的黑与白或阴与阳之间。而人的本性就是在这之间居住着。② 由此可以看得很清楚，海德格尔对于道家的兴趣和阐释，有着深刻的思想动机和后果。通过它，可以从一个新鲜的角度来理解他的思想，一种既深入西方全部哲学史，而又超出了它的思想。

　　3. 1957 年，海德格尔在《同一律》（Der Satze der Identitaet）一文中写道：

　　　　让我们只去经历这个使得人与存在相互具有（ge-eignet ist）的构成着的具有（dieses Eignen）；也就是说，去进入那被

---

　　①　亚力山大·乌拉，《老子》（*Die Bahn und der Rechte Weg des LaoTse*）（Leipzig: Insel, 1921），S.17。

　　②　海德格尔，"在这种'在之间'里，人居住着"（In diesem Inzwischen wohnt der Mensch），《海德格尔全集》（*Gesamtausgabe*）75 卷，第 43 页。

我们称之为自身［身份］的缘构发生（Ereignis）的事件。……
出于思想本身的需要，"自身的缘构发生"现在就应该被视为
一个服务于思想的主导词而发言。作为这样一个主导词，它
就如同希腊的主导词"逻各斯"（logos）和中国的主导词"道"
（Tao）一样难于翻译。[①]

这里将"自身的缘构发生"（Ereignis）、"逻各斯"和"道"并列，认
为它们是"服务于思想的主导词"，相应于本文开始处提到的三种
"诗性的思想"，即荷尔德林（以及海德格尔本人）的、前苏格拉底的
和老子的。它们处于如此原初的地位上，以至于"难于翻译"，因为
每个思想传统中的具体意义和存在者们，都要通过经验相应的主导
词所显示（anzeigen）的结构而获得。每一个主导词都只能在直接的
语言经验和生存经验中被领会，而不能被还原为或翻译为可对象化
和概念化的东西。

请注意，这段话表达了某种不可通约性（incommensurability），
或由不同主导词引导的不同思想传统之间的相互独立性，每个都有
自己的身份。但是，由于海德格尔将它们并列，也就暗示了它们之
间的某种共通性，即它们都是原发生的结构与经验。所以，在非概

---

① 海德格尔：《同一与区别》（*Identitaet und Differenz*）（Pfullingen: G. Neske, 1957），S.25.

"Es gilt, dieses Eignen, worin Mensch und Sein einander ge-eignet sind, schlicht zu erfahren, d. h. einzukehren in das, was wit das *Ereignis* nennen. ... Das Wort Ereignis soll jetzt, aus der gewiesenen Sache her gedacht, als Leitwort im Dienst des Denkens sprechen. Als so gedachtes Leitwort laesst es sich sowenig uebersetzen wie das griechische Leitwort λόγος und das chinesische Tao."

念和非对象化的维度中，它们又可能相互理解。海德格尔讲它们是"难于"（sowenig）被翻译，而不是完全不可能被翻译。这"难于"就应理解为不可能在概念意义上被翻译。

4. 发表于 1959 年的《在通向语言的途中》中有《语言的本性》（Das Wesen der Sprache）一文，其中写道：

> "道路"（Weg）很可能是一个语言中古老和原初的词，它向深思着的人发话。在老子的诗化的思想之中，主导的词在原文里是"道"（Tao），它的"原本的"或"真正切身的"含义就是"道路"。但是，因为人们将这道路轻率和浮浅地说成是连接两个地点的路径，他们就仓促地认为我们讲的"道路"不适合于"道"的含义。于是"道"（Tao）就被翻译为"理性"、"精神"、"理智"、"意义"或"逻各斯"。[1]

海德格尔用德文的"道路"（Weg）来领会或解释老子的"道"（Tao），这不是此段引文中讲的"翻译"，也就是将"道"直接"翻译为'理性'、'精神'……"那一类的翻译，而是在意识到"道"的原初性

---

[1]　海德格尔：《在通向语言的途中》（*Unterwegs zur Sprache*），第 187/198 页。

"Vermutlich ist das Wort 'Weg' ein Urwort der Sprache, das sich dem sinnenden Menschen zuspricht. Das Leitwort im dichtenden Denken des Laotse lauted Tao und bedeutet 'eigentlich' Weg.Weil man jedoch den Weg leich nur aeusserlich vorstellt als die Verbindungsstrecke zwischen zwei Orten, hat man in der Uebereilung unser Wort 'Weg' fuer ungeeignet befunden, das zu nennen, was Tao sagt. Man uebersetzt Tao deshalb durch Vernunft, Geist, Raison, Sinn, Logos." ("Das Wesen der Sprache", *Unterwegs zur Sprache*, S.187/198)

和纯发生性的同时，与"道"进行的试探性的、跨语言－思想传统
的对话。我们可以为他这种对话的严肃性做某种辩护：首先，他
通过与萧师毅在 1946 年夏合作翻译《老子》的尝试，[①] 知道了"道"
在古汉语中的词源学原意是"道路"。其次，他极大地深化了"道
路"的含义，使之成为纯发生性的。比如，他将"Weg"动词化，意
味着"开道"（weegen: einen Weg bahnen）。[②] 于是，他紧接着上
面那段引文写道：

> 可是此"道"（Tao）能够是那为一切开出道路（alles be-
> weegende）之道路。在它那里，我们才第一次能够思索什么
> 是理性、精神、意义、逻各斯这些词所真正切身地要说出的东
> 西。很可能，在"道路"（Weg）即"道"（Tao）这个词中隐藏着
> 思想着的道说（Sagen）的全部秘密之所在（das Geheimnis aller
> Geheimnisse，玄之又玄者），如果我们让这名称回返到它未被
> 说出的状态，而且使此"让回返"本身可能的话。今天在方法
> 的统治中存在的令人费解的力量可能正是来自这样一个事实，
> 即这些方法，不管其如何有效，也只是一个隐蔽着的巨大湍流
> 的下游径流而已，或者是一条道路的径流，此道路为一切开道，

---

① 《回忆海德格尔》（*Erinnerung an Martin Heidegger*），119 页以下；《海德格
尔与亚洲思想》（*Heidegger and Asian Thought*），第 93 页以下；《马丁·海德格尔与卡
尔·雅斯贝尔斯通信集（1920—1963 年）》（*Martin Heidegger/Karl Jaspers Briefwechsel
1920—1963*, hg. W. Biemel und H. Saner, Frankfurt am Main: V. Klostermann, 1990），
序号 132（1949 年 8 月 12 日），第 181 页。

② 海德格尔：《在通向语言的途中》（*Unterwegs zur Sprache*），第 187/198 页。

为一切撕扯出它们的路径。一切都是道路。①

这段话还表明，海德格尔（可能也是通过萧师毅）知道"道"在古代就有"道说"（sagen, sprechen）的意思，所以在这里讲"这个词中隐藏着思想着的道说（Sagen）的全部秘密之所在"。这个发现想必更加强了他对于"道"的兴趣。此外，这里提到的"方法"，是西方形而上学与现代技术的体现。所以海德格尔与道的对话，除了与《存在与时间》、荷尔德林、道路、语言的本性等主题相关之外，还与他对于现代技术文化及其哲学基础的批判相关。

实际上，"道路"在后期海德格尔那里具有与"Ereignis"几乎相同的意思和地位。他多次以"道路"来命名他的文章和著作，并对于他的《全集》说过这样的话："道路，而非著作"（Wege — nicht Werke）。②

5. 在初次发表于1958年的"思想的基本原则"（Grundsaetze des Denkens）中，海德格尔引用了他在《论真理的本性》1930年初稿中引用过的《老子》第二十八章中的那句话，并直接与技术问题挂钩：

---

①　海德格尔：《在通向语言的途中》（*Unterwegs zur Sprache*），第187/198页。

"Indes koennte der Tao der alles be-weegende Weg sein, dasjenige, woraus wir erst zu denken vermoegen, was Vernunft, Geist, Sinn, Logos eigentlich, d. h. aus ihrem eigenen Wesen her sagen moechten.Vielleicht verbirgt sich im Wort 'Weg', Tao, das Geheimnis aller Geheimnisse des denkenden Sagens, falls wir diese Namen in ihr Ungesprochenes zurueckkehren lassen und dieses Lassen vermoegen. Vielleicht stammt auch noch und gerade die raetselhafte Gewalt der heutigen Herrschaft der Methode daher, dass die Methoden, unbeschadet ihrer Leistungskraft, doch nur die Abwaesser sind eines grossen verborgenen Stromes, des alles be-weegenden, allem seine Bahn reissenden Weges. Alles ist Weg." (*Unterwegs zur Sprache*, S.187/198)

②　O. 波格勒（O. Poeggeler）：《海德格尔：理解其著作的视野》（*Heidegger: Perspektiven zur Deutung seines Werkes*）（Weinheim: Beltz Athenaeum, 1994），S.404.

　　此黑暗却是光明的隐秘（Geheimnis）所在，它保存住了这光明。光明就属于这黑暗。因此，这种黑暗有它本身的纯洁和清澈。真正知晓古老智慧的荷尔德林在他的诗《怀念》第三节中说道："然而，它递给我 / 一只散发着芬芳的酒杯，/ 里边盛满了黑暗的光明。"

　　此光明不再是发散于一片赤裸裸的光亮中的光明或澄明："［像原子弹爆炸那样］比一千个太阳还亮"。困难的倒是去保持此黑暗的清彻；也就是说，去防止那不合宜的光亮的混入，并且去找到那只与此黑暗相匹配的光明。《老子》（第二十八章，V. v. 斯特劳斯译）讲："那理解光明者，将自己藏在他的黑暗之中［知其白，守其黑］。"这句话向我们揭示了这样一个人人都晓得、但鲜能真正理解的真理：有死之人的思想必须让自身没入深深泉源的黑暗中，以便在白天能看到星星。①

---

　　① 海德格尔：《海德格尔全集》79 卷（*Gesamtausgabe*, Bd. 79, *Bremer und Freiburger Vortraege*, Frankfurt am Main: V. Klostermann, 1994），第 93 页。

"Das Dunkle aber ist das Geheimnis des Lichten. Das Dunkle behaelt das Lichte bei sich. Dieses gehoert zu jenem. Darum hat das Dunkle seine eigene Lauterkeit. Hoelderlin, der alte Weisheit wahrhaft wusste, sagt in der dritten Strophe seines Gedichtes 'Andenken': 'Es reiche aber, /Des dunklen Lichtes voll, /Mir einer den duftenden Becher'. //

Das Licht is nicht mehr Lichtung, wenn das Lichte in eine blosse Helle, 'heller als tausend Sonnen［原子弹爆炸］', auseinanderfaehrt. Schwer bleibt es, die Lauterkeit des Dunklen zu wahren, d. h. die Beimischung der ungehoerigen Helle fernzuhalten und die dem Dunkle allein gemaesse Helle zu finden. Laotse sagt (Kap. XXVIII, uebersetzt von V. v. Strauss): 'Wer seine Helle kennt, sich in sein Dunkel huellt.' Dazu fuegen wir die Wahrheit, die alle kennen, doch wenige vermoegen: Sterbliches Denken muss in das Dunkel der Brunnentiefe sich hinablassen, um bei Tag den Stern zu sehen."

(*Gesamtausgabe*, Bd. 79, S.93)

这段引文的思想明显地类似于《论真理的本性》初稿的说法，它主张一种黑暗与光明，遮蔽与去蔽、非真理与真理之间的相互补足、相互渗透的关系，或者说是"隐秘"（玄，xuan）的关系。如果按照形而上学来理解，真理就与非（判断型的）真理或隐藏性的黑暗割裂；而现代技术通过揭除自然的隐蔽而带来的光明，就是这种真理在当代的主要表现形态。原子弹爆炸产生的"比一千个太阳还亮"的光明就是它的一种。

　　由此也可更清楚地看到海德格尔思想转向的必然和真实意义。如果限于《存在与时间》中的真理观及其表达策略，他就无法处理他心目中与现代技术相关的一系列问题。而我们知道，他在 1930年时，正极度关注荣格尔（E. Jünger）的著作所唤起的一个问题，即现代技术及其形而上学本性如何改变了战争方式、西方命运乃至人类命运。[①] 实际上，海德格尔的思想转向和对老庄的兴趣，都与这个"对于荣格尔的关注"或"对现代技术的政治生存论式的关注"直接相关。这个关注在很大程度上也导致了他后来在纳粹当政时的校长经历。只有通过那"只与此黑暗相匹配的光明"，而不是那

---

　　① 海德格尔在《校长职位：1933/34：事实和思想（1945）》中写道："恩斯特·荣格尔的文章'总动员'发表于 1930 年。它已经具有他于 1932 年出版的《工人》一书的基本特征。与我的助手布洛克（Brock）一起，我在一个小范围内讨论了这些作品，为的是去展示它们如何表达出了对尼采形而上学的本质的理解，也就是在形而上学的视野中所看到乃至预见到的西方世界的历史和现在。……恩斯特·荣格尔在他所谓工人或工作者的统治和构造的学说中所考虑和看到的，正是发生在这个行星历史中的'对于力量的意愿'的普遍统治。今天一切都处于这个现实之中，不管它是共产主义、法西斯主义，还是民主世界。"（"Das Rektorat 1933/34: Tatsachen und Gedanken (1945)", *Gesamtausgabe*, Bd. 16, *Reden und Andere Zeugnisse: Eines Lebensweges*, Frankfurt am Main: V. Klostermann, 2000, S.375）

超出黑暗－隐藏的去蔽真理的光明，他才能回答他本人阅读荣格尔著作时产生的问题。这是理解海德格尔与道家交往动机的一个核心事实。

6. 海德格尔的次子赫尔曼·海德格尔（Hermann Heidegger）于1989 年发表了其父于 1960 年 7 月所做的一次演讲的手稿，题为"流传的语言和技术的语言"。海德格尔在其中引用了《庄子》第一章末尾的一长段话。在这段话中，庄子的诤友惠施用一株"大而无用"（gross und unbrauchbar）的树来影射和贬低庄子的"道"，庄子则回应道：追求有用会带来灾难，而无用之"大"，却能保护生命。"无所可用，安所困苦哉！"（Dass etwas keinen Nutzen hat: was braucht man sich darueber zu bekuemmern!）[①]海德格尔接着评论道：

这些段落说出了这样一个见地：人对于无用者无须担忧。无用性的力量使他具有了不受侵犯和长存的能力。因此，以有用性的标准来衡量无用者是错误的。此无用者正是通过不让自己依从于人而获得了它自身之大和决定性的力量。以这种方式，无用乃是物或事情的意义。[②]

毫无疑问，这种从《庄子》里引出的关于有用与无用关系的看法，与他对于技术和语言的观点有着内在的相关性。

---

① 海德格尔：《流传的语言与技术的语言》（*Ueberlieferte Sprache und Technische Sprache*）（hg. von. Hermann Heidegger, Erker, 1989），第 8 页。

② 同上。

从以上阐述的六个事实①乃至另一些可以确认的相关事实（比如海德格尔与萧师毅尝试共同翻译《老子》）中，可以看出，海德格尔在30年或更长的时间中，出于他思想本身的需要，首先是为了回应荣格尔著作唤起的问题，充满兴趣地阅读和解释了老庄的著作，主动寻求与道家的对话，在著作和演讲中一再表达出这种读解和寻求的成果。还可以看出，这种对话涉及他前后期思想中几乎所有最重要的议题，而且，无一例外，他对于道家的所有直接评论都是肯定性的，或者说是极为欣赏的、赞许的。

（二）应该如何评价海德格尔
与东方对话的态度？

虽然有上面介绍的这种对于道家的倾倒，但当海德格尔谈到"东亚"或"东方"，乃至东西方思想的对话时，却时常表现出一种似乎自相矛盾的态度。一方面，他感到与东方尤其是东亚思想的对话是必要的，应该被鼓励的，比如在他1953年的"科学与沉思"（Wissenschaft und Besinnung）的讲演中②，在1970年写给夏威夷召

---

①　还有一个重要事实，即本书第3章提供并略加分析的事实：海德格尔在一封给友人的生日贺信中，引用《老子》第九章和第十五章，说明艺术与现代技术的关系。

②　那里他讲到"与东亚世界的不可避免的对话"。（见张祥龙：《海德格尔思想与中国天道》，附录二.3）

海德格尔：《演讲与论文集》，第43页。"[D]as unausweichliche Gespraech mit der ostasiatischen Welt."

开的"海德格尔与东方思想"的会议的信中。①但是另一方面，他又不断表达出对于这种对话的可行性的怀疑，甚至是某种否定性的态度。比如，在他1966年9月23日与《明镜周刊》记者的谈话（Spiegel-Gespraech mit Martin Heidegger, 23. September 1966）中，海德格尔声称：

> 我深信，现代技术世界是在世界上什么地方出现的，一种转变也只能从这个地方准备出来。我深信，这个转变不能通过接受禅宗佛教或其他东方世界观来发生。[这个]思想的转变需要求助于欧洲传统及其革新。思想只有通过具有同一渊源和使命的思想来改变。②

为什么会出现这种似乎不一致的态度？难道他对于东西方对话是不严肃的，或出尔反尔的吗？有一些人就是这么看的。而且，海德格尔强调的西方哲学（特别是古希腊哲学）的独特性，相对于"亚洲的"（很可能是指古希腊东边的亚洲，比如两河流域文化等）的他者性，也让有些人嗅出其中的西方中心论，等等。但是，如果我们深入了解海德格尔对于任何对话前提——语言——的看法，那么以上列举的这些似乎令人困惑的现象就会得到合理的解释。实

---

① 海德格尔在信中写道："对于我，与那些相对于我们来说是东方世界的思想家进行对话是一桩一再显得急迫的事情。"（见《东西方哲学》（*Philosophy East & West*），第20卷第3册，1970年7月号）

② 海德格尔：《海德格尔全集》（*Gesamtausgabe*）16卷，第679页。中文译文取自孙周兴选编：《海德格尔选集》，三联书店1996年版，第1313页。

际上，上面讨论到的第三个事实，就提供了必要的解释线索。那里，他讲到那三个"主导词"几乎都无法被翻译，表明他强烈意识到"语言是存在之屋"（Die Sprache ist das Haus des Seins）这么一个存在论－解释学的事实①。它首先意味着，西方人与东方人各自住在完全不同的语言存在之屋中，② 由此而使得他们相互之间的直线的、概念化的深入交流不可能，尤其是在没有意识到这种跨语言交流的危险的情形下。所以海德格尔在与那位日本学者就语言问题谈话时，一再提醒对方要警惕盲目运用西方哲学、美学术语来解释日本思想话语的危险。我们可以清楚地观察到，在海德格尔谈到东西方对话的困难或不可能时，甚至在谈到东西方对话的必要时（比如在他给夏威夷会议的信中），几乎都要同时讲到不同语言造成的隔阂的深刻性。

　　很不幸，海德格尔本人不懂东方语言，而最令他遗憾的是，他不懂写成《老子》和《庄子》的中文，以至于在长时间内不敢在正式出版物中发表自己研究道家的心得。这恐怕是促成他与萧师毅合作来翻译《老子》或《道德经》的最大动力，也就是希望在这个于双方都有益的合作中，以某种方式来了解"道"在中文语境中的活的含义。③ 看来这次合作在这一点上是成功的，它使得海德格尔在生

---

　　① 海德格尔：《在通向语言的途中》（*Unterwegs zur Sprache, Gesamtausgabe*, Bd. 12），第 156/166 页。

　　② 海德格尔："那么，我们欧洲人也许就栖居在与东亚人完全不同的一个家中。"（见孙周兴选编：《海德格尔选集》，三联书店 1996 年版，第 1009 页）

　　Heidegger, "[D]ann wohnen wir Europaeer vermutlich in einem ganz anderen Haus als der ostasiatische Mensch." (*Unterwegs zur Sprache,Gesamtausgabe*, Bd. 12, S.85/90)

　　③ 关于这次合作的方式，也就是海德格尔通过它获得"语言体验"的方式，可参见萧师毅写的回忆文章。

前就发表了他在 1950 年代后期谈及 "道" 的一组文章。但是，这种 "中文经验" 不仅短暂，而且它还让海德格尔认识到：中文与西方语言之间有多么巨大的差异。他在 1949 年 8 月 12 日给雅斯贝尔斯（Karl Jaspers）的回信中写道：

你对于亚洲所说的那些话①令人兴奋。在 1943—1944 年间曾参加我关于赫拉克利特和巴曼尼德斯讲座课（我那时仅针对他们的少许《残篇》做了每周一小时的讲座课）的一位中国人[即萧师毅，1911—1986]，也发现我讲的东西与东方思想有相通之处。在我不熟悉其语言之处，我总是保持怀疑的态度。而当这位身为基督教神学家和哲学家的中国人与我一起翻译了老子的一些话之后，我就更是怀疑了。通过[向他不断地]发问，我第一次经历到，我们之间的整个说话方式（Sprachwesen，语言本性）是何等地隔膜。尽管如此，这里边有某种激发性的东西（Erregendes），而且我相信它也正是对于未来有着根本意义的东西（Wesentliches），如果在数世纪后这些阻塞被克服了的话。②

---

① 雅斯贝尔斯在他给海德格尔的信（1949 年 8 月 6 日）中写道："您讲的 '存在'、'存在的澄明'、在存在朝向我们的关系中反转我们朝向存在关系、存在本身的另类维度的保持，我相信我在亚洲那边也以某种方式感受到了。"（*Martin Heidegger/Karl Jaspers Briefwechsel 1920—1963*, hg. W. Biemel und H. Saner, Frankfurt am Main: V. Klostermann, 1990, Brief No. 131[6 August 1949], S.178.）

② *Martin Heidegger/Karl Jaspers Briefwechsel 1920—1963*, Brief No. 132 (12 August 1949), S.181.

它点出了海德格尔对于东西方对话持保留态度的原因："在我不熟悉其语言之处，我总是保持怀疑的态度。"但是还有另一面，而且看来是更重要的，也就是：他不但认为与亚洲的、东方的、中文的世界的关系是"令人兴奋的"、"激发性的"、"对于未来有着根本意义的"，而且，正是通过这次使他"第一次"发现了欧洲语言与古汉语之间根本性差异的"经历"，他获得了对于这种对话的清醒认识和建立在这认识之上的信心，以至于他敢于在 1957 年到 1959 年几次发表他本人与老庄之道对话的成果。所以，他一方面充满敬畏地强调"道"如同"逻各斯"和"自身的缘发生"那样，是难于翻译的，比如不可以直接翻译为"理性"、"精神"、"理智"等，[①]另一方面却仍然要去尝试将"道"解释为"道路"，并与它展开了充满深意的多次对话。

因此，他强调的作为"存在之屋"的语言，不是一间完全封闭的屋子。它对于那些概念化的、现成化的翻译和伪对话是密封的，但允许非概念的、范式际的（inter-paradigmatic）和不离语言经验本身的尝试性的解释、翻译和对话。在这些不同的存在之屋之间，既没有普遍主义（universalism）概念和命题所提供的平直通道，也没有特殊主义（particularism）的自我封闭所设定的深沟高墙，而有海德格尔后期常讲的"裂隙"（Riss）；通过这些裂隙引发的"争斗"，才能达到真正的相互理解。[②]如果看不到这一面，那么对于海德格尔

---

① 海德格尔：《在通向语言的途中》（*Unterwegs zur Sprache, Gesamtausgabe,* Bd. 12）第 187/198 页。

② 比如，海德格尔在《艺术作品的本源》中写道："争执并非作为一纯然裂缝之撕裂的裂隙（Riss），而是争执者相互归属的亲密性。这种裂隙把对抗者一道撕扯到它们的出自统一基础的统一体的渊源之中。"（见孙周兴选编：《海德格尔选集》，三联书店 1996 年版，第 284 页。）

关于哲理的跨语言、跨文化的交往的看法，就会成为严重残缺和不真实的。其实，他对于真理的看法也适用于他对于东西方对话的看法。作为去蔽的而不是符合论的真理，不可能不与"非真理"或"遮蔽"、"隐藏"根本相联。东西方对话不会是线性的关系，或两方之间"符合"或"不符合"的关系，也不是要么是一片光明，要么是完全黑暗的关系；而是海德格尔所引用的荷尔德林讲的那种"盛满了黑暗的光明"[①]的关系，或他引用的《老子》讲的"知其白，守其黑"[②]的关系。实际上，只有真正理解了海德格尔的思想方式，特别是他后期的思想与表达方式，才能明了他对于东西方对话的看法，而不是去依据一些表面的说法作出轻率的肤浅判断。

有人认为海德格尔对于道家的解释不忠实原文，过于发挥他自己的思想，因而认为他与道家的对话不真诚，或不是真实的对话。这也是由于不了解海德格尔与历史上哲学家、思想家们对话的风格所致。首先，没有人能垄断对"原文"的解释。其次，海德格尔的解释（比如将"道"解释为"道路"或原发的"之间"，将"无"解释为"空处"，将"用"解释为"存在"等），或有词源学的依据，或有他独特用语的依据（比如他对于"用"的独特理解），如果仔细阅读他的相关著作，就可以看出这里面没有不负责任的随意性，有的是建立在反复追问和思索之上的极其认真和热诚的对话。第三，海德格尔对于古希腊哲学家乃至康德、黑格尔的解释，都与通常的流行解释很不同，也受到过别人从哲学史和历史语言学（historischen

---

① 海德格尔：《海德格尔全集》（*Gesamtausgabe*）79 卷，第 93 页。
② 同上。

Philologie）角度所做的、从某个角度看是正当的责难①，但他仍然相信自己是进行"思想者之间发生的思想着的对话"（denkendes Gespraech zwishen Denkenden），它遵循另外的规则。②如果没有人否认他与巴门尼德、赫拉克利特、亚里士多德和康德的对话是真实的对话，那么同理，他与老庄的对话也绝不是虚假的。而且，常识也告诉我们，海德格尔实在没有去与道家做不真诚对话的动机。如果他的解释不完美的话，那也是他没有能够做到完美，而不是他从一开头就不打算要完美。其实，基于现在得知的事实，即他痛切地认识到了双方语言的极其不同，对话绝不容易，但仍然多次投身于对老庄之道的有深度的、在两边都有依据的解释；我们恰恰可以合理地认为，他对于"道"和东方思想的兴趣是极其强烈的，并带有深刻的思想动机。

（三）海德格尔与中国哲学之间
可能有的对话

　　以上的讨论显示出，海德格尔思想与老庄的道之间有着某种内在的和声关系。我们也知道，"道"如果就其广义而言，确实像海德格尔所讲的，是中国古代哲学的"主导词"。因此，通过它，海德格尔思想与中国古代哲理之间就会出现一些很有意义的对话和交

---

① 比如，他的《康德与形而上学问题》（《康德书》）的第二版序言讲到这些责难。*Gesamtausgabe*, Bd. 3, *Kant und das Problem der Metaphysik*, Frankfurt am Main: V. Klostermann, 1991, "Vorwort zur Zweiten Auflage", S.xvii.

② 同上。

流的可能。以下就很简略地试述这其中的一些，虽然有的在本章第一节中已经涉及了，但这里是作为一种有普遍含义的主题来讨论，不仅限于老庄的道家。

首先，海德格尔关注的"道"具有一种通过互补、对立而生发（generating or producing by complementary oppositions）意义和存在者的特性，正如第一节的第 1、第 2 和第 5 个事实所显示的。此结构中的两方被称为阴阳、黑白、男女、刚柔等，其最古老的源头在《周易》这本书，尤其是它的卦象，以最清楚的方式表示出这种阴阳互补、对立的发生结构。海德格尔的"自身的缘构发生"（Ereignis）思想中，也同样有这种结构。比如：

> 人与存在以相互挑起的方式而相互归属。这个情况令人震惊地表明，……现在需要的是去单纯经历这个使得人与存在相互具有（geeignet ist）的具有自身（Eignen）；也就是说，去投宿到那被我们称之为自身的缘发生（*Ereignis*）之中。[①]

所以，在海德格尔思想与《周易》之间，也很有些对话的可能。莱布尼茨（G. W. Leibniz）在发明了二进制数学之后，看到耶稣会士们从中国带回的《周易》卦象图，极其兴奋，因为他不仅在其中辨认出了二进制数学，而且相信这些易象是中国的最古老文字[②]，与《圣

---

① 海德格尔：《同一与区别》（*Identitaet und Differenz*），第 24 页。

② 莱布尼茨（G. W. Leibniz, 1646—1716）：《论中国人的自然神学》（*Discourse on the Natural Theology of the Chinese*）；莱布尼茨：《关于中国的作品》（*Writings on China*）（tr. D. J. Cook & H. Rosemont, Jr., Chicago and La Salle: Open Court, 1990），第 133 页。

经》中讲到的人类的最早语言也有关系。中国人可以通过他们祖先传下来的东西与西方的启示宗教相通。①海德格尔没有像莱布尼茨那样,直接关注《周易》的卦象以及它们与古代中文的关系,但他讲的"自身的缘发生",特别强调这个互补对立结构的"发生"性,所以更接近《周易》的关键哲理。

此外,《周易》的卦象、哲理和其实际运用,都有极其强烈的时间含义,特别以"将来"为时机化(Zeitigung)的重点。《周易·易传》中的《文言》和《象传》对于"易"的时间含义做了许多阐发。因此,受到《周易》影响的先秦道家、兵家、阴阳家,乃至儒家的思想中,"时"或"天时"是一个关键词或关键性的思路。当孟子要赞美孔子时,他发现最高的评价是"圣之时者也"②。这些时间观具有深厚的现象学时间观的特点,与海德格尔的生存时间观很有可比之处。

海德格尔在《康德与形而上学问题》中,沿用康德的术语,将原发的时间解释为人的先验想象力(transzendentale Einbildungskraft)所产生出的"纯象"(das reine Bild)。③这样一种不可对象化但又比概念和直观更本原的"纯象",被《老子》称作"无形"之"大象"④,又被称为"无物之象"⑤。《周易》卦象虽然似乎"有形",但它

---

① 见莱布尼茨与白晋神父(Joachim Bouvet, 1656—1730)于 1702 年的通信。中文翻译见五来欣造:《莱布尼茨的周易学》,刘百闵译,载《学艺》,第 14 卷 3 号(1935年 4 月),第 277 页。

② 《孟子·万章下》。

③ 海德格尔:《康德与形而上学问题》(*Kant und das Problem der Metaphysik*),第 103 页。

④ 《老子》第四十一章。

⑤ 《老子》第十四章。

们从本质上就是"唯变所适"①的流动之象，所以首先是生存时间之象。这种海德格尔与老庄、《周易》之间对比的可能性，包含着很深的哲理方法论的含义，涉及现象学与传统西方哲学的根本差异所在。胡塞尔的发生现象学，特别是关于内时间意识造成的"被动综合"的学说，以及海德格尔形成自己独特思想方法时提出的"实际生活经验"（die faktische Lebenserfahrung）和"形式显示"（die formale Anzeige）②的思想，都与之相关。这是一种在主体与客体还没有分裂之前，人的实际生活经验去构造意义与存在可能性的途径，也是人在这种前对象化、前理论化的境域中，理解和表达"原初某物"（Ur-etwas）的方式。③而在中国古代哲学中，有"气"（atmosphere, vital field）、"势"（situational power, momentum）等各种相关的术语和思路，可以与之相配。

　　海德格尔关于语言与诗的思想，不仅与老庄的"道言观"很有联系，④而且与孔子对于诗的看法有某些很有趣的可比较之处。⑤另外，海德格尔后期思想中包含的生态哲学思路，也与中国古代的道

---

①　《周易·系辞下》第八章。

②　海德格尔：《海德格尔全集》60 卷（*Gesamtausgabe*, Bd. 60, Frankfurt am Main: V. Klostermann, 1995, *Phaenomenologie des Religioesen Lebens*, Erster Tail, Kap. 3），Kap. 4。

③　海德格尔：《海德格尔全集》56/57 卷（*Gesamtausgabe*, Bd. 56/57, *Zur Bestimmung der Philosophie*, Frankfurt am Main: V. Klostermann, 1999, *Die Idee der Philosophie und das Weltanschauungsproblem (Kriegsnotsemester 1919)*），§20。

④　张祥龙："海德格尔的语言观与老庄的道言观"，载《从现象学到孔夫子》，商务印书馆 2001 年版，第 245—268 页。

⑤　张祥龙："海德格尔与孔子论诗的纯思想性——从'不可说'到'诗意之说'"，载《思想避难：全球化中的中国古代哲理》，北京大学出版社 2007 年版，第 341—364 页。
［《思想避难：全球化中的中国古代哲理》，现收入《张祥龙文集》第 11 卷。——编者］

家乃至儒家有关。①他对于现代技术和科学的分析，与道家和儒家也有或明或暗的关联。

从批评的角度，中国哲学与海德格尔也有关系。比如，儒家一方面会很感兴趣于他在《存在与时间》中阐发的这样的主张，即思想、哲理与人的活生生的、纯生存境域化的实际生活经验，例如"在世界中存在"（Inder-Welt-sein）的"牵挂"（Sorge）经验、朝向死亡存在（Das Sein zum Tode）的经验、良知呼唤（der Gewissensruf）的经验等，不可分割，而且这种经验的底蕴乃是生存时间。但另一方面，儒家会很不满意于他对于人的这种缘在（Dasein）经验的处理方式，也就是将它限制于以个人为基本单位的方法论视野。在儒家看来，人的生存经验的最原初单位不是个人、社会、国家乃至自然，而是家庭与家族，以及广义的天地父母。当然，海德格尔讲的"缘在"已经不是传统西方哲学讲的"主体"，而是与它所处的世界（Welt）从存在论上不可根本分离的缘-在（Da-sein）。《存在与时间》对这样一种先于主体客体二分的原初经验的精彩揭示和分析，是这本书成功的关键。但是，这种非主体主义的人性观和存在观还局限在个人的生存视域之中，人的真正切身的（eigentlich）经验是个人在朝向自己死亡的存在中作出的先行的决断（vorlaufende Entschlossenheit），以及由它所开启的以将来为趋向的时间性。而在儒家看来，这种时间观，尽管要比物理时间、庸俗时间（vulgaere Zeit）更本原、更真切，但依然不是人的实际生活经验的最终意义源

① 可参考宋祖良：《拯救地球和人类未来——海德格尔的后期思想》，中国社会科学出版社 1998 年版。

头。人的生存时间，首先是作为构成家庭与家族经验的意义结构的代际时间，尤其是亲子时间，是超个人的，以家庭、家族的死亡，而不是个人的死亡为终端界限（Ende）；它绝不虚无，而是一种能够给这还没有人格神和国家实体的世界以原初意义和根本希望的时间，因为它里边既有个人乃至一代又一代人死亡造成的遮蔽，又有血缘或准血缘的连续所构成的去蔽真理之光。

海德格尔思想的转向与《存在与时间》中的真理观与时间观的缺陷相关，因为那里讲的真理与时间性还有单质化之嫌。他的思想在转向（1930 年）之后，尽管进一步向语言经验、自然保护和荷尔德林意义上的神敞开，不再仅仅是面对自己死亡的个体意识，但其中仍然缺少实际生存的身体和血脉。"充满劳绩，但人诗意地，/栖居在这片大地上"①，可是问题在于，这种与大地如此亲密相连的栖居之人，却没有真实的家室和家居。说到底，"家"是整个西方哲学的盲点，即便是力图将哲学带入人的生存体验的新思想者们，至今也还没有获得能让他们看到家的原初哲理性的眼光。但无论如何，现象学，特别是海德格尔的学说，使现代中国人开始能够感到自己祖先哲理的活力所在，以及能让他们作出自己的独特贡献的方向所在。

---

① Heidegger, "... dichterisch wohnet der Mensch ...", *Vortraege und Aufsaetze*, S.185. "Voll Verdienst, doch dichterisch, wohnet/Der Mensch auf dieser Erde." 中译文出自孙周兴选编：《海德格尔选集》，三联书店 1996 年版，第 467 页。

附录　再论海德格尔与老子 ①

〔德〕O. 波格勒 / 文　张祥龙 / 译

马丁·海德格尔逝世于 1976 年 5 月 26 日，享年 86 岁。下一年，题为《回忆马丁·海德格尔》的文集问世，由曾在短期内出版海德格尔著作的京特·纳斯克（Günther Neske）出版社推出。此文集收入了海德格尔过去的学生、朋友和熟人们写的富于启发性的回忆文章。汉斯·约那斯和汉娜·阿伦特这样的被逐学生不在其中，只有赫伯特·马库塞（H. Marcuse）写了一篇题为"失望"的文章，叙述他与海德格尔的几乎破裂的关系。但最可注意的是，当这些回忆涉及从第二手或第三手得来的信息时，资料及事实常常被搞混。比如，据某个作者讲，海德格尔是在他准备著名的慕尼黑科学院讲演《语言》时，与马丁·布伯在麦瑙（Mainau）会见的，而布伯则回避了第二次的会见。"两位老人斗来斗去并非善事。……然而我们却一致认为，这场思想争斗是不可避免的。"此外，又有人说到海德格尔与布伯在阿尔特洛伊特的会面；海德格尔在某个晚上做了关于黑贝尔（Hebel）的阿雷曼语诗作的演讲。可这个演讲又被说成是出自布里根兹的一次事先谈话。据说布伯（因他夫人之死）必须

① 本文是波格勒（Otto Pöggeler）为《自然现象学：曹街京纪念文集》（*Phenomenology of Nature: Festschrift in Honor of Kah Kyung Cho*, published by The Korean Society for Phenomenology, Seoul, 1998）所写的德文论文。题为 "Noch eimal: Heidegger und Laotse"，见该书第 93 至 100 页。波格勒之所以称此文为"再论"（Noch eimal），是由于他以前曾就海德格尔与老子的关系发表过一篇很有影响的文章——"东西方对话：海德格尔与老子"，其英文本刊于 G. Parkes 编的《海德格尔与亚洲思想》（*Heidegger and Asian Thought*, 1987）。

将他的慕尼黑演讲推迟，可在耶路撒冷的人们又如同那些在欧洲的
人一样，议论到这次演讲旅行中的会面。关于此事，保尔·策兰在
斯德哥尔摩与生了病的内莉·萨克斯谈了更多。再有，阿多诺在布
伯那里也如同在海德格尔那里一样发现了法西斯主义的倾向，可策
兰却使我们注意到，阿多诺本人于1934年也在巴尔杜尔·席拉克
（Baldur von Schirach）的诗作谱曲中找到了约瑟夫·戈培尔[纳粹
宣传部长]①式的浪漫现实主义。还有的回忆文章说海德格尔与布
尔特曼曾在马堡重逢，并以戏剧化的方式大肆渲染他们相互之间的
隔膜状态。但是布尔特曼与海德格尔的通信给出了与此很不同的、
更具有历史真实性的情况。

　　特别令人愤怒的是一个完完全全虚构的传言，被某些弗莱堡的
地方人士塞给他们的伟大哲学家[即海德格尔]。它说的是：艾蒂
特·斯坦因（Edith Stein）②曾穿着她的加尔默罗会的修女僧服在弗
莱堡探访海德格尔[以寻求某种帮助]，但连一面也没有见到。斯
坦因的修会姐妹们很快就否定了这个传言，但它的轰动把戏还是影
响到在弗莱堡长期居住的中国教师萧师毅③，他在此纪念文集的一

---

①　本译文里的方括号为译者所加，多半是为了补足意思和语气。——译者
②　艾·斯坦因是一位犹太血统的女学者，后来信天主教。曾任胡塞尔秘书，认识
海德格尔。——译者
③　萧师毅（Paul Shih-yi Hsiao, 1911—1986）是曾就学于北平、米兰的中国学
者，参与过《赫尔德百科全书》的编写，并在20世纪40年代在德国大学中教书。从
1974年起到他逝世，他是台湾辅仁大学的教授。[此资料来自《海德格尔与雅斯贝尔斯
1920—1963年通信集》（*Martin Heidegger/Karl Jaspers · Briefwechsel 1920—1963*）（ed.
W. Biemel, Hans Saner, V. Klostermann, 1990），第281页编者所加的注释5。]

篇文章中［很不适当地］提及此事。[①] 然而，人们因此就必须拒绝
萧师毅所报道的，他曾在关注老子一事上给予海德格尔的一个短暂
帮助吗？这位中国来的萧先生似乎能够为这种关注找到一个充满
了自然感受的特别理由。他报道说：在 1944 年 11 月对弗莱堡的可
怕空袭之前的 12 个小时之内，这个城市中的人与动物都变得躁动
不安起来。市立公园里的一只鸭子在这段时间内不停地嘎嘎叫着，
飞来飞去地扑腾着。事后，人们为它在这公园中立了一个塑像。然
而，空袭不是自然灾难，怎么可以通过某种预先的震动而向生灵们
预示出来呢？萧于是写道："我觉得，在弗莱堡市立公园入口处的
这座鸭子塑像不但给灵学家们，而且给哲学家们出了一个待思考的
谜。"萧告诉我们，他在与海德格尔的谈话中一再谈及这些关于弗
莱堡的印象。但他没有报道海德格尔对这些印象的反应。

　　萧师毅讲，他以前在北平学习心理学和中国哲学。之后，他在
［意大利］米兰的某所天主教大学学到了"经院哲学的严格性"。他
翻译的《老子》的意大利文译本于 1941 年出版。1942 年，他在弗
莱堡结识了海德格尔，旁听海德格尔的一些研究班的课，并且将自
己的《老子》翻译呈送给海德格尔。战后，他与海德格尔在木材集
市广场相遇。那时后者还在经受清除纳粹运动的审查。同时，弗莱
堡的一些人对海德格尔的国家社会主义［历史］有"不少议论"，而
且战后更甚于战争之中。于是就有所谓的艾蒂特·斯坦因的"神秘
插曲"的出现。因此，海德格尔感到他在战后受到了不公正的对待，

---

① 萧师毅："我们相遇在木材市场"（"Wir trafen uns am Holzmarktplatz"），载《回
忆马丁·海德格尔》（*Erinnerung an Martin Heidegger*）（ed. Guenther Neske, Pfullingen,
1977），第 122—123 页。——译者

而我们这位自小就"饱读侠盗小说和草莽英雄野史"的中国人[萧]，就要挑战这种不公正性。尽管如此，他完全明白自己能力的限度："我无法像对学童一样地来对待这些管事儿的法国军官们，尽管他们中的许多，包括其他占领区中的大员们，确实配受这种对待。"于是这位当代英雄为了安慰海德格尔，引用了儒者孟子的一段话："天将降大任于是人也，必先苦其心志，劳其筋骨，饿其体肤，空乏其身；行拂乱其所为，所以动心忍性，曾益其所不能。……"海德格尔被这段话"打动了"，于是邀请这位中国来的教师"与他一起将老子的著作译为德文"。①

就这样，萧师毅与海德格尔于 1946 年再度相遇，为双方的劫后余生而庆幸。接下来，他们每周六在托特瑙山上海德格尔的小屋相聚。萧骑着一辆摩托车，从他的"无法估价的口袋"中掏出咖啡、奶油等等东西与海德格尔共享，这是他作为"半盟友"而每周通过配发所得到的。萧细致地描述他们的合作："我们的翻译首先就从蒋锡昌的《老子》文本[《老子校诂》]着手，这个本子来自 84 个以上的旧版本的对勘，因而可以被暂且当作一个校勘本来使用。我们并不理会中文之外的翻译本和评论，而是首先来翻译那些关于'道'的篇章，而且是那些看起来最困难和最重要的章节。以海德格尔思考问题的那种细致周密的工作方式，我们到 1946 年夏末译出了《老子》81 章中的 8 章。[按这种速度]我们估计要大约十年才可以完成这项工作，也可能再快些，因为其他章节不如已经译过的那么晦涩。"

---

① 以上和以下的叙述和引号中的话，都出自萧的回忆文章。——译者

　　海德格尔以一种本质上是"不间断的钻研方式"来发问，问及各种由符号的隐秘互动关系所形成的意义关联。但是，1947年[①]夏季之后，这种合作没有继续下去。海德格尔请人［即萧师毅］将《老子》第十五章[②]中的两句话写成中文条幅挂于墙上，它们是："孰能浊以止，静之徐清？孰能安以久，动之徐生？"当萧与一位"工业界朋友"访问海德格尔的时候，议论到了《老子》第十八章中的话："大道废，有仁义"。海德格尔拒绝对这一章的这样一种理解，即老子虽然表面上否定利己主义，但实际上正是要通过这否定而"成其自我"。海德格尔引用奥古斯丁的话来说明［他所理解的老子之意］："去爱和做你所意愿的……［而不用'仁义'、'智能'来矫饰］"。

　　另一些远东的来访者认为海德格尔看重佛教的禅宗，并因此而在他那里辨认出一种出自"美感的"或"诗性感受的"前本体论的体验。说这番话的张中元（Chung-yuan Chang）还讲道："我听说海德格尔对《道德经》很感兴趣，而且事实上让一位中国学者帮他将这个古代文本译为德文。"这位长期在美国从事研究的中国学者在他的《老子》英译本中将海德格尔的学说评论为"思想的新道路"。在一位德国人提供的相当不可靠的报道中，海德格尔说他"在译了八章之后放弃了"与萧的合作，是因为他越来越认识到"亚洲的语言和思想是那么遥远和陌生"。[③]海德格尔回忆他与日本人的长期接触，但仍然说"他还是从中国人那里学到了更多的东西"。

---

　　①　似应为1946年。——译者

　　②　波格勒的原文中误写作二十五章。——译者

　　③　从以下所引海德格尔给雅斯贝尔斯的信中可以看出，这个报道实际上是相当可靠和准确的。波格勒说它是"不可靠的"（unzuverlaessiger），可能出于笔误。

1949 年，海德格尔将他新出版的三篇东西寄给卡尔·雅斯贝尔斯；它们是：《什么是形而上学？》的演讲稿及其引言和后记，《真理的本性》的演讲稿和《关于人道主义的信》。雅斯贝尔斯从他度暑假的圣·莫里兹回信，写道："我从回溯亚洲的东西而得到某种帮助，这些年来我一直愿意向它们靠近，尽管知道自己在这方面没有多少原本的研究，但却从中得到奇妙的激发。你讲的'存在'、'存在的澄明'，还有你讲的从我们与存在的关系转向存在与我们的关系，存在本身的剩余，所有这些，我相信可在亚洲思想中找到某些相应的东西。你在这方面的推进，就像你对《存在与时间》的解释所表现出的那种持续不断的推进 ①，是很不寻常的。"雅斯贝尔斯强调，他要摆脱当前哲学研究的独白以及这些独白的诽谤。他还抗议把他的观点说成是在主张语言仅仅是桥梁；但他也拒绝把语言理解为存在之屋。"通过行为、在场和爱，语言在告知中将扬弃（Aufhebung）带入现实本身。我几乎可以反过来说：语言所在之处，存在本身就还没有在或者不再在那儿。"海德格尔采纳了独白的话语，并提出尼采来作为自己的理由，他从"极深的孤独"中将威尼斯描绘成了"给未来人看的图画"。海德格尔接着讲道："你关于亚洲所说的东西令人兴奋。一位在 1943 年至 1944 年间听过我关于赫拉克利特和巴曼尼德斯的课的中国人［萧师毅］（我那时只针对不多的一些《残篇》做每周一小时的讲解），也发现了［我的思想］

---

① 海德格尔在《关于人道主义的信》中多次通过重新解释、评论和反省《存在与时间》来阐述他对于"人道主义"的看法或批判。（参见孙周兴选编：《海德格尔选集》上卷，三联书店 1996 年版，第 372 页等处。）其中的一些段落似乎明显地带有老庄色彩，如《海德格尔选集》第 360 页第一段末尾。

与东方思想的一些相似之处。在我不直接明了其原本语言之处，我总保持怀疑的态度。当这位搞基督教神学和哲学的中国人与我一起翻译了一些老子的话语之后，我就更是怀疑了。通过发问我第一次体验到，这整个语言的本性对我们来讲是如何地陌生；我们后来就放弃了这个尝试。"尽管如此，海德格尔认为这里边［即在欧洲与东亚之间的转译里］有某种令人兴奋的东西，它对于未来是有根本意义的。海德格尔觉得，自己作品中那些与东亚思想相呼应的东西多半有着"完全不同的根源"。他又讲，自从 1910 年以来，"艾克哈特这位宣讲的与生活的大师"就伴随着他。艾克哈特与巴曼尼德斯的"思想与存在同一"的名言激发了他的思想，使它后来看起来好像是在反转思想与存在的关系。但实际上，它是很不同的、处于能被命名者［即"思想与存在的关系"］之前的东西。①

　　《新约·约翰福音》和《新约·约翰一书》言及要安止于爱，也就是要安止于那种将对神的爱与最切近的爱结合了起来的爱。在他 1921 年夏季开的奥古斯丁课中，海德格尔还探讨了奥古斯丁对于《约翰一书》的解释。他将简单的爱与真正的爱区别开来，后者是对被爱者之存在的意愿，也就是一种"为了使其存在而爱"的倾向。明显地，海德格尔是借助伯恩哈德教派的神秘体验论（Bernhardinischen Mystik）来讲解奥古斯丁的，因而能够在后来构造出这样的一个公式："我爱，如你所是般意愿"。这个公式与奥古斯丁对约翰书信的解释中的另一句话，"爱，而且做你所意愿的"，

---

① 以上讲的海德格尔与雅斯贝尔斯的通信见于《海德格尔与雅斯贝尔斯 1920—1963 年通信集》，第 177—182 页。

结合了起来。从这个思想出发，海德格尔得以在马堡大学与鲁道夫·布尔特曼（R. Bultmann）相遇相交，后者是基督教神学家，将最切近的爱与真正的自我存在结合了起来。

当海德格尔于 1930 年在不来梅做关于"真理的本性"的演讲期间，他抓住了一个使讨论陷入僵局的问题，即一个人是否能够将自己完全置身于另一个人的地位？海德格尔索要庄子的寓言集（*Gleichnissen des Tschuang Tse*），而房屋主人居然就给他取来了布伯（Buber）翻译的这个集子。通过引用"鱼之乐"的寓言［见《庄子·秋水》末尾］，海德格尔揭示了这样一个道理：一个人实际上总已经与他人搞在一起了。在 1934 至 1935 年的那个冬天，当海德格尔解释荷尔德林的莱茵河赞歌时，他思考尼采的这样一个催促："感受幸福吧！去做让你快乐之事。"对于尼采，这个"你"不再栖身于基督教的爱之中；而且，这种享乐式的快活也要在颠覆传统中突出自己。尽管这样，海德格尔却总还是"以奥古斯丁的方式"来解释尼采。

当马丁·海德格尔于 1936 至 1937 年冬季学期开始他的一系列关于尼采的讲座时，人们将尼采关于艺术的思考只说成是引向了一种"新的神话学"。海德格尔不同意或避免这种说法。到 1938 年时，海德格尔已经达到了一种突破性的见解。他从希腊思想家们的最早的一些箴言或荷尔德林最晚出的片断作品中，找到了关于另一种未来的微小起点。无（Nichts）是存在的缺失。而当海德格尔通过研究虚无主义的存在历史的规定性而完成了他对于尼采的阐释时，那从无中得到理解的缺乏（Armut）和泰然任之（Gelassenheit）的神秘动机就以新的面貌出现了。于是，这样一条道路岂不就被打开了，它使那带着自己的和其他的起点的西方历史与另一个历史的上下文之间发生了关联？在此千年和文化转折点将要过去之际，这个与"老子"的名字结合在一起的思想难道不是发动了乃至证明了这条独特的道路？

有报道说，海德格尔喜欢伯尔托特·布莱希特（Bertolt Brecht）的《〈道德经〉在老子去国之路上起源的传说》。那本书告诉人们，老子在他离开故国之际写下了他的 81 章箴言。他告诉关口处的税吏［"关令尹"］，为什么弱胜强就如水胜石一样。1944 至 1945 年间，海德格尔写下有关"田野路与对谈"（Feldweg-Gespraechen）的东西；它寻求的是泰然任之的无意愿。海德格尔也引用了艾克哈特（Meister Eckhart），但他还是认为这位中世纪的神秘主义者关于"泰然任之"的思想"依然属于意愿的范围"，而这是海德格尔所要抛弃的。《老子》不是说明了，泰然任之并不是"人道主义"，不管这人道主义是将人类的位格（Person des Menschen）还是一个位格化的上帝当作最后的依靠？在"无"中，存在被看作是没有实底或深不可测的（abgruendiges）；而这"无"岂不应被思想为空虚（Leere），因而也应被理解作"道（路）"的开启与运作（das Bewegende eines "Weges"）吗？海德格尔在"田野路与对谈"中举壶罐为例，说明他所谓的"空虚"的妙义，而《老子》第十一章则给予此例一个最终的深化。《老子》引出的深远之思不再是追求效能与控制之知，因而也不再是一个关于"自然"的概念。当海德格尔于 1950 年的慕尼黑会议上重复他在不来梅所做的关于《物》的演讲时，他在海森堡［量子力学创立人］、布吕德恩·荣格尔和其他著名会议参与者们的范围内阐发了这个［关于"壶"与"空无"的］

思想。而在与学生们的一个更长的讨论中，海德格尔将话题引向老子，虽然没有直接与壶的例子结合起来。1953年，海德格尔在慕尼黑讲演《对技术的追问》时，威尔纳·海森堡（Werner Heisenberg）在那里做《当今物理学的自然图像》的演说；他在其中引用了《庄子》["天地"篇]中的一个寓言，其中讲到的一位园丁["汉阴丈人"]就已经拒绝使用桔槔[来取水灌园]了，因为[他认为]这机械让人有机心。① 海德格尔1957年的弗莱堡演讲《思想的原则》② 将关于同一性、区别和基础的原理引导到对黑格尔的辩证联系的讨论中去。关于荷尔德林和诺瓦里斯（Novalis），海德格尔说他们在其诗性的思索之中，"依然被"来自"深不可测的"的辩证法的召唤"所扰动"；而马克思则寻求培育这种世界历史[辩证过程]的后果。荷尔德林在他的《怀念》诗中看见光明与黑暗结合于杯中的葡萄酒，这首律歌引海德格尔达到了《老子》的第二十八章："那知晓其光明者，藏身于它的黑暗之中"（用的是维克多·冯·斯特劳斯的译

---

① 见《庄子·天地》："子贡南游于楚，反于晋，过汉阴，见一丈人，方将为圃畦。凿隧而入井，抱瓮而出灌，搰搰然，用力甚多，而见功寡。子贡曰：'有械于此，一日浸百畦，用力甚寡，而见功多，夫子不欲乎？'为圃者卬而视之，曰：'奈何？'曰：'凿木为机，后重前轻，挈水若抽，数如泆汤。其名为槔。'为圃者忿然作色，而笑曰：'吾闻之吾师："有机械者，必有机事；有机事者，必有机心。机心存于胸中，则纯白不备；纯白不备，则神生不定；神生不定者，道之所不载也。"吾非不知，羞而不为也！'子贡瞒[𧪴]然慙，俯而不对。"

海森堡这篇文章的中译文（李德齐译）刊登在《哲学译丛》1965年第10期第68至76页，题为"现代物理学的自然观"。——译者

② 海德格尔在这个演讲稿中引用了《老子》第二十八章的"知其白，守其黑"一语，然后发挥到他对于技术问题的见解中去。见张祥龙：《海德格尔思想与中国天道》（三联书店1996年版）附录"海德格尔与'道'及东方思想"，该书第444页。——译者

文）。① 当海德格尔试图从道路的开启和运作中来理解通向语言的道路中的存在（Unterwegssein zur Sprache）时，他从老子那里获得了这样一个诗性思想的主导词："道"（Tao）或"道路"（Weg）；通过它而通向"思想着的道说（Sagen）的玄之又玄者（Geheimnis aller Geheimnisse）"。海德格尔 1960 年的不来梅谈话从奥古斯丁回溯到赫拉克利特，将《庄子》["达生第十九"]中关于"梓庆造鐻"寓言与克勒（Klee）关于现代艺术的耶拿讲话作对比，并由此而引向海德格尔关于象与词的结合的讨论。

　　海德格尔与精神病医生迈达尔德·勃斯（Medard Boss）有过一次谈话；此医生也曾写过一些关于印度的东西。海德格尔将他的思想与印度思想清楚地区别开来。印度思想关注的是"照亮性（Gelichtetheit，被照亮性）本身的开显（梵）"，它既照亮自身又照亮所有从其中出现的东西。与此相似，基督教神秘主义将这种当下呈现形态（nunc stanc）体验为"独一无二的不变现在"，既无过去，也无未来可言。（卡尔·弗里德里希·冯·韦兹萨克（Carl Friedrich von Weizsaecker）曾要求这样一个印度［智慧］与基督教的结合，以便使他的思想获得一个开端。）与此相对，海德格尔坚持那与人相关的照亮性需要一个守护者——一个有限的守护者。因此，这先于人类的地球（die Erde，大地），作为"已经存在"，应该被允许［存在］；存在在着，在场在着（es gibt Sein oder Anwesen），"却不独立于人"。此照亮性的开显，也就是"变得光亮"（das "Hellen"），被回涉到"引起回响"（das "Hallen"）；这个被要求着的，而且不作

---

① 原文为"知其白，守其黑"。见上一个译者注。——译者

为一幅图象来得到理解的词，是更加优先的。当东方思想将人撤回到"所有存在者的基础性"中时，这个思想就总是一块"业力的面纱"（Mayaschleier）。在这面纱之中，存在还没有被回撤到自身的缘构发生（das Ereignis）之中。在这个谈话里，海德格尔关于"东亚"和在东亚发生了什么的问题没有得到回答。但海德格尔必须死心了：在他们关于语言的讨论中的"最大遗漏"就是"［由于西方学者（包括他自己）不直接掌握东方语言，因此］缺少对于东亚语言做满意讨论的可能性"。

　　当恩斯特·荣格尔（Ernst Juenger）1965 年开始他的一次更远的东亚之行时，海德格尔送给他《道德经》的第四十二章："强梁者不得其死，……"。荣格尔随后在船上给海德格尔写道：他［指海德格尔］也将变成这种"强梁者"，如果他将自己锁在屋子里，就如同一位法国前辈靠穿过房间来开始旅行的话。因此，更好的情况是"获得精神上的安宁并且保持于其中，同时这船舱自己在动"。为了说明这个意思，荣格尔也引了一段《老子》，即该书的第二十六章①。埃尔哈特·凯斯特勒（Erhart Kaestner）在"拜占庭的笔记"，即《物的暴动》中问道：《老子》第十五章里边讲的是"浊水（Truebwasser）"还是"旋涡之水（Quirlwasser）"？② 海德格尔在他 1973 年 7 月 30 日［给对方的］感谢信中以醒目的方式直接写下对这个问题的想法。［这些事实表明，］《老子》一直是人们共同思考的主题和这样一个路标，

----

　　① 《老子》第二十六章："重为轻根，静为躁君。是以君子终日不离辎重。……"——译者

　　② 《老子》第十五章："……涣兮若冰之将释，……混兮其若浊。孰能浊以止，静之徐清？孰能安以久，动之徐生？保此道者不欲盈。"——译者

它肯定向［不同的］人们指出了一些不同的生活与思想的道路。狄尔泰有一名学生叫格奥尔格·米什（Georg Misch），他于1907年至1908年做了一次世界旅行，后来又写了一本初级哲学教科书。在其中他将一些"形而上学的"和前科学的哲学的主导词，比如"道"、"梵"和"逻各斯"，放到一起来解释。海德格尔肯定不会赞同这种做法。《老子》一直在为走自己的思想道路的人们提供及时的帮助。

对于海德格尔，《老子》成了一个前行路上的避难所；它以及［基督教］神秘主义传统（后者更甚）是不是成为了他在逃避自己的历史牵连时的一种借口？海德格尔在1944至1945年的田野道路的谈话中不去寻找一个人对他人的责任，并将它发展为一种社团伦理和理性，而是引用艾克哈特大师的话，说人要对自己负责，这肯定引起了某种愤慨。但是，面对那些利用"公正"这类堂皇词语所做出的突然的摇旗呐喊，人也只能隐藏自己。按照某个出色的逸闻传说［《史记·老子韩非列传》］，老子就责备孔子的招摇。每一种思想起点（不管是孔子的还是老子的）都是以某种片面的强调为开端的，都是有局限的，因而都必须被放回到一个交互联系着的但又是开放着的整体之中。难道一个现实中的正义思想在20世纪的德国就必不发问？难道它就不能像犹太人的神秘主义在驱逐和灭绝之中寻求存在一样地发问或探询吗？如果这种问题被忽略了，那么去理解《老子》的行为就可能成为一种逃避。

毫无疑问，海德格尔与老子对话的短暂[①]努力，是处于我们今

---

① 按波格勒此文所提供的事实，此对话的总跨度是从1930年至70年代，并不"短暂"。波格勒这里多半是意指海德格尔与萧师毅在翻译《老子》上的短暂合作。——译者

天的形势之中，而这个形势是由一个新的、不同的背景所造成的。
而且，海德格尔以及（比如）韦尔纳·海森堡引用老子的方式表明
其动机是健全的。主导的问题是：如何拯救一个自主的自然和一
个面对普遍化技术控制的人类，这个人类处在世界战争的时刻，同
时被迫趋向一个削平一切的世界文明。海德格尔很快就洞察到，
即使有一位（最有欧洲经验的）中国讲师的帮助，语言的障碍还是
没有被克服。很明显，他销毁了（vernichtet）他们的工作笔记。萧
师毅后来的那个英文报道①将他与海德格尔合作的时间限定于1946
年，并且只提供了海德格尔于 1947 年 10 月 9 日写的一封信为证。
在此信中，海德格尔表示了想尽快重开谈话的愿望。这封信提及
《道德经》的第十五章［中的两句话］。萧为海德格尔在羊皮纸上用
中文写下了这两句话，并且在向海德格尔解释之后，在各八个字
的两帧条幅的中间加上了原作中没有的"天道"两字。②海德格尔
还［在给萧的信中］试图对这两句话做一个清楚的复述："谁能宁
静下来，并且通过和出自这宁静，将某物带入（或开辟出、移送给）
道路，以使它显露出来？／谁能使某物安宁，以致使它进入存在？／
天道。"

在一个政治上的混乱和人类自身力量的暴发使得自然及人类
生活的独特"道路"必须得到保护的时代，海德格尔接受了两千多
年前在中国被思考的东西。当他将"开路"（Be-wegen，移运）与

---

① 即萧师毅的"海德格尔与我们的《道德经》翻译"一文。此文的中文翻译发表
于《世界哲学》2004 年第 2 期，第 98—102 页。——译者

② 这里波格勒的原文表明他没完全弄懂萧师毅讲的"八个字一帧的两奈幅"的含
义，因而叙述中有细节上的不准确之处。译文根据萧文改正。——译者

"道路"（Weg，道）一起思考时，他就将在中文里并不共属的联系以德文的方式混杂在一起了。① 他的解释方式对于评释《老子》的悠久传统而言是新的。他进行的是自己的尝试，要将具有自己的基础词汇和相互作用方式的西方传统，收入到对《老子》的理解中来。所以他将《老子》讲的"浊水"（Truebwasser）和"旋涡水"（Quirlwasser）置入一个词场（Wortfeld）中；他自己追随着这个词场，因而视"宁静"、"开道"、"道路"、"显露"和"使之进入存在"是相互关联着的。在《老子》的文本中，这被要求的"开道"（Bewegung）与"道［路］"根本没有直接的关系，而"徐清之静"也不是海德格尔讲的那种静。②

在海德格尔突然中断了翻译《老子》的努力之后，他仍然渴望与希腊人的对话及对西方传统自身的理解会成为"与东亚世界的不可避免的对话的前提"。那时，他看到自己对语言本性的探讨受限于不知晓东亚的语言；因此，他寄希望于一个未来的东西方对话，在其中"一个共同的源泉"能够为语言的多个巨大支流而涌动。海德格尔是对一位日本的来访者表达出这个希望的，而这一表达方式也并非出于偶然。［海德格尔利用］此谈话还表示这样一个意思，即德日哲学之间的交流不应总是单行道，更年轻的德国哲学家应该掌握日语，从而能与对方进行真实的对话。与中国的对话则会消耗

---

① 波格勒的这个（多半从曹街京的著作中来的）指责没有道理，因为中文古文的"道"既有"道路"之义，又有"导出、疏通"之义，比如"九河既道［导］"（《尚书·禹贡》）。——译者

② 波格勒过于自信和独断了。谁有权力垄断对《老子》深奥文字的解释？——译者

他的时间。曹街京 ① 不仅对海德格尔的冒失的《老子》解释做了必要的哲学纠正，而且是将海德格尔涉足的事情在一个新形势中坚持进行了下去。他以此而开辟的道路，必将在未来得到扩展。

---

① 曹街京（Kah Kyung Cho）1927 年生于韩国，是国际著名的现象学和海德格尔的研究专家。早年留学德国，获海德堡大学哲学博士。师从海德格尔最早的学生、后来的著名现象学家和历史哲学家勒维特（Karl Loewith）和解释学大师伽达默尔。曾专程赴托特瑙山拜访和求教于海德格尔本人。从 1970 年起在美国纽约州立布法罗（Buffalo）大学哲学系任教至今，为该系有杰出贡献的荣誉教授，也曾是本文译者的老师。他的《意识与自然：东西方现象学对谈》（1987 年德文版，1994 年日文版）是研究海德格尔与东方思想、特别是道家思想的力作。1998 年在首尔出版了由韩国现象学会推出的纪念他从事学术活动 40 周年的英、德文论文集《自然现象学：曹街京纪念文集》，波格勒的这篇《再论海德格尔与老子》就是为该文集而作。

七　生存与形式指引

——海德格尔思想方式的路标

"生存"（Existenz）这个词引人注目地出现于海德格尔的主要著作《存在与时间》中，在他的后期作品里也有表现。"形式指引"（die formale Anzeige，又译"形式显示"）则主要见于海德格尔 20 世纪 20 年代初在弗莱堡大学的讲课稿，这些讲稿直到 20 世纪 80 年代中期之后才被公之于世。① 因此，除了美国学者克兹尔和几位德国学者之外，大多数海德格尔研究者们几乎都没有正面涉及过它，更没有探讨过它与海氏所讲的"生存"的关系。但是，这个似乎只闪现于海德格尔自家思想起源处的形式指引，依本文作者的判断，却以它独特的方式"指引"着一条深入、准确地理解海德格尔哲学的小路，不管它是"现象学之路"，"通向语言之路"，"理解老庄之［道］路"，还是引出思与诗对话的"林中路"。所以，本文将从"生存"与"形式指引"在《存在与时间》中的耦合谈起，追踪这种关系的一个最初表达，由此而转向对"形式指引"的确切含义的

---

① 见海德格尔:《海德格尔全集》(*Gesamtausgabe*)，第 56/57 卷至 63 卷(Frankfurt am Main: V. Klostermann)。其出版时间为 1985 年至 1995 年。

探讨，并深究它在海德格尔的前后期著作中的某些表现，以便说明它与海德格尔的"生存"观的联系、它本身的方法论特点，尤其是它在海德格尔整个思想中的真实地位。

（一）"生存"与"形式指引"在 《存在与时间》中的关联

"生存"的重要性在于指示出了缘在（Dasein）的基本存在及存在方式。海德格尔在我们现在所见的《存在与时间》（实为第三稿）中这样写道："缘在能够以这种或那种方式与之相关，并总以某种方式相关了的那个存在本身，我们称之为生存（*Existenz*）"。又说："这个缘在总是从它的生存来理解自己本身，或者说，它总是从它自身的某种可能性，也就是它会是其自身或不是其自身来理解它自己本身。缘在或者自身选择了这些可能性，或者卷入于其中，或者已经在其中成长起来。这种生存只能被'那时各自的'（jeweiligen）缘在所决定，不管是以抓住［机会］的方式还是以错失［良机］的方式。不管怎样，这个生存的问题只能通过生存进程（das Existieren）本身来得到澄清"。①

可以说，《存在与时间》的主要工作就是通过对缘在的各种生

---

① 海德格尔，《存在与时间》（*Sein und Zeit*）（Tübingen: Max Niemeyer, 1986），第 12 页。本章提供的译文参考了英译本与中译本。中译本为：《存在与时间》，陈嘉映、王庆节译，三联书店 1987 年版。

关于"当时各自的状态"（Jeweiligkeit）与缘在的"实际性"（Faktizität）的内在关系，可参见海德格尔：《海德格尔全集》（*Gesamtausgabe*）63 卷，《存在论（实际性的解释学）》。

存状态（Existenzial）的分析来揭示缘在的本性，即牵挂（Sorge）与时间性（Zeitlichkeit），以便为理解存在本身的含义打开一个视域。那么，什么是这"生存"的确切含义呢？以上的引文已经给我们某种提示，而第9节对于缘在本性（Wesen）的刻画又几乎回答了这个问题："这个存在者的'本性'就处于它的去存在（Zu-sein）之中"①。而这个本性对于海德格尔就是"生存"，因为他马上讲"如果我们选择'生存'（Existenz）来指示这个存在者的存在的话"，那么就不是在拉丁文的"existentia"的现成的存在（Vorhandensein）意义上使用的。于是他就将上面这句话转写为："这个缘在的'本性'就处于它的生存之中"②。可见，在海德格尔眼里，生存是缘在的"本性"，意味着非现成的"去存在"。当然，为了将这个"本性"或生存的意思讲透，他又加了一句话："这个存在者［缘在］在其存在中与之相关的（*darum*）的那个存在，总是我的（ist je meines）"。③

但是，在此书第45节，对生存的提法又有了新的维度。海德格尔写道：

> 对于这个［缘在的］存在［即牵挂］的分析取生存为引导，这生存以先行把握的方式被规定为是缘在的本性。生存这个词以形式指引的方式意味着（besagt in formaler Anzeige）：这个缘在是作为理解着的能存在（als verstehendes Seinkönnen）

---

①　海德格尔：《存在与时间》（*Sein und Zeit*），第42页。

②　同上。

③　同上。此"总是我的"与《海德格尔全集》（*Gesamtausgabe*）63卷中讲的"［缘在的］当时各自状态"（Jeweiligkeit）有关。

而存在着(*ist*),它在其存在中与这个[*存在*]本身有关。我自身就总是这个以此种方式存在着的存在者。①

除了第 9 节中讲的东西之外,这里引入了"形式指引"(die formale Anzeige),并认为"生存这个词是以形式指引的方式"在意味着它的那些意思。可见形式指引是了解"生存"的一个不可或缺的维度,而且是一个方法论的维度。而在题为"为了解释牵挂的存在意义而赢得的解释学情势以及总括的生存状态分析的方法论特点"的第 63 节中,这个维度被再次提及:"[前文所讲的]生存观念的形式指引被处于缘在自身之中的存在理解(Seinsverständnis)所引导着"②。由此我们可以相当肯定地说:了解形式指引是理解《存在与时间》的"生存"及对于缘在的"生存状态分析"的一个必要前提,在很大程度上也是理解《存在与时间》的前提。所以美国著名的研究海德格尔早期思想的学者 T. 克兹尔(T. Kisiel)在他的《海德格尔〈存在与时间〉的起源》中讲:"在《存在与时间》中,'生存'就是形式指引"。③

(二)对雅斯贝尔斯著作所做评论中的阐发

在海德格尔那里,"生存"与"形式指引"的"共生"可追溯到

---

① 海德格尔:《存在与时间》(*Sein und Zeit*),第 231 页。
② 同上书,第 313 页。
③ 克兹尔(Theodore Kisiel):《海德格尔〈存在与时间〉的起源》(*The Genesis of Heidegger's Being and Time*, University of California Press, 1993),第 52 页。

他于 1920 年夏写出的"评卡尔·雅斯贝尔斯《世界观的心理学》"
(*Anmerkungen zu Karl Jaspers Psychologie der Weltanschauungen*,
1919)^①，由此文可见两者关系之大略。雅氏在《世界观的心理学》
中力图用生命哲学(克尔凯郭尔、尼采)的原则来探讨"心灵的整
体"^②，以便"为心理学赢获原则性的视界和区域"^③。为此，他使用了
"极端境况"(Grenzsituationen，孙译为"限界境况"，一般译法似
乎是"边缘形势")、"生命的极端状态"、"二律背反的结构"、"活
生生的过程"等概念。海德格尔认为雅氏的贡献在于"使人们以最
强烈的专注去关心生存问题"，带来心理学的域状深化，表现为去
"先行把捉"心灵整体，形成哲学上的一股新冲击力，但无论如何，
这种努力在哲学方法上却是"失败的"，因为它以为靠"整体"、"摧
毁"、"分裂状态"、"对立性"、"极端"、"绝对者"、"斗争"、"死
亡"等这些"从科学范围［比如心理学、生物学、物理学］中可支配
的概念手段"，就可以来"把握生存现象"^④，而它们只是"远未得到
阐明的直观替代物和概念替代物"^⑤。

　　海德格尔认为他要做的是，沿着这条"以生存现象为定向"
的道路继续前行，尤其是要深入追究生存现象中的这个"先行把

---

　　① 海德格尔:《路标》(*Wegmarken*)(Frankfurt am Main: Klostermann, 1978),
S.1—44。中文版《路标》，孙周兴译，台北时报文化出版公司 1997 年版。

　　以下引用此书时，将使用孙周兴的译本，用"/"分开中译本和德文原版的页码，前
中后德。

　　② 海德格尔:《路标》(*Wegmarken*)，第 10/7 页。

　　③ 同上书，第 6/2 页。引者对某些词的翻译做了改动。

　　④ 同上书，第 18/15 页。

　　⑤ 同上书，第 13/10 页。

捉"（Vorgriffe）的方法论意义，也就是探讨"从生存现象出发的意义联结之方式、生存现象之结构和它的方法上的作用范围"①。而"一切先行把捉之问题都是这样一个'方法'的问题"②。而且，"先行把捉'普遍地''存有于'（sind）实际的生活经验［faktische Lebenserfahrung］中"③，这种经验的一个典型表现就是"焦虑"（Bekümmerung）④。更重要的，与一切替代方式不同，海德格尔认为：

> 要讨论的真正对象［生活的当下实际性（Faktizität）］在形式的指引中［in formaler Anzeige，中文版译为"在形式的显明中"］被确定为生存（Existenz）。在这样一种形式上得到指引的意义中，这个概念指示着"我在"（ich bin）现象，即包含在"我在"中的存在含义。而后者乃是一种原则性的现象联系及其所包含的问题的开端。随着这种形式上的指引（其中可以看出一种方法上的、在此不能进一步予以阐明的一切哲学概念和概念联系的基本意义），恰恰要预防一种非批判性的沉迷，即要预防沉迷于某种诸如克尔凯郭尔（Kierkegaad）或者尼采（Nietzsche）的生存理解中，以便赢获一种可能性，得以去探究生存现象的某种真正意义，并阐明这种探究。⑤

---

① 海德格尔：《路标》（*Wegmarken*），第 18/15 页。
② 同上书，第 12/9 页。
③ 同上书，第 12/9 页。方括号中的德文是引者所加，中译文中未显示。
④ 中文版译为"关心"，见中文版的第 31、33 页。
⑤ 海德格尔：《路标》（*Wegmarken*），第 13—14/10—11 页。加强符出自引者。某些词的译法有改变。

由此可见，对于海德格尔，正是由于"形式指引"（形式显示、形式指明）的方法，真正的生存现象——"我存在"的存在含义——出现了。而且，他相信这种形式指引中的生存观与生命哲学的生存观是相当不同的。更值得注意的是，海德格尔在括号中声明他不能在此"进一步阐明"形式指引这个看来是如此关键的方法，使得被批评的雅斯贝尔斯不能明了其妙处，以至后者"从一开始就对这个文字批评产生一种疏远感，［觉得］它花了如此之多的篇幅在神秘兮兮的方法问题上"。①

生命哲学认为生命是"包围着的领域"，是"承荷着一切运动的'流'"②，所以对生命的任何片段把握和表达都达不到生命本身。于是就有一种"不能表达"的说法③。海氏却认为，这种"不可言"的困难的出现，主要是由于"把心灵的原始现象完全刻画为'分裂'了"④。其实，在人的生活或生命的当下实际状态中，就已经有了某种"意义特征"或"结构联系"。海氏写道："这个［在意义特征的现象学联系中显示出来的］特性本身，只能被理解为在生活的当下实际性（Faktizität）中进入自身的居有过程中而实行的本己生存的前结构（Prästruktion），即那种对每一个实行联系本身所构成的具体的、带有焦虑的期望视界的开启和开放的前结构"⑤。

---

① 克兹尔：《海德格尔〈存在与时间〉的起源》（*The Genesis of Heidegeer's Being and Time*），第 139 页。

② 海德格尔：《路标》（*Wegmarken*），第 20/18 页。

③ 同上书，第 21/19、26/24 页。

④ 同上书，第 22/21 页。

⑤ 同上书，第 24/22 页。

虽然没有明说，但按此文的基本思路，特别是由"生存"建立起来的联系，我们可以说，这生活的当下实际性中所实现的"前结构"就是那确定生存的形式指引。它们虽然还不具有理论客观性，也不是一种"区域上的客观化"，但已经是有"意蕴"（das Bedeutsame）的自身经验的方式（Wie des Selbsterfahrens）和表达方式（形式指引）。"质料"（生活的实际性）在此直接决定"形式"（前结构、形式指引）。于是我们读到这样一段话：

在与自我相联系的基本经验中，自我的实际性（Faktizität）变成决定性的了；本己的此时此际（hic et nunc）被经历的、在这一精神历史的境况中得到实行的实际的生活经验，同样也实行着从中源起的、在其中停留的、向实际的东西本身返回的基本经验。但是，实际的生命经验本身，即我在其中得以以不同方式拥有我自己的实际生活经验本身，并不是诸如我处身于其中的某个区域之类的东西，并不是普遍性的东西——后者的具体化就是自身；不如说，它乃是一个根本上按其固有的实行方式看来"历史学上的"现象，而且首先不是一个客观历史性的现象（我的生活被视为在当前发生的生活），而是一个如此这般经验着自身的实现历史的现象（*vollzugsgeschichtliches Phänomen*）。……这种拥有自身（Sich-selbst-haben）产生于焦虑、保持在焦虑之中，并且倾向于焦虑（*Bekümmerung*［孙周兴译为"关心"］）；在这种焦虑中，特殊的自身过去、当前和将来得到了经验，并非被经验为某个客观的实事秩序的时间图式，而是在非图式的、关涉到经验实行之方式的焦虑意义中被经验的。[1]

这段话中出现了不少后来海德格尔直接说明"实际生活经验本身的形式指引"的讲课稿(即 1920—1921 年冬季学期的讲课稿《宗教现象学导论》)中的重要语词和思路,比如这"实际的生活经验本身"及其表现方式并不是"某个区域",也不是"普遍的东西";在这种实际经验的"焦虑"中,体验到了"特殊的自身过去、当前和将来";但这生存的时间性不是一种"客观历史性的现象",而是一种正在经验自身的"实现[着]历史性的现象";等。而且,在这后面很快出现了"良知"(Gewissen)这个词,意味着"在历史学上被刻画的自身经验之方式"[2]。此外,这一段引文开始处对实际性的阐述与《存在与时间》中对缘在特性的说明很相近。

由此,我们可以更好地理解另一段关于形式指引与生存关系的说明:

为了在形式指引中([这是]现象学阐明的某个方法阶段,我们在这里不能对之作深入的探讨,但在下文的讨论中,它仍能得到进一步的理解)提供出一个(按其意义而言又能够分解的)问题开端,我们可以说:

"生存"……可以被把捉为存在的一种确定的方式,被把捉为一种确定的"是"之意义("ist"-Sinn),后者本质上"是"

---

[1]　海德格尔:《路标》(*Wegmarken*),第 33/32—33 页。此段中除了"实行历史性的"和"焦虑[关心]"之外,其他的加强符皆为引者所加。

[2]　同上书,第 34/33 页。

(ist)（我）"是"之意义（"bin"-Sinn），它并非在理论的意谓中真正被拥有，而是在"是"（bin）之实行中被拥有的，亦即"我"（ich）之存在的一种存在方式。在形式上来指引，如此这般被理解的自身（Selbst）之存在就意味着生存。……这种经验并没有把"我"经验为处于某个区域中的"我"，经验为某个"普遍之物"的个别化，某个情形（Fall）；……任何一种尝试过的区域性规定——也就是这样一种规定，它源起于某种对诸如意识流、体验联系的先行把捉——都"熄灭"了"是"（bin）的意义，并且使"我"成为一个可用调节方式来确定的和有待编排的客体。①

由以上的阐述，我们可以对海德格尔的基本观点做一个简略的总结：(1)对生活实际性的形式指引突显出生存的原本形态，或者说，生存就是人的实际生活经验本身的形式指引；(2)这种生存观与生命哲学和雅斯贝尔斯讲的生存含义不同，它是完全非对象化的；(3)这种非对象化表现为非区域化和非普遍化；(4)因此，这样理解的生存形态或形式指引反而突破了传统的看法，即认为流变之中的经验整体是不可能被领会和表达的；它恰恰就是这原本流动的实际经验本身蕴含着的可领会结构和表意方式（当然，这种经验本身也有寻求安全而导致"淡薄化"的倾向）；(5)于是，这种形式指引被视为现象学（及解释学）的方法，不同于以往的一切方法；它是让哲学抛开形形色色的世界观或先定概念框架，深入事情本身的关键；(6)这种形式指引表现为生存的时间体验，它不表现为客观的历史

---

① 海德格尔：《路标》（*Wegmarken*），第30—31/29—30页。

性现象，而是表现为实现着的历史性现象；(7)海德格尔在这篇评论中虽然指出了形式指引这个方法的一些重要特点，但并未对这个方法本身做直接的、明晰的阐释。这个工作就在紧接着的下一个学期（1920—1921 冬季学期）的讲课中在某种程度上完成了。它要回答的最重要的一个问题是：到底"形式指引"意味着什么？它如何具体体现在对实际生活经验的分析中和语言的表达之中？

(三)《宗教现象学引论》的阐述：
实际生活经验本身的形式指引

在海德格尔 1920 年冬季学期的题为《宗教现象学引论》的讲课稿中，他关于"生活"和"形式指引"的解释学得到了充分的表达。新康德主义者那托普（P. Natorp）曾对胡塞尔反思型的现象学提出尖锐批评，受到海德格尔的高度重视，并成为他超越胡塞尔现象学的切入点。那托普的反对意见被海德格尔归结为两条：首先，现象学的反思会使生活经验不再被活生生地体验着（erlebt），而是被观看着（erblickt）。用那托普的话来讲就是"止住了［体验的］流动"①。其次，对经验的任何描述都不可避免地是一种普遍化和抽象化，根本就不存在直接的描述。因此，现象学所许诺的纯描述是达不到的。海德格尔看出，现象学必须真切地回答这样的批评和疑

①　海德格尔：《哲学的观念与世界观问题》（*Die Idee der Philosophie und das Weltanschauungsproblem*），《海德格尔全集》（*Gesamtausgabe*）56/57 卷（Frankfurt: Klostermann, 1987），第 101 页。此处海德格尔引用的是那托普《普通心理学》第一卷 190 页上的话。

问，"胡塞尔本人迄今还没有对此发表意见"①。而要做出这样的回答，就不可避免地要超出一切还以主客分离为前提的、认识论型的现象学，"投入"更本源的实际生活体验中；尤其是要表明，这种生活体验本身具有由它本身构成的而非外加的可理解性和可理解的结构，而且这种理解可以被非抽象化地但又是贴切地（不仅仅是"象征性地"）表达出来。

这个《宗教现象学引论》的"方法上的引论"部分着力讨论了"实际的生活经验"（die faktische Lebenserfahrung）和"形式指引"（die formale Anzeige，或译为"形式显示"）。他在第 2 节写道："到达哲学之路（Weg）的起点是实际的生活经验。"②在第 10 节中，这种人的实际生活经验被说成是"实际的缘在"（das faktische Dasein）、"实际的生活缘在"（das faktische Lebensdasein）、"人类的缘在"（das menschliche Dasein）和"焦虑中的缘在"（das bekümmerte Dasein）③。它们"实际上"就是《存在与时间》中的"缘在"（Dasein）的源头。

这种实际生活经验从根子上是境域式的、无区别相的、混混沌沌的，其意义是自发构成的。海德格尔描述了它的几个特点，首先，这实际生活经验的经验方式是"无区别"（Indifferenz）或"不在乎"的，也就是说，不在乎、不顾及对象化的区别。但这无区别绝不干瘪，而意味着一种根本的发生可能性，因而根本就不

---

① 海德格尔：《哲学的观念与世界观问题》（*Die Idee der Philosophie und das Weltanschauungsproblem*），《海德格尔全集》（*Gesamtausgabe*）56/57 卷（Frankfurt: Klostermann, 1987），第 101 页。

② 海德格尔：《宗教现象学引论》（*Einleitung in die Phänomenologie der Religion*），《海德格尔全集》60 卷（《宗教生活的现象学》）（Frankfurt: Klostermann, 1995），第 10 页。

③ 同上书，第 51—54 页。

可设想什么东西会不能与它相通（zugänglich werden）。"这实际经验为生活的一切事件都提供可能，区别和重心变换也完全处于这（生活经验的）内容自身之中"。① 它的不真态的表现就是"平均化"（durchschnittlich）倾向。所以，实际生活经验的第二个特点就是"自足"（Selbstgenügsamkeit）。这种经验展现于一切之中，同时意味着主动和被动、经验与被经验，包含着"周遭世界、共通世界和自身世界（Umwelt, Mitwelt und Selbstwelt）的透彻意义"。② 由此也就可知它的第三个特点，即它总是一种"有深意的状态"（Bedeutsamkeit）。这种原本的意义状态不是认识论的和形而上学的，既非实在论亦非唯心论。"在这样一个决定着经验本身内容的有深意状态的方式中，我经验着所有我的实际生活形势（faktische Lebenssituation）。"③

---

① 海德格尔：《宗教现象学引论》（*Einleitung in die Phänomenologie der Religion*），《海德格尔全集》60 卷（《宗教生活的现象学》）（Frankfurt: Klostermann, 1995），第 10 页。胡塞尔后期发生现象学中讲的"视域"或"境域"也有这种本身模糊或非主题化，而"随时准备让……出现"的特点。

② 同上书，第 13 页。注意，海德格尔这里讲到的三种"世界"正对应他后来在《存在与时间》中分析"缘在"（Dasein）的三个阶段。

③ 海德格尔：《宗教现象学引论》（*Einleitung in die Phänomenologie der Religion*），第 13 页。请注意：海德格尔在其早期的弗莱堡讲稿中一再说明，这种实际生活经验有一种遮蔽自己的自身生成的本性的倾向。首先表现为一种"使其意义淡薄化"（*Verblassen der Bedeutsamkeit*）、"平均兴趣化"、"可支配化"和"可使用化"的倾向，（见海德格尔：《海德格尔全集》[*Gesamtausgabe*] 59 卷，第 37 页和 183 页）然后还在可能进一步退化或固化为对象区域式的理解和行为方式。这是两种不同的非真态存在的方式，前一种是缘在的实际生活经验本身固有的倾向或特性，尽管使人的意义体验变得不原本，但还是非对象化的，还没有完全割裂主体与客体，因而还可以通过形式指引来加以适当的显示；后一种则是趋向理论化和充分对象化的形态，因而往往被用普遍化的方式来把握。当然，海氏认为形式指引的最充分表现应该是对实际生活经（转下页）

"形势"（Situation，又可译为"情境"）这个词后来也出现于《存在与时间》中，代表着一种发自人的生活境域或"世界"的解释学形势。因此，这种"对自己的自身经历"（Sich-Selbst-Erfahren）既非理论的反思，亦非（狄尔泰讲的）"内知觉"，而是对于自身世界（Selbstwelt）的经验。这世界与经验着它的人的实际生活息息相通而不可生分；因此，这世界（Welt）就绝不只是所有存在者的集合，而意味着一个世界境域。海德格尔形式地（formal）称之为"环–境"、"世–域"或"周遭世界"（Um-welt）[①]；而在此世域之中，就总有着与我"同此世域（Mitwelt）者"或他人。由此可以看出，海德格尔讲的人的实际生活经验本身已具有了形式指引或不如称之为"形势–境域指引"的特性，因为这经验本身就是对于一个世界境域和自身关系的同时体验、耦合体验或互补体验；而这里"形势"或"境域"所意味着的就是各种原发的方向或关系姿态，比如"In-"、"Um-"、"Mit-"，等等。所以在海德格尔那里，实际生活经验与形式指引的关系比他的师兄 E. 拉斯克（E. Lask）讲的投入体验

（接上页）验的真实状态的揭示。这三层意思在《存在与时间》中都有充分的表达，特别是对"淡薄化–平均化（逃避畏惧、淡化死亡）"的非真态生存形态的分析和对于"本己的真切可能（死亡、良知）的充分打开（决断）"的真态生存形态的分析，主宰了此书的前两个分部的内容。也正是通过对于这种包含两种主要的（真态的与非真态的）形态的实际生活经验及其形式指引的思想含义的强调，海德格尔得以从方法上区别于其他也大谈"生活"（Leben）的生命哲学家们的主张。

我的同事靳希平教授特别向我指出这种"淡薄化"的可能，使我意识到我这篇文章的原稿中没有强调实际生活经验的这种原本的"不原本化"倾向，可能对读者产生误导，也就是以为实际生活经验对于海氏只意味着真正切己的生存方式，形式指引表现的都是真态的生存形态。情况绝不是这样的。这也就是海氏要再三强调缘在的非真态形态并不比真态存在更少原本性的原因。因此，我在此要向靳兄的"指引"或"提示"表示感谢！

① 同上书，第14页。

与反思范畴的关系还要更紧密和浑然一气。① 在拉斯克那里，反思范畴还是由主客之间的关联决定的，而且"寄生于"实质性的、对象化的构成范畴之中。② 而对于海德格尔，形式指引就是实际生活经验本身的"形势"本性或情境本性的表述，因而与这生活经验一样是自足的或意义构成的，并不再预设什么更基本的东西。尽管在

---

① 一些读者曾向我提出这样一个问题："为什么海德格尔要用'形式的'这样一个有明显的传统西方哲学或形而上学色彩的词？"我现在能想到的主要理由有三个：(1)如下文将介绍的，海德格尔提出的"形式指引"，是在胡塞尔区分"普遍化"与"形式化"的基础上，对"形式化"做进一步的非对象域化处理的结果。(2)海德格尔在形成这个思路过程中受到了(有现象学素质的)新康德主义者拉斯克的"投入经验"与"反思范畴"学说的影响。"反思范畴"的思想既受到胡塞尔"范畴直观"的影响，又可能受到康德在《判断力批判》中所讲的"反思的判断"的影响。而这种与"规定的判断"不同的"反思的判断"，是与"形式的合目的性"原理内在相关的。(3)从海德格尔在《存在与时间》和《康德与形而上学问题》中的一些说法看来，他很关注康德在《纯粹理性批判》第一版中对于知性范畴所做的"演绎"，认为其中讲的"先验的想象力"和由此种想象力产生出的"时间纯象"与他自己讲的缘在的牵挂式的"时间"很有可参比之处。而先验的想象力带来的"纯象"或统一性就是一种原本意义上的"纯形式"。请看第一版的"演绎"中的一句话："由于统觉的原本统一或协调是一切认知可能性的基础，因此，想象力的先验综合的统一或协调就是一切可能的认知的纯形式(reine Form)，所有可能被经验的对象都必须通过它而得到先天的表象"(A118；译自德文版，Felix Meiner，1956年，第173—174页)。这种纯象(reine Bild)意义上的"纯形式"，就很不同于传统西方哲学中讲的"理式"(如柏拉图的"Form"或"eidos")，也不同于那与"质料"相对而言的"形式"。如果让它浸入人的实际生存经验之中，就近乎海德格尔所讲的"形式的"意思了。它没有自己的对象化内容，但必须以最具体、最当场(当时各自)的方式被实现出来。

除了这三种可能的思想来源之外，海德格尔还可能从他理解的亚里士多德的学说(比如视"存在的多样性的统一性"为一种"类比的[形式]统一性"而不是"种的普遍性"的看法；参见《存在与时间》第1节第1点)，特别是司各特的"这一个"(haecceitus)的范畴意义的学说中受到过启发(参考海德格尔于1915年完成的教职论文《邓·司各特的范畴与意义学说》，载于《海德格尔全集》第一卷)。

② E. 拉斯克(Lask)：《著作集》(*Gesammelte Schriften*)(Band II, Tübingen: Mohr, 1923)，第191、137、160、162页。

这实际生活的"不在乎"的混世状态中有一种要"寻求保障的倾向"（Sicherungstendenzen）①，并以对象化和科学化的方式来逃避实际生活经验的令人"焦虑"（Bekümmerung，关心、操心）的不确定性，但它们永远无法完全遮蔽掉实际经验的浑噩之下的沸腾着的不安。而这种不安的原本表达就是形式指引。

海德格尔通过区分普遍化（*Generalisierung*）、形式化（*Formalisierung*）和形式指引（*formale Anzeige*）来更确切地说明这形式显示的特点。古希腊哲学家已经能自觉地运用普遍化方法。通过它，就能形成一个从低级的种或属上升到更具普遍性的属或类的概念等级。比如从"人"到"哺乳类"，再到"动物"、"生物"，等等；在此普遍化"等级排列"的过程中，概念的外延越来越大，内涵越来越小。定义这样的一个概念就是给出它的属和种差，比如"人"可被定义为有理性（种差）的动物（属）。从表面上看，这种普遍化可以一直向上进行，最后达到最普遍的"存在"概念。但是，依照胡塞尔和海德格尔，这是不对的，因为普遍化到了一定程度之后必被形式化打断。例如，从"红"到"颜色"，从"颜色"到"感觉性质"是普遍化，而从"感觉性质"到"本质"（Wesen），从"本质"到"对象"（Gegenstand）则是形式化，因为前者受制于"事物域"（Sachgebiet）的限定，后者则不受此限制。②"红"色有它的事物域，即一切具体的红色事物的集合；"颜色"的事物域则是由一切具体的颜色（红、黄、兰、绿……）组成，等等。但"本质"不受制于这样的事物域（说

---

① 海德格尔：《宗教现象学引论》（*Einleitung in die Phänomenologie der Religion*），第9节。

② 同上书，第58页。

"本质的事物域由一切具体的本质或性质组成"没有意义），它的意义不能被属加种差的层级次序来决定；它是一个形式的概念，其意义来自"纯粹的姿态关系本身的关系含义"（der Bezugssinn des reinen Einstellungsbezugs selbst），而不来自任何"什么内容"（Wasgehalt）或事物域内容[1]。因此，"这石头是一块花岗岩"与"这石头是一个对象"这样两个句子就属于不同的逻辑类型，因为前者的谓词（"花岗岩"）是事物性的，而后者的则不是。按照这个区分，"对象"、"某物"、"一"、"多"、"和"、"其他"等只能被视为形式范畴。

　　自莱布尼茨以来，这个区分已在数学基础的研究方面隐约地为人知晓。现代分析哲学的开创者们，比如罗素和维特根斯坦也很关注类似的"逻辑语法"区分，依据它们去推翻两千多年的形而上学传统。人们却往往没有注意到，欧陆哲学在一开始也明确注意到了这类区分，而且在海德格尔这里这种区别被进一步深化和彻底化，达到了"形式显示"，最终引导到"存在论的区分"。

　　海德格尔看到，由于人们的"寻求保障的倾向"，这形式化的原本意义可能而且往往被掩盖住。掩盖的方式之一，就是将形式化概念视为"形式本体论（formal-ontologisch）的范畴"。这样，它的关系意义就又受制于普遍的对象域或"形式域"（die formale Region），比如数学中的抽象对象域，在最广义上也是一种事物域。海德格尔称这种看待形式化的方式为"不真正切身的（uneigentlich）理论态度"。为了达到"更本原的"思想和表达方式，他提出了"形

---

　　① 海德格尔：《宗教现象学引论》（*Einleitung in die Phänomenologie der Religion*），第 58—59 页。

式指引",用它来"防范"形式本体论的倾向,从而进一步实现纯关系姿态的意义构成。海德格尔写道,"如何才能预防这种[滑向对象的形式规定性的]偏见或事先判断呢?形式指引就正是做这件事的。它属于现象学解释本身的方法论的方面。为什么称它为'形式的'?[因为要强调]这形式状态是纯关系的。指引(die Anzeige)则意味着要事先指引或显示出现象的关系——不过是在一种否定的意义上,可以说是一种警告!一个现象必须被这样事先给出,以致它的关系意义被维持在悬而未定之中(sein Bezugssinn in der Schwebe gehalten wird)"①。这种"悬而未定"意味着不受任何对象域的规定,但它本身又绝不缺少原本的含义。相反,这正是原发的、还未被二元化思路败坏的纯意义实现的可能性,因而最适于表达那"无区别"、"自足"、"有深意"的实际生活经验。实际上,形式指引绝不抽象,它的非对象性、纯关系性或纯缘起性恰恰适合于表达最动态、最实际、最相互缠绕或最有乡土气的生存经验。这种乡土气、地方性或拓扑(topos)性使它具有质的多样和直接可领会的特点。这是更原本意义上的现象学还原,或者说是还原与构成的结合,不会"止住"或"抽象化"生活流的原发冲动,因为这被"凭空维持"的纯姿态关系只能靠它们原本趋向的相互构成而实现其非对象化的意义,因而是纯情境、纯语境和纯缘构的。这样才从方法上排除脱离实际生活体验的实体化倾向,包括胡塞尔将这种体验归为先验纯意识的形式规定倾向。

---

① 海德格尔:《宗教现象学引论》(*Einleitung in die Phänomenologie der Religion*),第63—64页。译文中的强调符都出自引者。

在这门课的后一半，海德格尔小试牛刀，用实际生活经验本身的形式指引这个新方法来解读《新约》中的保罗书信，令人耳目一新。比如，海德格尔在对《保罗致帖撒罗尼迦人前书》的解释中就要求我们"从对象历史的关联转向实现［着］历史的（vollzugsgeschichtlichen）形势"①，以便揭示原始基督教信仰的生活经验及我们对它的理解的纯形势构成的本性，并说明这经验最终应被视为原发的时间性的理由。他敏锐地注意到，这封信中有一些关键词反复出现，比如"知道"（Wissen）和"成为"（Gewordensein）就出现了十几次。它们是作为形式指引词而非观念表象词而起作用的，它们的原本意义只在说出它们、写下它们、阅读它们的语境中被当场体现出来。因此，如诗句乐调，它们在境域中的重复出现有着原发构成的意义，表达着紧张饱满的生活体验流的构成趋向。而海德格尔阐述的保罗心目中的基督再临（parousia）的时间含义，则是他的《存在与时间》中的表面上与神无关的时间性的先导之一。②

（四）"形式指引"在海德格尔前后期
著作中的某些表现

从现在可查阅的材料中可知，海德格尔于 1920 年之后努力将形式显示的方法用于教学和著述之中，取得了越来越大的成功。在

---

① 海德格尔：《宗教现象学引论》（*Einleitung in die Phänomenologie der Religion*），第 90 页。参比于以上（二）中总结部分的第（6）点。

② 参见张祥龙：《海德格尔传》，商务印书馆 2007 年版，第 99—105 页。

开始的数年里，"实际生活经验"和"形式显示"这样的词经常出现。比如，除了以上谈到的对雅斯贝尔斯《世界观心理学》一书的书评之外，在他计划中的一本关于亚里士多德的书的"引论"（即"那托普手稿"）中，"形式指引"被多次使用；并且，该"引论"的题目为"对亚里士多德的现象学的解释：解释学形势的指引"。此手稿中已出现了大量《存在与时间》中的独特用语，可视为《存在与时间》一书的最早的构思。

1924 年之后，"形式指引"这个词组在海德格尔的著作中尽管还偶尔出现，比如在《存在与时间》、《现象学与神学》论文（1927 年）①和 20 年代末的讲课稿②等之中，但不再具有突出地位。而"形式的"（formal）这个词却仍然较频繁地出现，行使着"形式指引"的话语功能。③

实际上，除了已讨论过的"生存"之外，海德格尔在《存在与时间》中用来表达自己思想的所有"关键词"，比如"存在"、"现象学"、"在世界中存在"、"牵念"、"应手的"、"缘构关系网"、"所去"、"打交道"、"周遭世域"、"四处打量"、"人们"、"处身情境"、"畏惧"、"牵挂"、"朝向死亡的存在"、"良知"、"先行

①　中文译文见孙周兴选编：《海德格尔选集》下卷，三联书店 1996 年版，第731—763 页，尤其是第 750 页上对"哲学"的概括性说明。

②　比如《海德格尔全集》（Gesamtausgabe）第 29/30 卷，《形而上学的基本概念——世界-有限性-孤独性》，它是海德格尔 1929 年至 1930 年冬季学期的讲课稿。

③　按照斯坦博（J. Stambaugh）于 1996 年出版的《存在与时间》的新英文译本末尾的"索引"的统计，"形式指引"这个词在此书中出现了八次左右，"先行的指引"有三次，而"形式的"出现了不下 45 处。见 Being and Time, tr. Joan Stambaugh, Albany: State University of New York Press, 1996, p. 440。

着的决断"、"揭蔽的真理"、"时间性"、"历史性"等，无不应作形式指引式的理解，或看作形式指引词。比如，此书一开头就指出，"存在"不应被当作一个最普遍的种属概念来把握[①]，其理由在于，它根本就不是一个通过普遍化而得出的概念或范畴，而只能被形式–境域式地理解。不仅如此，海德格尔还尽量利用词与词之间的词根、词头、谐音、双关、隐喻等联系，并通过在词素之间、词与词之间加小横线的方式，虚化实词，广构词丛，牵引挂靠，使"关系势态网"的语境构意功能达到更深妙的"圆舞"境界。比如，以"存在"为词根，构造了"缘在"、"在世界中存在"、"共同存在"（Mitsein）、"去存在"（Zu-sein; Sein zu）等一大族词；"牵挂"（Sorge）则与"牵心"（Fuersorge）、"牵念"（Besorgen）相牵相挂；"所……"（Wo……）又组成一大丛关系趋向词。比如"所去"、"所因"（Womit）、"所及"（Wobei），等等。通过副词、连词和介词（如zu, mit, bei, auf, hin, in, um）等"虚词"来构造形式–境域指引的语境，是海德格尔惯用的手法。他还常利用一词的"字面意思"，在原来意义完整的词中间插进小横线，以取得"双关"、"多义照应"、"显示生成关系"等形式–境域指引的效果。比如"Entfernung"的词典意义是"距离"和"消除"。海德格尔则在"Ent-fernung"的字面意义，也就是"消除距离"的意思上使用它[②]，以造成或暗示出"既远又近的'解释学距离'"的微妙含义。"Entschlossenheit"的一般意义是"[决心已下的]坚决状态"，但海德格尔在此同时强调它的词头与

---

① 海德格尔：《存在与时间》（*Sein und Zeit*），第3页。
② 同上书，第105页。

词尾分开（有了"解释学距离"）后的字面义的交合，即"Ent［充分去掉］-scklossenkeit［遮蔽状态］"，也就是"充分去除了遮蔽的状态"，以与"去蔽真理"（a-letheia）、"揭蔽"（Er-schlossenheit）、"出离"（Ekstase，出神心醉）等词呼应。所以，此词可译为"决断"，因"断"有"断开"之意。于是，此词也就意味着"在断开［去除现成化的蔽障］之中形成决定"，也就是缘在的一种最原本的自身构成的状态。由此两例可见海德格尔用词讲究到了"相互引发和相互维持"的精微地步，但也令不明"形式－境域指引"之初衷的人感到莫名其妙，甚而对此等自造的"行话"深恶痛绝，视之为故弄玄虚。

我们可以将海德格尔喜用的那一类词称之为"形式－境域指引词"，而将他拒斥的一类词称为"观念表示词"。后者是一般意义上的文字符号，用来表示某种抽象对象和观念，比如"属性"、"主体"、"实体"、"认识论"、"人的本质"等；前者则有语言本身的意义，在当场的使用中显示出、构造出语境中才能有的丰满含义。所以，这类词从表面上看往往是纯关系式的（比如与 da, zu, mit, wohin……相连）、动作性的或使之动态化的（比如 zuhanden, Seinkönnen, aletheia, Zeitigung）、正在进行之中的（比如 anwesende, vorlaufende）、用小横线分开或结合起来的（比如 Zu-kunft, Da-sein, In-der-Welt-sein, Gewesen-sein），等等。一旦被使用起来，它们所具有的"悬于空中"的特点更是被叠加、放大到了尽可能充分的和活灵活现的地步，使那些意义触须相互"牵挂"而做出各种巧妙的语言游戏，构成并显示出缘在（Da-sein）的纯缘发（Da, Er-eignen）意义。于是，以前用板结的观念表示词表达的哲学问题（"存在的意义"、"真理的本质"、"认知的可能"）被解构为形式和情境指引的问题；实体的变为在场与不在场交织的，再现的变为呈现的，关于"什么"的变为自身构成着的。

　　《存在与时间》中的某些词语在海德格尔的后期思想中出现得少了，或不再出现了，问题的表达方式也有不小的变化。但是，这种形式指引式的思考方式和表达方式绝没有减弱，反倒是获得了越来越丰富的表现。比如，在标志着他的思想转向的《论真理的本性》（1930 年）一文中，他将意味着"遮蔽"的"非真理"（Unwahrheit）扶正为一个有重大积极意义的词，与"真理"同样原初。他还在该文手稿中引用了《老子》第二十八章中的"知其白，守其黑"来论说之。[1] 以此方式，他进一步削弱了"真理"（Wahrheit）的实体性，让它与"非真理"互夺互生，更清楚地成为形式指引式的。其实，《存在与时间》中讲的真理，也主要是用的一个古希腊的词"aletheia"来表示，而且，如海德格尔的一贯做法，它被特意表示为"a-letheia"，意味着"去掉（a）-遮蔽（letheia）"。因此，《论真理的本性》一文不过发挥了这样一个形式指引词的本意：哪有"去掉-遮蔽"不以"遮蔽"为根本前提的？此外，海德格尔涉入纳粹运动最高潮时写的《德国大学的自我主张》一文（1933 年）中的一个关键词是"发问"（das Fragen）："这发问本身就是知识最高的构成形态。"[2] 细读过《存在与时间》导论第二节（题为"关于存在问题的形式（formale）结构"）的人，就会知道这"发问本身"就意味着一种

----

　　① 　张祥龙：《海德格尔传》，商务印书馆 2007 年版，第 235—237 页。并参见本书第六章第一节。

　　② 　海德格尔：《德国大学的自我主张；1933/34 年校长任职》（*Die Selbstbehauptung der Deutschen Universität; Das Rektorat 1933/34*）（Frankfurt: Klostermann, 1990），第 13 页。

纯关系境域的构成势态，它不被任何现成的答案满足，但又并不散漫空洞，而是就以自身的发问趋向来生成那活在历史实际状态中的"知"。"于是，这发问展开其最本己的力量来开启一切事物的本性状态（Wesentlichen）。此发问就这样迫使我们的目光变得极端简朴，从而投向那不可避免者。"①

至于后期海德格尔主要讨论的"语言"（Sprache）、"道说"（Sagen）、"诗"（Dichtung）、"间隙"（Riss）、"缝隙"（Fuge，赋格曲）、"缝隙结构"（Gefuege）、"构架"（Gestell）、"技艺"（techne）、"道路"（Weg）、"自身的缘发生"（Ereignis），等等，无一不是形式指引词。也就是说，它们无一不是表示那处于悬而不定的引发状态之中的纯关系，绝不可能被对象化和实体化，但又是更可领会的，直接显示着人的生存真意和动态结构。比如"自身的缘发生"（Ereignis），在德文中的意思是："发生的事件"；它的动词"ereignen"的意义为"发生"。但是，海德格尔要在更深的和更缘构的意义上使用它。与处理"缘-在"（Dasein）的方式相同，他将这个词视为由两部分组成的，即"er-"和"eignen"。"eignen"的意思为"［……所］特有"、"适合于……"。而且，如上面已提到的，"eignen"与形容词"eigen"（意为"自己的"、"特有的"）有词源关系，并因此而与"eigentlich"（"真正的"、"真正切身的"、"真态的"）相关。所以，通过这个词根，这个词与《存在与时间》中讨论的缘在获得自身的问题和真理问题内在相连。它的前缀"er"具有"去开始一

---

① 海德格尔：《德国大学的自我主张；1933/34 年校长任职》（*Die Selbstbehauptung der Deutschen Universität; Das Rektorat 1933/34*）（Frankfurt: Klostermann, 1990），第 13 页。

个行为"和"使［对方，尤其是自己］受到此行为的影响而产生相
应结果"的含义。总括以上所说的，这个词就有"在行为的来回发
生过程中获得自身"的意思。海德格尔还追究过它的词源义"看"。
他在《同一的原理》（1957年）一文中写道："'Ereignis'这个词取
自一个从出的语言用法。'Er-eignen'原本意味着：'er-aeugen'，
即'去看'或'使……被看到'（er-blicken），以便在这种看（Blicken）
中召唤和占有（aneignen）自身。"① 里查森将这种"看"理解为"相互
对看"②，也是很有见地的看法。此外，这个"看"或"互看"与胡塞尔
现象学之"看"也不是没有关联。总之，海德格尔要用这个词表达这
样一个思想：任何"自身"或存在者的存在性从根本上都不是现成的，
而只能在一种相互牵引、来回交荡的缘构态中被发生出来。所以，
这个词可以被译为"自身的缘发生"或"缘发生"。它是海德格尔用
来表达"存在本身"的真意的一个"主导词"或"引导词"（Leitwort），
就如同古希腊的"逻各斯"与中国的"道"一样，是只可意会而不可
翻译的。③ 它是人的生存状态的形式指引的一个最鲜明体现。

（五）形式指引的方法论特点

"形式指引"（更确切的表达应该是"形势的关系指引"或"纯

---

① 海德格尔：《同一与区别》（*Identität und Differenz*）（Pfullingen: Neske, 1957），
第24—25页。

② W. J. 里查森（Richardson）：《海德格尔：通过现象学到思想》（*Heidegger: Through Phenomenology to Thought*）（The Hague: M. Nijhoff, 1963），第612—614页。

③ 海德格尔：《演讲与论文集》（*Vorträge und Aufsaetze*）（Pfullingen: Neske, 1978），
第177页。

情境关系的指引"）表达了一个西方哲学中还从来没有真正出现过
的新方法和新的话语方式。它的一个基本见解是：在一切二元分
叉——不管是先天与后天、质料与形式，还是一与多、内与外、主体
与客体、人与世界——之先，在人的最投入、最原发和前反思的活
生生体验之中，就已经有了或存在着（es gibt）一种纯境域的动态关
系（趋势）结构，及其对意义、理解和表达的自发构成或生成实现。
所有的意义与存在者都是从这境域关系结构中生成，但这种关系结
构本身不能被孤立化和主题化为任何意义上的对象式的存在者，以
及这种存在者层次上的关系和构造。所以，这种结构中总有"悬而
不定"的或隐藏着的原发维度，并总在这不定、焦虑、牵挂之中当
场出现前对象化的意义和理解。现象学意义上的"时间"或"时间
［或实现历史式的］体验方式"是这种形式指引的一个典型例子。

　　其次，还应指出，正是由于这形式指引的动态关系结构已原本
到再无任何现成者可依据的地步，它就只能靠某种微妙的、从根本
上生发着的回旋结构来实现和维持"自身"。也就是说，在这个层
次上的参与者们（比如时间中的"过去"、"现在"、"将来"）已经没
有任何"自性"或自己的存在性，而只在趋向他者的，或不如说是相
互趋向着的关联交织之中来赢得自己的"当时各自"（Jeweiligkeit）
的存在。[①] 一切都在风云际会中（umgangsweise）缘在着。这样，传

---

　　① 　参见海德格尔 1923 年夏季学期讲稿《存在论（实际性的解释学）》（*Ontologie
Hermeneutik der Faktizität*），载《海德格尔全集》（*Gesamtausgabe*）63 卷（Frankfurt:
Klostermann, 1995 年第二版）。比如，该书第 6 节题目为"实际性：作为在其那时各自
状态中的缘在"（*Faktizität als das Dasein in seiner Jeweiligkeit*），其中讲道："这个作
为实际性的自己的缘在（Dasein），正在并只在它的那时各自的缘（*jewiligen 'Da'*）中才
存在。"

统西方哲学的问题，比如胡塞尔还在努力去解决的"认知意识如何能切中实在本身"的问题，或观念论与实在论之争，等等，就都从根本上被解决了或消解了。在实际生活体验中生成的或形式指引出的东西，总已经是世界的了（见上面的三种世界之说），它的最常见的形态倒是遮蔽实际生活经验的纯生成本性（即其真态状态）的"平均化的"和"混世化的"、"可使用化的"形态，再顺着"寻求保障倾向"堕落，按兴趣和关注方式而聚焦出各种对象；但另一方面，形式指引出的东西又都活在人的体验之缘里，与实际体验毫无关系的"客观存在"是没有的或无意义的。

　　第三，更微妙的是，海德格尔找到了一种能对抗对象化堕落倾向的，并与这种实际生活体验一气相通的理解方式和表达方式，这是他之前的其他哲学家都没有做到的，在他之后也只有德里达才悟到了其中的某些诀窍。了解以上讨论的读者很可能会产生这样的疑问：那种混沌恍惚的实际生活经验本身有何真正的"理解"（Verstehen）可言？作为现象学家，海德格尔也要在反思中、理论探讨中活动，他怎么能找到理解和表达那完全投入的实际生活体验的契机与话语？换句话说，他怎么能做出比其他的前反思型的哲学家们（比如尼采、柏格森、狄尔泰、詹姆士、怀特海、雅斯贝尔斯、伽达默尔、萨特、福柯）和完全否认对于终极真实的理解与表达可能的直觉主义者们更多更深的工作，以致"偶尔能够以最神秘和惊人的方式触到哲学事业的神经"（雅斯贝尔斯语）？[①]这就是海德格尔

---

　　① 引自 H. 奥特（Ott）：《马丁·海德格尔：政治生活》（*Martin Heidegger: A Political Life*）（trans. A. Blunden, London: Haper Collins, 1993），第 338 页。

的形式指引说的妙处或"绝处"所在。由于要完全不离实际生命世间地——绝不向任何松垮的理论化和对象化低头地——寻求理解和表达，海德格尔势必要让思想与语言最充分地震荡起来，当场现身和实现出来，相互穿透、相互做成，由此而显示出可理解性和可表达性。所以，对于他，一方面那些生活中的最不起眼的情境式经验和最震撼人的边缘式的经验，比如使用工具，非对象式地体察生存环境，与大伙儿搞在一起混世浮沉，以及倾听良知的呼唤，面对自己死亡的决断式领会，等等，受到最高的关注和非－对象域化（将它们科学人类学化、社会学化、心理学化、伦理学化等就是"对象域化"的做法）的动感描述，或不克扣实况的去蔽描述①；另一方面，他坚信思想（理解）与原本的语言（逻各斯）在一开头的显示（现象）中就是相互编织在一起的，正如主动与被动在他那里已经无法从原则上分开一样。因此生存意义上的解释学是他形成自己思想的最关键契机之一，他对胡塞尔、狄尔泰、克尔凯郭尔、拉斯克和亚里士多德等人思想的吸收无不朝向它。这样，让哲学考察中的思想回复到实际经验中的努力就同时体现为话语方式的改变，从传送语言之外的现成的观念变为语言本身在当场的生成活动，也就是对语言中隐蔽的各种非对象联系的揭示，新的联系的发现和建立；或者说是，让语言成为有生命的，有自己的时空间的，让语言本身说出和唱出

---

①　当然，对于"非真态的"（uneigentlich）的生存形态，比如缘在的"在-世界-之中-存在"的各种"混成"形态，如使用工具、牵念于因缘关系、与人们共在、好奇、闲聊等，形式指引也是就其原样地加以显示。但这种显示从原则上就不同于普遍化、对象区域化的理解和解释方式。这是两种不同的"不真态"，一种[虽然已淡化了缘在的"去存在"中的"自生成性"，但]还是非对象化的，另一种则将主客分离，用概念化语言来把握各种对象了。

充满深意的凭空而行的东西来。所以，在海德格尔那里，一切有助于让语言本身活动起来、当场生成起来的语境化和完型（Gestalt）化的成分，比如副词、介词、中性代词、有内结构的词（比如有词头、词根、词尾区别的）、有外结构的词（比如他用小横线连起来的词）、词丛（有词头、词根、词尾照应的词族）、语音关联、词源关联等等，都被尽量调动起来，参加一场语言-思想音乐会和舞会（与黑格尔讲的那场绝对精神吞吃对象的"豪宴"是大不同了）。于是，语言的"肉身"（读法、写法、排法、前后文中的位置等）已不可忽视，能指与所指的界线与一一对应被模糊，角色开始变换翻转。简言之，对语言的境域式和亲身的（leibhaftig）体验在某种程度上成了实际生活的体验的微缩形态及其形式指引，它们让思想和领会被当场萌发出来和凭空维持在"当时各自的状态"之中。这样的语言就成了思想的温床或"家"，而不再是家奴或邮差。而思想也就在这个意义上被语境化了、动态化了和当场生成化了。我们主要不是在听关于某些概念化思想的报告，而是在观看语言-思想的戏剧演出。这真是闻所未闻的哲学方法的革命。[1]

所以，我们看海德格尔的著作时，就有一种阅读别的哲学著作时所没有的感受，也就是一种悬浮在当场的语言氛围之中，遭遇到思想的萌发、生长与深化的活生生体验，而绝不是按照某个预先设

---

① 它的起点，确实可以追溯到胡塞尔-布伦塔诺的意向性学说，其基本精神是：意向行为的方式构成着被意向的对象。比如，按照海德格尔，布伦塔诺的意向性学说具有动态构成的特点，也就是各式各样的"使自身指向某物"的体验方式构成着被体验的"某物"。而胡塞尔的意向性学说的要旨在于，被知觉者就意味着其被知觉的样式与方式。可以说，海德格尔的"实际生活经验本身的形式指引"学说是意向性学说的前反思化、生存论化和存在论-解释学化。

定的框架进行的分类与扩展。^①当然，做这种思想－语言游戏需要创造性的技艺，需要才华和时机，即使对于海德格尔这样的大师，也有发挥得好与差的问题。无论如何，海德格尔最重要的一些哲学贡献，都与他成功地将语言游戏与对重大思想问题的深层揭示相结合有关。在他那里，对存在意义、人的本质、时间的本质、世界的奥义、哲学史上的概念、技术与艺术的关系等等的理解，几乎都是从德语、希腊语的语境中产生的。它让习惯于平整化的科学语言的人绝望，使"正常的"翻译难于进行，但它带来了一种新的哲学思想的可能。尤其是，如果不了解它，就根本不可能真正理解海德格尔。在他那里，哲学不再是观念化的思维，而是凭借广义的语境来开启道路的思－索。

（六）结 语

以上的讨论表明，形式指引的方法论思路恰恰适合于分析"缘在"（Dasein）这种非现成的存在者，因此，海德格尔在《存在与时间》中似乎是偶然提及的作为缘在本性的"生存"与这形式指引的关联背后，实在大有来头，是巨大冰山露出的一角。没有这种方法，海德格尔不可能走上写作《存在与时间》的道路，也就不可能进入那么独特的思想世界与话语世界（它与那似乎最接近它的生命哲学也大为不同）。尽管从 20 年代中期起，他就不再频繁地使用"形式

---

① 所以，海德格尔的《海德格尔全集》都不做索引、编者注等，逼读者深入原文。这种安排虽然受到不少批评，但却是符合海德格尔的治学风格的。

指引"这个词，但这绝不表明海德格尔放弃了它；恰恰相反，"实际生活经验［即生存］本身的形式指引"中包含的思路和话语方式对于他是如此根本、"自足"和"充满深意"，以致它的基本方法论导向活在海德格尔的所有思想和表达活动之中，根本"不在乎"是否得到特意的标明。本文之所以着力揭示它并分析其来龙去脉，是因为这么做具有别类分析所不具有的长处。其中之一就是"形式指引"有一种只在一个思想的起源处才会出现的清新、明晰与方法论的自觉，而这个思想后来的丰富化、圆熟化和出版物化却往往掩盖了它的真意。通过与普遍化和形式化的区别，它最明确地表明海德格尔是在哪一点上突破了传统西方哲学的框架，而进入他自己的独特哲学世界的。

　　1927 年，当《存在与时间》刚出版不久，海德格尔早年的学生勒维特（Loewith）向他抱怨这本书中对缘在的存在论形式分析，不如他（海德格尔）自 1919 年起讲的"实际性的解释学"（即"实际生活经验的形式指引"的另一种表达）那么具体。那时还在马堡大学任教的海德格尔在 8 月的回信中这样写道：

　　　　实际性的问题的意义对于现在的我来讲也绝不亚于我在弗莱堡开始教书的情况。从弗莱堡时期就引导我的那些视野，如今使得实际性问题对我显得要根本得多。我之所以一直关心邓·司各特和中世纪，然后又转回到亚里士多德，绝非出于偶然。要评价此书［即《存在与时间》］，不能只凭借［我在］课堂里和讨论班上所讲的。我一开始必须完全专注于实际的状态，以便无论如何让实际性成为一个问题。形式指引，对流

行的先天性、形式化等学说的批判，所有这些对于我来讲都还
活跃于《存在与时间》之中，即便我现在没有［直接］谈及它们。
说实话，我对于自己的［思想］发展并不怎么感兴趣。但如果
这样的问题提出来了，我的看法是，它不能只依照我教的课程
的顺序，对这些课中所讨论的东西加以总结就可以回答了。这
种短程的考虑忘记了，那些关键的视野与动力是以来回往返的
方式起作用的。①

　　如果海德格尔这里讲的符合实情的话，那么我们也可以说，不
仅如克兹尔所言，《存在与时间》中的生存就是形式指引，而且依
据上面的讨论，还可以进一步肯定：《存在与时间》及海德格尔一生
中所使用过的几乎所有关键词，都是形式指引式的；它们的运作，
都是"来回往返"式的，也就是说，都是在纯粹的相互关联之中来
构成其存在意义的。

------

① 引自克兹尔：《海德格尔〈存在与时间〉的起源》（*The Genesis of Heidgger's Being and Time*），第19页。

八 海德格尔后期著作中 "Ereignis" 的含义

"Ereignis" 是海德格尔后期使用的一个词，被他称为"服务于思想的主导词"[①]。它的特殊地位早已经被少数学者（比如 O. 波格勒）注意到。《海德格尔全集》65 卷于 1989 年发表之后，学界就一致公认这个词的关键地位了。可以举两个理由说明这种地位：首先，海德格尔声称存在的真理可以通过这个词得到理解，[②] 因而消泯了曾经流行的一种看法，即认为海德格尔一直未直接说明存在的含义到底是什么。其次，65 卷的书名是《哲学文集（以 Ereignis 起头）》，它的那个放在括弧中的副标题表明了与"Ereignis"的特殊关系，而此书在海德格尔著作中也占有独特地位，即以笔记的形式来直接揭示作者的核心哲思。它实际上是海德格尔为自己耕耘的一块秘密土地，或自练神功的笔录，生前一直深藏不露，身后也要特选他百年诞辰之际才发表，表明作者及其后人对它的另眼相待。眼下这篇短文无力探讨这本大作的全貌，只能简述一下读解此主导词

[①] Martin Heidegger, *Identität und Differenz*, Pfullingen: G. Neske, 1957, S.25.

[②] Martin Heidegger, *Unterwegs zur Sprache*, Pfullinger: G. Neske, 1959, S.260 (Fussnote).

的几点心得。

（一）字面义

　　"Ereignis"的寻常义是"发生的［不寻常］事情"，其动词"ereignen"就意味着"发生"。海德格尔在延用这个寻常意思的同时，还按其一贯的"形式显示"或语境缘起的风格，对这个词做了字面游戏化的处理，即将它看作由两部分——前面的"er-"和后面的"eig-"——的共谋而生成的一个字谜。第二部分（eignis）主要取"eigen（或 eignen）"的含义，即"自己的、特有的、独自的［为……所特有］，切合自身的"，因而大致意味着"独特的自身存在"、"自己的身份"或"独自具有的东西"。第一部分的"er-"就像英文的"en-"，是个促动词，有"使受到"、"使产生"、"发动"等意思。两边合在一起，这"Er-eignis"的第一层或浅层的谜底就是"使之获得自己身份的过程"；再结合这个词的寻常义"发生"或"发生的不寻常事情"，它在海德格尔语境中的比较完整的字面含义就是："使某某得到自己身份的发生过程或事件"。

　　基于这些考虑，我曾将它译为"自身的缘发生"或"自身的缘构发生"，有时简称为"缘发生"或"缘构发生"。现在看来，将这种翻译与相关的一组亲缘词（比如"zueignen"、"Ereignung"、"Eignung"等）做对应化处理也是可能的。

（二）对生义

但是，这个"使某某得到自己身份的发生过程或事件"对于海德格尔还有进一步的含义，即它是由某个对生结构发生出的。在他的著作中，凡正面讨论这个词，几乎都涉及一个对子，比如时间与存在、人与存在、世界与大地、开启与遮蔽、人与神、抛出与被抛、一个开端与另一个开端、建基与去基等。请看这一段：

> 人与存在以相互挑起的方式而相互归属。这种相互归属令人震惊地向我们表明这样一个人与存在［互动］的情况（dass），即人如何让渡自身给（vereignet ist）存在，存在也如何奉献自身于（zugeeignet ist）人的本性。在这个架构中盛行的是一种奇特的让渡自身（Vereignen）和奉献自身（Zueignen）。现在需要的是去单纯经历这个使得人与存在相互具有（geeignet ist）的具有自身（Eignen）；也就是说，去投宿到那被我们称之为自身的缘发生（*Ereignis*）之中。[1]

从中可以清楚地看出一个"对生出自身"——在相互……之中赢得自身——的结构。所以，在《哲学文集（以 Ereignis 开始）》[2] 里，海德格尔有时直接称之为"之间"（Zwischen）。比如：

---

[1]　Heidegger, *Identität und Differenz*, S.24.

[2]　Martin Heidegger, *Beiträge zur Philosophie (Vom Ereignis)*, Frankfurt am Main: V. Klosterman, 1989.

这自身的缘发生（Ereignis）就是神的经过（Vorbeigang）与人的历时（Geschichte［活的历史］）的相关联的之间。[①]

这"之间"正是"Er-eignis"中的"Er-"的深层含义，意味着某个对子之间的发生创立，所以它不是指两个现成者之间的关系，而是像阴阳那样的对子之间的生成，是为"缘发生"或"缘构发生"，[②]由此而使"自身身份"（包括对子双方取得的身份）得以可能。

（三）非实体义

从上面两处引文也可看出，"自身的缘发生"不同于西方哲学中盛行的所有实体化思路，因为它将"自身"——不管是存在的自身（本质、实体）还是主体的自身（例如笛卡尔的"我"或胡塞尔的先验主体性）——看作是相互激发、相互让渡的产物，是一个之间，绝没有任何可指认、可述谓或可把捉的实体。实际上，这是理解"Er-eignis"的关键所在，不跳过这样一个双否定的（Un-）龙门，就会丧失海德格尔赋予这个词的一切新意。《哲学文集（以 Ereignis

---

① 海德格尔：《哲学文集（以 Ereignis 开始）》（*Beiträge zur Philosophie [Vom Ereignis]*），第 27 页。

② 有的学友指责拙译中的"构"字有人工构造之义，不符合海德格尔这里强调的不受人为控制的意思。可是，此"构"义取自胡塞尔与海德格尔都使用的"构成"（Konstitution, konstituieren），是现象学的构成，尤其是海德格尔意义上的存在论现象学意义上的构成，并非预设了什么基本元素的构造。此外，如果我们明了刚讨论的"Er-eignis"中"Er-"的深义，就不会匆忙否认其中的"缘发生"的特性，因为"缘"意味着"纯关系"、"时机化"，是"Er-"应有之义。无"缘"字修饰的"成"，过于含糊，不知是以哪种方式在形成。

起头〕》对这一点倾注了大量充满思想激情的阐发，表露出作者要理清自己的思想元机制的焦灼努力。

因此，要领会这个词，首先要深入体会它的"火"（Feuer）性[①]、"去基"（Abgrund〔深渊〕）性、"传递"（Zuspiel）性、"拒绝"（Verweigerung）性、"开端"（Anfang）性、"过渡"（Übergang）性、"他者"（Andere）性、"争辩"（Auseinandersetzung）性、"缘在"（Da-sein）性、"跳开"（Ab-sprung）性、"危困"（Not）性、"开裂"（Zerklueftung）性、"抛出"（Entwurf）性，以及"沉没"（Untergang）、"惊恐"（Erschrecken）、"羞怯"（Scheu）、"压抑"（Verhaltenheit）、"非本质"（Unwesen）等等表达的用意。这些对传统实体自身观说"不"的反叛言论，占了全书的半壁江山，不以思想的身体直接感受到它们的滚烫和冰冷，不因此而触知"自身的缘发生"中总在出现的"原初转向"或"〔双向〕反转"（Wider-kehre）[②]，以及这个词所具有的"最能发问状态"（das Frag-würdigste）[③]，也就是它那总也抹不净的字谜待猜性，就绝不可能理解"Ereignis"。

（四）真性和神性

除了上述这种"不"、"非"、"反"之性，"自身的缘发生"对于海德格尔当然还有肯定性的或真性的一面。这使他区别于虚无

---

① 海德格尔：《哲学文集（以 Ereignis 开始）》（*Beiträge zur Philosophie [Vom Ereignis]*），第 7 页。

② 同上书，第 407 页。

③ 同上书，第 11 页。

主义者。他写道：

> 所有发问(Frage)之发问就存在于对"原存在(Seyn)意义"的发问之中。① 在实施此发问的展开之中，那个"意义"所指称状态的本性(Wesen)成就了自己；而在此状态里，这发问本身就在思索。同时这发问本身所开启者，即对自身隐藏的开启，也就是真理，其本性也在此发问的展开之中得以成就。对于存在的发问(Seinfrage[关于存在的问题])是这样一个进入原存在的跳跃(Sprung)，它由追寻原存在的人来实现，如果这人是一个[能只凭发问而]思想着的创立者的话。②

发问达到了极致，也不是怀疑主义，反倒恰恰因为它达到了"最能发问的状态"，而又能在其中跳变出、实现出或创立出真理和原存在，这发问的追求才是怀疑主义和虚无主义的克星。海德格尔用"Seyn"（原存在）来表示的，正是处于最能发问状态中的"Sein"（存在），是总在呼应谜面的谜底。传统形而上学靠实体化的、"去谜化"的自身来抵御虚无与怀疑，却无真实效果，只是一种没有达到这"事情自身"的逻辑坚守而已，禁不住尼采式的断喝。请注意，这讨论"发问"的部分（第一部分第4节）正被冠以"以Ereignis起头"的标题。

---

① 此句话德文是："Die Frage nach dem, Sinn des Seyns' ist die Frage aller Fragen." 它还可以译为："对'原是的意义'的发问是所有发问之发问。"不管如何译，都应该照应到"Seyn"（Sein的变体或原体）与"ist"之间的关联。

② 同上书，第11页。

所以，海德格尔在此书及后来的一些著作中，重提"神"（Gott, Götter）的问题。他曾在其思想形成期（1919 年前后）关注过基督教的原初神意所在，但在《存在与时间》（1927 年）阶段压抑了这个问题。在《哲学文集（以 Ereignis 起头）》中，这神脱去了基督教的紧身衣①，深入到一神论、泛神论、无神论的争论达不到的地方②，而表现为"最后的神"（der letzte Gott）。当然，按自身缘发生的"对生"理路，这神也是"开头的神"。

> 这最后的神不是结尾，而是另一个开头（anderer Anfang），即我们那不可测度的历时可能性的开头。……自身的缘发生表现为怀疑着的放弃自身状态，当它在拒绝［任何现成信仰］中越来越强地到来时，这最后之神的最大临近就缘发生出了自身。③

> 这最后的神不是结尾，而是开头进入到自身内的振荡，并因此是拒绝的最高形态。④

这样看来，这"最后的神"就是在拒绝了一切可实体自身化的神及无神之后，还原掉了一切形而上学的有／无神论之后，仍然能从隐蔽和深渊中暗示（Wink）给我们存在真义的光明。"这最后的

---

① 海德格尔：《哲学文集（以 Ereignis 开始）》（*Beiträge zur Philosophie [Vom Ereignis]*），第 403 页。

② 同上书，第 411 页。

③ 同上。

④ 同上书，第 416 页。

神在拒绝中达到的最外延的遥远，却是一种无与伦比的临近，这种关系不可以被任何'辩证法'歪曲和抹去"①。

所以，在海德格尔心目中，"自身的缘发生"不止于解决理论上的存在意义问题，而是能在"上帝死了"之后，为人类找到并保存那最终的，当然也是最原初的神意和信仰的思想。海德格尔背叛了他的家族世代尊崇的天主教教会信仰，但从来没有背叛过信仰自身。

（五）"转向"义

上面已经提到，海德格尔认为这"自身的缘发生"中必有根本的转向（Kehre）和反转。其实，这既是这个思想枢机本身的特点，又与他本人30年代初开始的思想转向有内在联系。当有人断言海德格尔的思想转向意味着《存在与时间》的失败，意味着"从'缘在'（Dasein）转向'存在本身'"这样的断裂性转变时，海德格尔的回答是：这转向就是我思想本身所要求的。②

标志海德格尔思想转向的文章《论真理的本性》（1930 年第一稿），就旨在调整《存在与时间》中"真［去蔽、光明］"优于"不真［遮蔽、黑暗］"的失衡倾向，将"不真性"（Unwahrheit）置于

---

① 海德格尔：《哲学文集（以 Ereignis 开始）》（*Beiträge zur Philosophie [Vom Ereignis]*），第 412 页。

② 见 W. J. 里查森：《给理查森的信（1962 年 4 月）》（*Heidegger: Through Phenomenology to Thought*）（Hague: M. Nijhoff, 1963），第 xvii 页。此外，拙著《海德格尔思想与中国天道》（第七章等）和《海德格尔传》（第十二章等）都讨论了海德格尔思想转向的动机、含义与后果。

与"真性"同样根本的，甚至更根本的位置上。而这却不是在整个否定《存在与时间》，因为它也正是那本书中的另一倾向所要求的，即认为缘在"真正合乎自身"（eigentlich）与"不真正合乎自身的"（uneigentlich）生存状态是"同样原初的"（gleichursprünglich）。请注意，这"真正合乎自身的"（eigentlich）的词根与问题，都与"Er-eignis"中的自身身份的词根与问题息息相关。有了以上几节的讨论，读者当然不会惊讶于海德格尔可以写出像"真正合乎自身的不真性"（die eigentliche Unwahrheit）这样似乎自相矛盾的词组，因为，这里盛行的不是形式逻辑，也不是辩证逻辑，而是自身的缘发生！

《哲学文集（以 Ereignis 起头）》更明白证明海德格尔对自己思想转向的判断有内在的依据，并非强为己辩。此书写于 30 年代后半期，属于作者的思想后期，但其中不但大量使用《存在与时间》的关键词，比如"Dasein（缘在）"，而且也力图从思路本身打通前后期。这里只试引一段话：

　　什么是这处于自身的缘发生之中的原初转向？它就指原存在（Seyn）的这样一种发作，它作为［缘在之］缘（Da）的自身缘发生（Ereignung），使这个缘–在（Da-sein）成为其自身，并且实现（藏匿）这个存在者［指缘–在］中的被奠基的整全真理性。这个缘–在就在这缘的被照亮的隐藏之中找到了它的场域（Stätte）。①

---

　　① 　海德格尔:《哲学文集（以 Ereignis 开始）》（*Beiträge zur Philosophie [Vom Ereignis]*），第 407 页。

这是前后期思想的交织或"[相互]反转",通过缘在之缘和真理性伸向《存在与时间》,通过"被照亮的隐藏"和"自身的缘发生"而投向后期著作。

(六)其他含义

还可以指出起码四种值得关注的 "Ereignis" 的含义:不可直译性,与老庄之"道"的关联,与海德格尔思想形成期(1916—1923 年)的"实际生活经验本身的形式显示"思路的呼应,以及它对于胡塞尔"自身意识"思想的深化。这里只简略表示一下前两个含义。

由于这"自身的缘发生"是如此原初,在拒绝一切理念自身化的前提下,通过语言的肉身(即语言的字面游戏化或字谜化)而对生出、当场构成自己的身份,所以它的活生生的含义不可被观念化、概念化,因而不可被直接翻译。正如海德格尔在《同一与区别》中所说:

> 考虑到已经指出的情况,"自身的缘发生"现在就应被当作一个服务于思想的主导词而发言。作为这样被思考的主导词,它就如同希腊的主导词"逻各斯"和中国的主导词"道"(Tao)一样,几乎是不可翻译的。①

说它几乎不可或很难(sowenig)翻译,而非完全不可译,是因

---

① Heidegger, *Identität und Differenz*, S.25.

为语言并非只服务于传输概念和观念化含义，它还有一个非概念化、非述谓化的"自身的缘发生"的构意维度，比如在诗歌，特别是荷尔德林的诗歌中显示出来的维度。

这也就牵扯出"自身的缘发生"与老庄之"道"的关系。这又是一个巨大的多维度的话题。这里只想说明，海德格尔的思想转向本身就与老庄有关。《论真理的本性》的最初手稿引用了《老子》第二十八章的"知其白，守其黑"，用来阐释海德格尔要平衡"真的光明［白］"与"非真的隐藏［黑］"的思路。[①]海德格尔还认为《老子》是"诗化的思想"（dichtendes Denken）[②]，而他对"道"的解释中也无不闪现出他的"自身的缘发生"的思想。而且，仔细考量后可知，海德格尔思想，特别是后期思想与老庄的道论的确有思想品质上的共通之处。"道"本身就有"开道"[③]和"道言"[④]义，是非实体的，在阴阳对生中缘发生成万物自身，"道冲，而用之或不盈，渊兮似万物之宗"[⑤]；"以其不自生，故能长生"[⑥]；"道之为物，惟恍惟惚；……窈兮冥兮，其中有精"[⑦]；"万物负阴而抱阳，冲气以为和"[⑧]。尤其是

---

① 参见拙著《海德格尔传》第二版（商务印书馆 2007 年版）书前所附海德格尔的手稿、比梅尔对于手稿的整理及比梅尔与我的通信。

② Martin Heidegger, *Unterwegs zur Sprache*, Pfullingen: G. Neske, 1959, S.198.

③ 《尚书·禹贡》："九河既道。"

④ 《尚书·康诰》："既道极厥辜"；《尚书·顾命》："道扬末命"；《论语·宪问》："夫子自道也"；《老子》："道可道，非常道"；《庄子·齐物论》："不言之辩，不道之道"，《庄子·天下》："时或称而道之"；等等。

⑤ 《老子》第四章。

⑥ 《老子》第七章。

⑦ 《老子》第二十一章。

⑧ 《老子》第四十二章。

"反者，道之动"[①]，正是海德格尔讲的"自身的缘发生"中的"反转"结构的先导。想一想，此文以上所讲的，哪一点不与老庄有虽然遥远，但却又总在临近的呼应呢？很可能，海德格尔的"自身的缘发生"思路的形成就受到过老庄的影响，不然的话，以他的表述风格，多半不会将这个思想主导词与"道"和"逻各斯"并置而言。另外，他于1943年的一篇文章中引用《老子》第11章全文来阐发荷尔德林的独特性所在，更是与《哲学文集（以 Ereignis 起头）》的思路乃至一些用语（比如"之间"）直接重叠。[②]

（七）"Ereignis"的翻译简议

迄今对这个词已有不少尝试性的中文翻译，比如"本有"（孙周兴）、"自在起来"（王庆节）、"本成"（倪梁康）、"本是"（陈嘉映）、"本然"（张灿辉）、"成己"（邓晓芒）等，[③]当各有思考和权衡。我现在能看到的只有周兴君与庆节君的讨论，都令人受益匪浅。周兴君提出，翻译要尽量满足两个条件，即与原词在字面上对应，可适用于相关的词族，我完全赞同。只是还想再提一个条件，即要符合海德格尔的哲理原意，不然一切对应与适用都失去要义了。正是在这一点上，我对以上译法中一些（也就是除庆节君与晓

---

①　《老子》第四十章。

②　参见拙著《海德格尔传》第二版第十七章以及本书第六章第一节。

③　见王庆节："也谈海德格尔 Ereignis 的中文翻译和理解"，载《世界哲学》，2003年第4期，第3页。

芒君译法之外者）有些疑虑，因为它们引出的阅读效果都有将"eig-"中心化和实体化的倾向。"本有"就是"本"在"有"；"本成"也还是"本"在"成"；等等。而且，"eig-"词族主要指"自己"、"独特"、"专有"，而没有多少"本"的意思。"本"毕竟容易让人联想到"本质"、"基本"。而将"自己"所"特有"者看作主体意识，又将此主体性看作"本体"、"本质"乃是近代而非当代西方哲学的特征。晓芒君的"成己"起码从字面上将"己"（eig-）当作被生成者，而不是生成的出发点。而且，如果这"己"要求不断地再被成就的话，那就逼近了海德格尔的原意（*由于我还未看到晓芒君的有关辨析，不知这么解释是否合乎其宗旨*）。庆节君的"自在起来"，虽然"自"或"自在"在前，但"在起来"或"起来［用它来对应 er- 颇贴切］"却可以反激回去而使之生成化。它让我又感到了熊伟先生当年"在将起来"的诠海妙韵。不过，这"在起来"或"起来"是否能在阅读中完全活化"自"或"自在"，我还有少许保留。

　　我本人对于这个词的翻译，即"自身的缘发生"或"自身的缘构发生"，不如以上诸译法精炼，但旨在突出这个"自身"的非实体性、非现成性、非中心性和纯发生性。而且，以上第二节的翻译表明，它也可以适用于相关词族。当然，由于上面所引海德格尔的"几乎不可翻译"告诫的真实分量，以及中文与印欧语系文字之间的巨大结构差异，我们所有的提议都是在做非线性的逼近。但这岂不恰是 Ereignis 要传达的一个意思？没有哪个译名是终结者，但这又绝不意味着没有更好的、更合宜的译名，以作为"另一个开头"。它的真义或谜底就在这"传递"（Zuspiel）、"相互传递"或"冲气以为和"之中出现。

（八）海德格尔翻译"道"的"Ereignis"意境

海德格尔对于老庄之"道"的翻译努力，也在提示着我们。他深知这个中国的思想主导词是不可直译的，却还是试图用围绕 Weg 的一族词去译解它。在德文中，weg 标志着一组很有自身的缘发生特性的（ereignend）词簇。它既有（在做副词和前缀时）"离开"、"抛弃"、"除去"这样的"反"义，又意味着（在做名词时）"道路"、"通道"，由之到达和成就所意向者、独具者的"正面"意义。海德格尔要将这 weg 的反正两面打通，将它理解作"weegen"（开道）、"be-weegen"（驱动、开道）。① "weeg-"又牵挂上"wiegen"（摇晃、掂量）、"wagen"（冒险）和"wogen"（波动）；"be-"则连到"be-langen"（达到、起-诉）、"be-hufen"（召集）、"be-hüten"（保护）和"be-halten"（保留）。因此，此道路应被视为一种域（Gegend），但却是正在域化着的域（Gegenend），"一块给予着自由的林中空地，在其中那被照亮者与那自身隐藏者一起达到此自由"②。细读这题为"语言的本性"的文章中关于"道"和"道路"的几页，让人惊叹于海德格尔从德语和一个中文词那里感受到的如此丰沛的缘构巨力，并表现为如此华采动人的语词变奏；而更奇妙的是，这语词的变奏总在生成着哲理思想的谐音（Anklang），或者讲，它们就是原-缘思想，诗化着的或创立着的（dichtend）思想。这就是"自身的缘发生"！

---

① Martin Heidegger, *Unterwegs zur Sprache*, S.197—198.

② Ibid, S. 197.

中国学人不可不知以下这段话：

在老子的诗化的或创立着的思想之中，主导词在原文里是"道"（Tao）。它的"真正合乎自身的"（eigentlich）含义就是道路（Weg）。……此道能够是那为一切开出道路（alles be-weegende）之道。在它那里，我们才第一次能够思考什么是理性、精神、意义、逻各斯这些词可以真正合乎自身地，也就是出于其自身本性地（aus ihrem eigenen Wesen）说出的东西。很可能，在"道路"，即"道"（Tao）这个词中隐藏着思想着的说（Sagen［道说］）的全部秘密之所在。①

对于海德格尔，这"道"、"道路"和"道说的秘密"就意味着"自身的缘发生"。所以他在同一本书中写道：

自身的缘发生（Ereignis）让人在对于此发生本身的习用（Brauch）中缘发生出自身。就此而言，［"自身的缘发生"中的］"具有自身"（Eignen）就是自身缘发生着的（ereignend）显示，因而此自身的缘发生就是朝向语言之道说的开道（Be-weegung）。②

---

① Martin Heidegger, *Unterwegs zur Sprache*, S.198.

② Martin Heidegger, *Unterwegs zur Sprache*, S.261. 此段话中的"Brauch"（习用，周兴兄译为"用"），是一个有深意的词。海德格尔用它译解"阿那克西曼德之箴言"中的"τὸ χρεών"（一般译作"必然性"），并给予它非常接近"自身的缘发生"的含义："'用'把在场者交到它的在场中，也即交到它的逗留中去。'用'给予在场者以其逗留的份额。逗留者的每每被给予的逗留基于裂隙中，此裂隙把在双重的不在场（到达和离开）（转下页）

这道路就是自身缘发生着的（Der Weg ist ereignend）。①

（接上页）之间的在场者在过渡中接合起来"（孙周兴编译：《海德格尔选集》，上海译文
出版社 1996 年版，第 581 页）。相反，海德格尔在引用《老子》第 11 章时，却把其中四
个 "用" 字（斯特劳斯德文《老子》译本译作 "Gebrauch"）统统译为 "存在"（Sein），不
知其中是否有 "反转" 的考虑？（参见拙著《海德格尔传》第二版第十七章。）

　　① Martin Heidegger, *Unterwegs zur Sprache*, S.261.

第四部分

象的哲理

九　概念化思维与象思维

就哲学方法论而言,象思维(*xiang-thinking*)主要是相对于西方传统哲学活动中的概念思维(concept-thinking)而言的,尽管它也要与其他思维方式(比如形象思维[image-thinking])区别开来。本文拟探讨概念思维和象思维各自作为哲学的方法论,其含义到底何在? 它们有什么关系?

(一)什么是概念?

"概念"不是古汉语词汇,而是一个用来翻译西方语言中的"concept"、"Begriff"的现代汉语词汇。它在各种自然语言中,依不同的上下文,可能有多种含义,但也确实表达了某种特别的思想倾向。比如,当将它与"图像"、"感知"、"感情"等相比时,就可以明确知觉到这种独特的倾向,即一种趋向于抽象、确定状态的思想倾向。所以,在西方传来的传统逻辑学里,它是逻辑方法的起点;所谓"概念-判断-推理-公理化推导系统",指示出这种逻辑学的基本结构。

美国流行的《韦伯斯特词典》(1988年第9版)将"concept"的含义归为两类:(1)心里边包含的东西,比如思想、看法(something conceived in the mind: THOUGHT, NOTION);(2)将特殊实例普遍化而得到的一个抽象的或全称的观念,与"观念"(idea)为同义词(an abstract or generic idea generalized from particular instances. syn. See IDEA)。[①]

《现代汉语词典》这么解说"概念":"思维的基本形式之一,反映客观事物的一般的、本质性的特征。人类在认识过程中,把所感觉到的事物的共同特点抽出来,加以概括,就成为概念。比如从白雪、白马、白纸等事物里抽出它们的共同特点,就得出'白'的概念。"[②]虽然这个解释过于偏向了马克思主义哲学教科书的讲法,忽视了"概念"的更柔性的使用(比如"你对美式橄榄球有概念吗?"),但它的确表明了现代汉语中"概念"的致思方向,而且与美国人对"概念"的第二种,也就是带了些哲理含义的用法是一致的。而这正是我们要关注的。

总之,无论在英文(及其他西方语言)还是现代汉语的日常使用中,"概念"大致有两种含义:较宽泛的是指"心中的观念、想法",大约相当于"可被明确意识到的稳定意义";较窄的则指"从具体事例中抽象出来的普遍观念"。尽管前一种用法也常出现,让"概念"行使"[明确的]意义"、"含义"这类词的功能,因而一些运用

---

① *Webster's Ninth New Collegiate Dictionary*, Springfield (Massachusetts, U. S. A.): Merian-Webster Inc., 1988, p.272.

② 中国社会科学院语言研究所词典编辑室编:《现代汉语词典》,商务印书馆1997年版,第404页。

非概念化方法的哲学家，也可能在肯定的或中性的意义上使用"概
念"这个词，但是很明显；后一种用法是这个词的哲学含义。所以，
在传统西方哲学乃至中国的现代哲学中，概念被认为是人类的观
念化理性思维的细胞，以它为起点，构成了判断、推理和概念化推
衍系统。表达这种概念的语言主要是名词或名词化的形容词、动词
等。下面就用"概念化"（conceptualizing, conceptualization）这个
词来刻画"概念"的第二种含义，即它的哲学方法论的含义。

所以，"概念化思维"就是一种依据狭义的概念及其衍生族类
（比如依据概念形成的判断和推理）而想问题的方式，被不少人认为
是人类理性思维最重要的方式，在哲学活动中被广泛地用来思考终
极问题，比如"什么是世界的本原？""什么是真理？""什么是美德
的本性？"等等。

（二）概念化思维的特征

这种哲学思维方式的特点如下：

（1）普遍化或一般化（universalizing or generalizing）。这是几
乎所有对"［狭义］概念"的定义或说明所肯定的。概念不是用来把
握具体事物的思维方式，它是概括了一类事物的共通点的观念。所
以表达概念的词比如"白"，就不同于指示具体事物或特定存在者
的专名，比如"这个白色块"、"这匹马的白颜色"。在这个意义上，
概念是抽象的、非个体的，它抓住共相（the universal）。因此，概念
化思维从根本上就忽视文化的、生活的"特殊状态"，而寻找可普遍
化的哲理、真理。

就此而言，"概念"不同于"形式"（form, eidos），因为个体，比如一个特定的人，也有形式，但我们很难说"辜鸿铭"这个人有自己的概念，尽管我们可以通过概念词和描述词的叠加（所谓"摹状词"）来指称他，例如"那个在清朝末年写了《春秋大义》的人"①。然而，与质料相对的形式，也有普遍化的倾向，比如柏拉图理解的形式或理式（eidos），以及亚里士多德对形式的一种看法，即认为形式与本质同义，是最高实体；而亚里士多德的另一个看法，即有"［只针对个体的］个别的形式或本质"，却遇到说明上的困难。如果这后一种看法被认真地贯彻下去，就有可能突破概念化的哲学思维。

（2）静态化。通过概念来把握共相，而且相信它把捉到的是某一类事物的本质，或有身份鉴别力的共通点，于是这本质就被相信具有不变的含义，是一个完全静态的观念存在。具体的现象可以变化，但这本质自身却不会变。于是，哲学家们相信，这通过概念化得到的本质，为人类的理性思维提供了稳固的基础，是能够打入逻辑"基岩"的思维之桩，与文学、诗歌中用来表达感情和想象的具体观念和语言从本质上就不同。

概念的静态化，似乎为思维提供了稳定支点，但它的弊端是使思维和理论进入不了动态的现象，所以从柏拉图晚年对理式论局限的反省开始，西方哲学也曾想让概念在不失根本稳定性的前提下动起来，比如通过寻求概念之间的关系，让概念获得延展、推理和辩证攀缘的能力。实际上，使概念系统成为像数学那样有内在的推演

---

① 有人反对这种摹状词指称个体的理论，认为指示个体的只能靠专名，而专名并无内涵。

力和判定能力的演绎系统，是西方传统哲学之梦。它在黑格尔那里达到一个高峰。这位大师认为通过找到概念内部的对立关系（康德在使用概念化方法去解决终极问题中发现的"二律悖反"——两个对立的判断都可成立），可以让概念被这矛盾的冲突驱动起来，进入一个辩证发展的过程，这样，概念也就不再只是抽象和普遍，而是也获得了辩证发展的脉络具体性。这些寻求有着深刻的动机和思想闪光，也似乎取得了一些突破，但从根本上讲，概念及其系统并没有自发地动起来，一个"不动的推动者"总已经以某种方式被不合理地塞了进来，不管是以将绝对理念当作辩证发展的目的因的方式，还是将概念的矛盾对立的结果理想化、发展方向保险化的方式。所以，黑格尔之后的敏锐哲学家们，往往对这个庞大的辩证逻辑体系产生一种"施加概念魔法的高级骗术"的感受（在这一点上，黑格尔主义不如承认概念方法的抽象与静态的典型柏拉图主义真诚），并力求从根底上揭示其"伪动性"。

（3）高阶对象化。通过概念及其语词，这种思维总是对象化的（objectified），也就是总将思想的真实含义归结为了某种对象。诚然，由于概念思维的抽象性，这类对象不同于时空中的具体对象，但它确实有自己的抽象形式所造就的对象。比如柏拉图讲的"床本身"、"正方形本身"，是一切现象之床和正方形的理想原型，当然有理式化的、观念化的形式，而且这种形式就是由灵魂之眼看到的不变对象，可称之为"高阶对象"。即便"勇敢本身"、"美本身"，也有概念化定义所标示的理型，所以也可以成为我们主体意识的观念对象。这就造成了一种内在的或更高阶的主／客二元的局面。在经验论那里，"概念"被心理化，成为我们心中、意识中的观念，虽然没有客观的实体性，但有内在的普遍化效应。它基本上保持了概念化思维的几乎所有特征。

弗雷格（Gottlob Frege）在《论概念和对象》（"On Concept and Object"）一文中要区别概念与对象，认为概念比如"马"所标识的只能是语法谓词的所指，而对象比如"骠赛佛拉斯［亚历山大的战马］"只能是语法上的主词的所指。所以，概念词只能做谓语，而指称个体对象的专名只能做主语。[①] 然而，即便他的这个区分也并未威胁到，而是在一定意义上证实了以上的观点，因为"马"这个概念还是某种意义上的对象，比如是谓词"马"所指称的对象，而且在"骠赛佛拉斯是一匹马"中，这"马"的外延也是一组对象的集合，其中包括了亚历山大的这匹战马。所以，"马"这个概念本身的可被定义的内涵与外延都是某种可以对象化的东西。[②] 这样，我们也就可以讲"马是四足动物"。这就是概念不同于"意义"之处，概念是总可以被高阶对象化的普遍观念，而有些意义，比如老庄讲的"道"的意义、"方的圆"、"最小的正分数"的意义是不可被对象

---

　　① 　其实，我们可以说"晨星是金星"，而处于谓词位置上的"金星"是专名。但弗雷格说这时这个"是"的意思不是［造就述谓语的］"归属于"，而是"等于"，因而"……是金星"不是他讲的谓词。可见，他的对象与概念的区别建立在人工规定之上。

　　② 　维特根斯坦在他的前期著作《逻辑哲学论》中，试图彻底贯彻弗雷格的概念观，否认任何名词可以指称概念，或者说否认任何名字有自己的意义；只有命题（名字与谓语的结合，有了真值）才有意义。这样，真正的名字就只有专名，而所谓概念的含义只有通过一个个命题显示出来。概念不能被命名，也就不能如此这般地被对象化。但是，我们知道，他的这个方案过于人工语言化、逻辑语法化了，即便它本身有深刻的哲学含义（包括批判传统概念化哲学的含义），但也不符合浸泡在日常语言中的思想与表达，无法有效地解决相关的哲学问题。所以，在他意识到这些缺陷后，思想发生了转向，在后期著作如《哲学研究》中放弃了这种语言哲学观，而以明晓的非概念化方式（比如"语言游戏说"、"生活形式说"）来理解语言的意义和一系列相关的哲学问题。

化的。

(4)事后的反思性。以上三个特点表明，概念思维把握的不是在事情发生之中的意义和存在状态，因为那都是可变的、正在生成着的，而且普遍与特殊、主体与对象在其中也不能真正分开。可以说，概念思维是一种事后的反思，如黑格尔在《法哲学原理·序言》中讲的："哲学作为有关世界的思想，要直到现实结束其形成过程并完成其自身之后，才会出现。……对灰色绘成灰色，不能使生活形态变得年轻，而只能作为认识的对象。密纳发的猫头鹰要等黄昏到来，才会起飞。"① 当然，他这里讲的哲学，只能理解为概念化哲学，或概念化思维主导的哲学方法，而不能概括一切哲学。它同时也证明了，黑格尔的辩证法并不像他声称的，是"自在自为"的具体化和生成发展化了；如若那样，就不会进入不到沸腾的生活过程之中，而非要"等黄昏到来，才会起飞。"

马克思想克服这种哲学的事后性，提出哲学的首要任务不是事后的"解释世界"，而是"改变世界"。② 因此，他希望自己的哲学成为精神和物质批判的武器。就其《共产党宣言》的历史作用而言，这思想的确在约一百年间进入了能够跟随历史并参与塑造历史进程的状态，由此而突破了概念化思维方式。但就其被科学化、教科书化的体系而言，则仍然是事后反思型的。

(5)如果对以上四个特点做一总结，更简捷地理解它们的总体倾向，则可以说，概念思维是不生成意义的（*non-meaning-*

① 黑格尔：《法哲学原理》，范杨、张企泰译，商务印书馆1961年版，第13—14页。
② 马克思：《关于费尔巴哈的提纲》，《马克思恩格斯选集》第一卷，人民出版社1974年版，第19页。

generating)，而只限于对已有意义的规定、组织和系统化，可称之
为安排意义的(*meaning-arranging*)理性活动，一般称之为理智
(intellect)。

　　总之，作为传统西方哲学的主要方法论倾向，概念化思维的致
思意向是普遍化、静态化、高阶对象化和事后反思化的。在西方传
统哲学的开头，在反思世界的本原时，它就已经露头，但还与其他
的思维方式混合着，在赫拉克利特那里还大大退却了一阵。但是，
毕达哥拉斯已经明确意识到它的重要，所以在西方历史上第一次说
出哲学家或爱智慧者的身份，即旁观者，就像奥林匹克运动会场上
的观众，不参与竞赛，也不去门口做买卖，而只是处身事外地观察、
反思这些活动的根本意义。到苏格拉底、柏拉图、亚里士多德、斯
多亚学派，这种思维方式已占主导地位。以后这个地位一直未受到
根本的挑战，甚至反对唯理论、反对形而上学的经验论和康德的批
判哲学，尽管已经有了新思维的萌芽，还基本上被笼罩于其中。直
到黑格尔之后的当代西方哲学，从克尔凯戈尔、马克思、叔本华、
尼采开始，经过生命哲学、直觉主义、现象学、维特根斯坦哲学、解
释学、结构主义等，概念化哲学思维方式才逐渐退出当代西方哲学
的前沿。但在二三流的哲学家和学院派的处理中，这种思维方式还
占统治地位。所以19世纪下半至今的哲学革命成果，一直面临流
失或被掩埋的危险。

（三）理性思维的多样

　　人类的理性思维绝不限于概念化思维。我们还可以指出以下

其他几种理性思维方式：

（1）形式化思维。比如纯数学的或数理逻辑中的推导和构造中的思维，它不是静态化和事后反思型的，另两个特征也不保准。西方哲学在起源处极受这种思维的吸引，几位开创型哲学家都是数学家或很有数学素养者，甚至明确提出了"数是万物的本原"（毕达哥拉斯）。柏拉图对话集，尤其是他的所谓"不成文学说"，都表现出极深的数学渴望。从某个重要的意义上讲，概念化思维是想用自然语言来获得形式化的思想效应——可推衍性——的努力。当代西方哲学中，分析哲学追寻逻辑语法的学术思潮（弗雷格、罗素、前期维特根斯坦、卡尔那普等），也是它的表现。但无奈的是，这种向自然语言和哲学问题的转移一直不成功，南橘北枳。概念化思维不可能取得真正的形式推衍力。

（2）形象思维。它是通过形象，比如图像或类似图像的符号（像交通指示符号，大商场内、大旅店内的形象指示牌等），甚至音像，来达到理解和推理的思维方式。它不但是合理的，而且极广泛地用于人类的理智生存中。

（3）试错型思维。即通过尝试得到反馈，由此不断调整自己的应对方式及至整个应对策略，从而达到在动态变化过程中的最大效益。人类自古以来就在运用它，在科学研究的前沿探索中，更是以提纯的、可操控的、加速的和连锁的方式来运用它。博弈论是它的数学形态，而美国实用主义是它的一种较鲜明的哲学表达。其中也会涉及其他的思维方式，比如概念化的思维也可在其中扮演一个搭建脚手架的角色，以便试错思维进入工作前沿。

（4）象思维。这是一种更原发的理性思维方式，其特点下面讨论。

这几类（可能还有更多的）思维方式是非概念化的，而且，它们的合理性也不能被概念化思维合理地吸收和总结。从功能上看，它们各有自己的角色和效力，互相不可还原、不可代替；但从发生的次序看，概念化思维方式倒应该是相当靠后的，或不原本的，正如黑格尔早就意识到的。所以，哲学作为一种探讨终极问题或原初问题的合理思考活动，不仅不应该受限于概念化思维方式，而且理应更关注其他的思维方式，如果它们要更有效地接近原初的、终极的存在状态的话。

（四）象思维

象思维不同于以上提及的所有其他思维方式，尽管它也是理性的。其特点是一种原发性（original genesis, urspruengliches Ereignis），而非能安排的能力。

首先，它是一种可简言之曰"在'做'中成就'做者'、'被做者'和'新做'"的思想方式，或者说是在相互粘黏与缠绕中成就意义与自身的思维方式。其特点是，在完全投身于做某件事情之际，还能以边缘的方式觉察到这"做"，从而可以让自身在其中被做成，由此而有新意识生成，并使这"做"更新。用更哲学的话讲就是，它是一种让人能够跟随动态的生成过程，并可能在这跟随之中参与到此过程之中，从而引发新意识样式的思想方式。所以，它不但不会像概念思维那样尽量远离现象的、具体的生成过程（以至失黏），反倒要以此过程（海德格尔所谓"生存"或"实际生活"）作为自己思想生命的寄托。也就是说，它要在不停靠航船时来理解这航船的"航－船－性"，并参与那就在大海航行中进行的航船修理、改造，乃至重建。这时，不可能退后一步或几步来获得全局视野和从容安排的余地，而必须在很不完全的状态中出发，连什么是错和对也还未明了。因此它必须同时应对多处，不沉、不偏，又能堵住漏水处，正好桅杆，换一块要烂的底板……它与试错思维也有所不同，那就是，它要在最根本处生成和维持住自己，没有一个让尝试者可以依据的稳靠点。

这样，它就要在完整的、缘发的意义上，"不离世间地领会世间和参与世间的生成"，这就是"象"出生的情势和子宫，是概念化思维达不到的、以为不可能的一个思想境界。

第二，这样理解的象就是非对象化的，即：象不可能被用来捕捉对象，它本身也不是对象，因为它显身处，对象还有待生成。换句话说，它不同于概念思维的官僚结构，只知去组成意义、确定意义，安排它们被组成和表现的途径和结构，区分它们的层次和功能，让它们有条不紊地不断出场和轮换。象的职责是去招引出意义，而且是比形式化思维、试错思维等更原初地引发意义，可以说，它要参与意义的首次生成。这就不是一个组织、调控，或表演、运作和试错的问题了，而是进入"底层社会"，甚至修道院、劳改队、监狱、疯人院……在低微、孤苦和默默无闻中挣扎，际遇变通和生生不息的问题。

因此，象思维无确定的表现形式，它是一个"能象"（xiang-enabling, bilden-koennen）和象征的结合，在最需要的时候起到意义形成的催化剂的作用。也就是说，它总是从隐蔽着的、不突显之处涌现出来，使某一个、某一族意义和存在者被生成。所以它"总能使之象"，而不预设那被象（或被象征）的东西。比如，"真爱"只能通过象而出现。事后，当人们以概念化方式来反观这个过程时，它又隐身于那被生成者之侧，似乎只是其表象或符号象征。"是故《易》者，象也；象者，像也"①，这"象"和"像"都可以作"能象"或"象征"两种理解，不然无法解释下面的话："爻［象］也者，效天下之动者也"，和《说卦》中的一段话："昔者圣人之作《易》也……观变于阴阳而立卦，发挥于刚柔而生爻，和顺于道德而理于义，穷理尽性以至于命。"阴阳对生乃天下之至动，爻象要"效"这种动态，就不可能只通过"仿效"，因为阴阳并非任何现成的存在者，能让象去单纯模仿，而只能凭借进入阴阳的对生结构中方能效之。"爻"字中隐藏阴阳之交，"效"字与"爻"字的结构之"交"，发音之"肖"，令爻象可效阴阳之动。

　　第三，可见，象虽无定形，但有一个发生结构，即"随之而生"的"补对而生"的结构，让人不假思索地应声对成。它不是辩证法之"正对"，即已经预设了"正"——对立统一的朝向——之对，而是随行对，补对（阴阳结构要这么理解），因而总在生成（"补上"就出一个新），总有随机性、飘逸性、潇洒性、不可预定的生成惊喜性或厌恶恐惧性。你并不完全知道会"补成"一个什么东西，像草书、绘画的上品，就是这么被补对成的。

　　"补"是对破裂、生异、不舒服、痛苦的反应，事先并不明显知道要补就成什么。意义世界总是反出来的，或反衬出来的，这是阴

①　《周易·系辞下》。

阳学说的内在含义。就知觉世界而言，我们原初地在对比互补之中知道疼痛、不适、郁闷、恐怖、滑稽，所以"补上"是合理的，恐怕是最合乎人的生存之理的。"此人皆意有所郁结，不得通其道，故述往事，思来者。乃如左丘无目，孙子断足，终不可用，退而论书策，以舒其愤"①。"补上"是真源，是不可被认定的源。补一条海中的航船，是人类智慧之象。

象的表现一定是"多维编码"（王树人、喻柏林）的②，能同时干多件事的。未来的哲学中多半充溢着各样的新奇意象，特别是"首尾相接"的似悖而不悖、似不悖而又悖的互缠意象。

第四，这么看来，象既不可还原为"形／无形"，也不可还原为"质"，而只能出自纯势态。大象无（定）形而有势，以上讲的象之隐蔽性、非对象性，表示此象势出自无形的意境"大海"；讲象的涌现而生成意义，即此象势之成象，如海中涌起的波涛。所以任何真象无定形、定性，"唯变所适"③，永处于正在出现和消隐的"消息"之中，并因此而带来消息④。象就是消息之象。这是活象与死象（单纯的象征之象、像片之象）的区别。死象有实底，即它去象的那个东西，活象无实底，最细部也还是象，消息之象，几微之象。⑤

第五，因此，象是潜在全息的。它让我们活在潜在的镜屋之中，

---

① 司马迁:《报任安书》。

② 王树人、喻柏林:《传统智慧再发现》上卷，作家出版社1996年版，第16页。

③ 《周易·系辞》。

④ 王树人先生将象思维之象称为"原象"，它乃无形大象，总在流动与转化着，总能开辟出更大视野。见王树人:《回归原创之思——"象思维"视野下的中国智慧》，江苏人民出版社2005年版，第5页。

⑤ 《周易·系辞下》:"几者，动之微，吉之先见者也。"

你找不到它的边界。每一个象都带着省略号，其中隐含着让你战栗的东西。人总是通过省略号感到那似乎完整的东西；因而省略倒要先于被省略者而"时刻准备着"。通过象，你似乎并不知道什么，但总知道得更多更深。每次触到象，你就开始知道了，就像触发了一个泉源，它让你进入一个幻象叠出的世界，让你越爱越深，越恨越烈。因为这由象生出的爱总能同时爱这个爱，不断地补上它的缺失而更新它；而恨也总能在它的象中找到不断去恨的根据，所以象是上瘾的、成癖的，因为它隐避而又让人种下病根，就像这些汉字之象影射着的。

这么看来，概念化思维似乎只有一面镜子，用它来反映、折射和捕捉对象，所以它不像小说和诗那么动人，不如游戏（含形式化和试错化的游戏）那么有趣。但它也可能让人上瘾，当它似乎变得像数学一样有了相互的折射能力，像权力体制一样有了力量的放大效应时。

人就活在象里，好像活在梦里。有没有梦醒的可能呢？有没有无梦之眠呢？人怎么会知道昨夜有了一个无梦之眠呢？这正是象的本能，或大象、纯象的本能——使之能象。所以，如果有觉醒，也还是象使人觉醒，无梦之眠中的觉醒。

第六，象是时性的。或者说，一个纯粹之象是活的时间。仔细想想，以上说的哪个象的特点不贴切地体现在活的时间——生-活-着-的-感-觉——之中？[①]哪一个概念思维的特征不被它消解？这种时间使人在随其行之中得其自身（意识）；而此随身的意

---

① 《周易·系辞下》："变通者，趣［趋］时者也。"

识又会参与时间的生成。它这么被撕扯着、分身而成就着,因此"还未"收敛硬化为概念、形式、真假,而又"总已经"在意义之中而生成着意义了。在这种时间感里,人总愿意活着,总可以找到任何随机的理由和兴趣来活,而不愿意死。想到太阳会在多少亿年之后巨化而吞噬地球和人类,我们也会悲哀、绝望。但象又不被固定在任何主体或客体之中,它也能让人心甘情愿地去死,为时间亲缘或时机而死,比如为了亲人、为了祖国、为了最爱和最恨的去死,甚至为了自己(的绝望、折辱和荣誉)而死。当这种时间感消失时,人就像一片秋叶脱落了。之所以"人皆有死",是因为人是时性的或象性的。所以人的寿命总可能被拉长,但总不会被拉成永生。此外,活时间总是补生对成的,由过去与将来互补而对成那让我们和世界现在着的状态。所以这时间当然是纯势态造成的,就从其消息海浪之中带来一切消息。过去了的总可能被从未来中回想起,让现在发抖。你找不到不浸在未来和现在中的过去,或靠过去、将来托起的现在。每一"点"都承接着无尽过去的沉积和不定未来的预提。"一念三千"都还未说尽。我们永远找不到那永远不存在者,哪怕"圆的方"也在招惹着我们。所以象总是忽然出现,但又似乎已经被等待很久了,而且还远远未被穷尽。换句话说,它的出现总是出其不意而又正中下怀的巧合。惚兮恍兮,其中才有象。这惚恍源自它的时性。

所以,阴阳首先是时象,而不是什么宇宙建构的元素。不错,意义来自区别,但首先来自过去与将来的区别,因为这不是朝韩"三八线"的分别,而是象之趋别或曲别(différance[德里达用语]),它不得不互补对生而"与天地准"。

第七，人感受纯象的另一个途径是语言。孩子能学人类语言，而鸟兽只能有它们的语言，这是因为人活在象中，而语言运作在象的波涛之上。天生的盲人、聋人也可以学会人类语言，但最健全的人却学不会鸟兽之语（被"破译"的海豚语不是海中的豚语），因为"语"是象性的。所以象是非普遍又非特殊的，表达象的语言既不是专名，又不是概念，而是随语境而变化生成，并促使新意义生成的意象词和诗一样的句子。

海德格尔讲："语言是存在之屋"，因为语言的原初运作方式是"能象"的。不管什么人群，都有自己的语言，就像人都是也只能是被怀胎十月而生。但这些语言可以多么不同！它们相互无法以概念对应的方式翻译，却总可以通过翻译达到某种相互理解。诗、笑话、脏话无法不变味地、不失活力地被翻译，但我们又总能想象那大概是怎么一回事，如果我们的语言中也有它们的话。这都是因为象。语言不仅使我们能象，还总能让我们更多更深地象着。

在这个世界上，说汉语好像是一件特异的事情。它还血肉相连着三千多年前的文字。我们读的《诗经》中的诗不少还在押韵，写出的字体还会眨眼睛，挖出的两千三百年前的竹简还直接地打动我们……而且，中文的书法成了艺术，接通了画意，它既不愿意只是象形，也不愿意去拼音，而是惦念着那"能象"。它说明这个语言更古老，还是更敏感？可能都有，尤其是后者，因为有了这惦念着、敏求着的感应，它才总可以用古老在现在写出未来。

十 海德格尔的《康德书》

——"纯象"如何打开理解《存在与时间》之门 [①]

　　到目前为止，大多数论述海德格尔思想的学者都以负面的态度来处理海德格尔与康德的关系。也就是说，他们看到的只是海德格尔思想与康德哲学的实质性不同以及前者对后者的批评。这种处理不能说没有一定的道理，因为海德格尔确实在许多地方批评康德因为固守传统形而上学的主体观而迷失了"存在"（Sein）本身的问题。但是，如果只限于此，则是偏颇和误导的，因为海德格尔在更关键的意义上从康德的《纯粹理性批判》中找到了某种肯定性的，乃至源泉性的东西。本文旨在揭示这一肯定性的关系并剖析其后果。我的结论是：海德格尔与康德的对话对于理解海德格尔本人的思想有着极为重要的正面含义。这一点在他的前期著作——《存在与时间》（1927 年）、《现象学的基本问题》（1927 年；1975 年出版）、海德格尔去世之后出版的他的早期手稿《基础的本质》（1928 年），特别是《康德与形而上学问题》（1929 年出版）——中表露得很清楚。

---

　　① 此文发表于湖北大学哲学研究所《德国哲学》编委会编：《德国哲学论文集》第13 集，北京大学出版社 1993 年版，第 1—24 页。

他的后期著作中虽然已没有多少关于这一肯定性关系的讨论，但由于它涉及海德格尔思想的枢机，其指示的"道路"从未失去对这位思想家的"呼唤"。实际上，充分了解海德格尔与康德的关联即是达到对海德格尔基本哲学意向的严格理解的必经之门。

（一）海德格尔《康德书》的背景与地位

《康德书》（*Kantbuch*）的真正书名是《康德与形而上学问题》（*Kant und das Problem der Metaphysik*），发表于1929年。它来源于海德格尔1927年至1928年冬季学期在马堡大学的授课讲稿[①]、1928年秋季在里嘎的讲演，以及1929年3月在达渥斯大学与恩斯特·卡西勒（Ernst Cassirer）分讲的关于康德哲学的讲演稿。但是，与他的许多死后才被编辑成书并出版的讲稿不同，《康德书》是经他本人改写、定稿，并以很快的速度在1929年出版的。此书到1973年时已出了4版，海德格尔为每一版都写有序言。在第一版的序言中，他明确说明此书就是他构思《存在与时间》第二部分（未发表）的产物。[②]

此书出版后，受到了一些新康德主义者，特别是卡西勒的批评。

[①]　按1929年《康德书》第一次出版时的序言，此授课时间是1925年至1926年的冬季学期，但在1973年的第四版中的同一处，被改为是1927年至1928年冬季学期。

[②]　海德格尔：《康德与形而上学问题》（以下称"《康德书》"），德文第四版（1973年），第 xvi/xvii 页、见《海德格尔全集》本：*Kant und das Problem der Metaphysik*, *Gesamtausgabe*, Band 3, Frankfurt am Main: Vittorio Klostermann, 1991。

又见此书的新英文版：*Kant and the Problem of Metaphysics*, fourth edition, trans. Richard Taft, Bloomington & Indianapolis: Indiana University Press, 1990。

以下提供此书引文出处时，德文版（《海德格尔全集》本）引文与此英文版引文的页码用 "/" 隔开，德文的页码在前。

卡西勒为此还写了一篇题为《康德与形而上学问题：评马丁·海德格尔对康德的解释》的文章，发表于 1931 年第 4 期的《康德研究》杂志上。时隔 20 多年，当海德格尔于 1950 年在第二版序言中回顾此书的命运并加以重新评价时，发了一些很有意味的议论。首先，他承认此书从"历史比较语文学"的观点看确实有弱点，那些说他的解释"扭曲"了康德第一批判的指责也是有所根据的。但是，海德格尔认为这些指责忽视了一个更重要的事实，即此书是"在思想者之间发生的意思深长的对话"的结果，其遵循的规则与历史比较与文字考据的路子完全不同。换句话说，海德格尔在其后期阶段虽然承认他的《康德书》不符合一般文献学的解释，但相信它的长处在于对思想本身的激发和归依。所以，他在第四版序言（1973 年）中写道："此康德书一直是关于存在问题（Seinsfrage）的引论，试图以一种引起问题的迂回方式引出由《存在与时间》所造成的关于存在的更深入持久的成问题性"①。

　　因此，《康德书》对于了解海德格尔的《存在与时间》以及他的全部思想都有独特的意义。它是发生在两位影响深远的哲学家之间的一场纯思想的对话，是海德格尔引出和解释他思想的中心问题——存在的意义——的一次极重要和极紧张的探索。就是上面提到的此书的"弱点"，从了解海德格尔思想的角度看来，亦是难得的"可乘之隙"。因为，当一位思想家情不自禁地"扭曲"（"违反"）俗解，从另一个思想家的学说中引出他最关心的问题和思路时，往往最清楚地显露出自己的基本意向。在这种情况下，他自己惯用的

---

① 海德格尔：《康德书》（*Kant und das Problem der Metaphysik*），第 xv/xvi 页。

一套表达术语和方式亦被对话的张力撑开，透出一片"林中空地"。更何况，康德哲学占据近现代西方哲学的中心，许多重要的流派，比如经验论、逻辑实证论、德国唯心论、新康德主义、现象学等，都可以通过与康德哲学的关系而得到"定位"。海德格尔本人在进行与康德的对话时，有意地比较自己的解释与德国唯心论和新康德主义的相关解释的不同，更明白地勾勒出了一个可用于确定《存在与时间》的真正的纯思想含义的"哲学史坐标"。在第四版序言中，海德格尔更清楚地讲明了写作《康德书》的动机是要通过与康德对话廓清人们对《存在与时间》的误解。他写道："前面这些片断评语提出了出版康德书的决定性动机：到1929年，事情已经很清楚，《存在与时间》中讨论的存在的问题被人们误解了。在准备1927年至1928年冬季学期的讲稿时，我的注意力被引到关于［先验］图几论（Schematismus）[①]的那一章。我因此而窥见到范畴或传统形而上学中的存在问题与时间现象的关联。这样，《存在与时间》的提出问题的方式就引导出我对康德的解释。康德所写的文字成为一个避难所，因为我在康德那里寻求对我所提出的存在的问题的支持"[②]。

---

　　① 　一般将"Schema"译为"图形"或"图式"，"Schematismus"译为"图型论"或"图形说"。这里将"Schema"译为"图几（幾）"，是取《周易·系辞》"几者，动之微，吉之先见者也"、"知几其神乎"之意；尤其是要利用"几"与"象"在《易传》中的密切关系，以彰明"Schema"与"reines Bild"（纯象）的内在联系。此外，"几"在《周易·系辞》中也具有一种非概念的、向前投射（"吉之先见者"）的认知意义；这正是海德格尔心目中作为纯象的时间所具有的特性。最后，"Schema"有"系统的组合"之意，而"几"与"机"在古汉语中通用，亦有这种"枢机"的含义。

　　② 　海德格尔：《康德书》（*Kant und das Problem der Metaphysik*），第 xiv/xv 页。

所以，对《康德书》可以从两个角度去看。一是上面引文中讲的，此书是对《存在与时间》的基本哲学方向的进一步阐明。二是倒过来看，如海德格尔在第一版序言和第四版序言中所说的，将此书视为能够从思想上引出《存在与时间》问题的"'历史性的'导论"①或"关于存在的问题的引论"②。对于一个有近代西方哲学史，特别是德国古典哲学知识背景的人，此书实可作为《存在与时间》一书哲学思想上的导论来读。有了这样一番"格致"的经历，就不易被《存在与时间》那种似乎是凭空起问、独往独来的表达方式弄得茫然失措，而将此书轻易地归为反理性的存在主义。实际上，《存在与时间》中所有新奇的"投射"都有它哲学思想本身的动机，具有海德格尔所言的"思想本身的严格"。这种严格性与"概念的技术-理论式的严格是很不一样的"③。

海德格尔关于康德的论述在他的前期著作中比比皆是。《存在与时间》和《现象学基本问题》两书中提及最多的两个思想家是康德和亚里士多德。除了《康德书》之外，在海德格尔生前出版的以康德为讨论对象的著作，还有《什么是一物？》（1962年出版，由1935年至1936年冬在弗莱堡大学的讲课稿改定而成）及《康德关于存在的命题》一文（1962年）。但他到那时（1935年以后）显然已被众多的批评磨平了不少棱角，对康德的解释变得更"客观"和技

---

① 海德格尔：《康德书》（*Kant und das Problem der Metaphysik*），第 xvi/xvii 页。

② 同上书，第 xv/xvi 页。着重号为本文作者所加。

③ 海德格尔：《关于人道主义的信》，见《路标》（*Wegmarken*）（Frankfurt am Main: Vittorio Klostermann, 1967），第 147 页。又见《海德格尔基本著作》（*Martin Heidegger: Basic Writings*）（ed. D. F. Krell, New York: Harper & Row, 1977），第 195 页。

术性了，失去了《康德书》那种引出《存在与时间》所关注的问题的
紧凑热烈的纯思想探求的气韵。至于海德格尔死后由他人编辑出
版的 1927 年至 1928 年在马堡大学的讲稿《关于康德纯粹理性批判
的现象学解释》[①]，如前所述，乃是《康德书》的来源之一。但它亦缺
少后者那种瞄准《存在与时间》一书所及问题的执着与鲜明。

（二）《康德书》的基本思路
——想象力与纯象的中心地位

此书除了序言、引论和第四版（1973 年）收入的一些附录之外，
共有四个部分：第一部分题为"为形而上学置基[或奠定基础]的
起点"，主要讨论康德批判哲学与传统形而上学的关系；第二部分
的题目是"为形而上学置基的实施"，研究人的有限认知的特点（A
部分）和实施此置基的五个步骤（B 部分）；第三部分题为"在其原
发性中为形而上学置基"，揭示先验想象在此置基中的中心地位和
它与时间的关系；第四部分的标题是"在重复中为形而上学置基"，
讨论对康德《纯粹理性批判》的解释如何引导出《存在与时间》的
主要思想。统而观之，此书论述的重心在第二部分的 B 部分和第三
部分。当然，第四部分在前面讨论的基础上揭示出（海德格尔理解
的）《纯粹理性批判》第一版与《存在与时间》的内在联系，有极为
重要的意义。

---

①　海德格尔：《对于康德纯粹理性批判的现象学解释》（*Phaenomenologische Interpretation von Kants Kritik der reinen Vernunft*），《海德格尔全集》（*Gesamtausgabe*）（Band 25, Frankfurt am Main, Vittorio Klostermann, 1995）。

《康德书》的基本思路是这样的：首先，与流行看法，比如新康德主义不同，海德格尔认为《纯粹理性批判》所处理者从根本上并不是一种关于自然和演绎科学如何可能的知识理论或认识论，而是关于存在论知识或这个意义上的形而上学如何可能的存在论或本体论（Ontologie/ontology）的问题。所以，他在几个部分的标题中反复称之为"为形而上学置基"。当然，这种置基的视野和目的远比传统的形而上学，包括亚里士多德的还未失尽"存在问题"的形而上学更原本。所以，他又称此基为"基础存在论"，以示它要探求的是关于存在论的可能性问题。

海德格尔认为，决定此"置基"方向和本质的基本出发点在于，人的存在和认识从根底和结构上就是有限的（endlich/finite）。按照海德格尔所理解的康德的论证思路，人的知性必依靠感性直观，而此直观又只能是有限的。也就是说，这种直观不是神所具有的创造的或智的直观，而是人所具有的接受型的直观。此直观不能创造它的对象，而只能让对象被给与。基础存在论的问题就是要追问这种"对象被给与"的原初条件。

"对象被给与的条件"在康德之前的形而上学中几乎还不成其为"问题"。按胡塞尔的看法，甚至康德本人在《纯粹理性批判》第二版中也没有真正彻底地追究这个问题。海德格尔同意胡塞尔的"彻底的"（radikal）研究立场，但却没有以后者的"意向性中的对象构成"为探求存在意义的基本路子，而是沿着康德《纯粹理性批判》第一版的"先验演绎"的思路向更深处展开。

此先验演绎的问题在《批判》中表现为"先天综合判断如何可能"的问题。按照海德格尔的观点，康德的先验演绎所关注的主要不是如"先验感性论"中所处理的那种断言或命题（apophantic）综合的问题，比如"5+7=12"因先天的纯直观形式而可能，而是直观与知性如何能在判断中达到确切综合这样的"存在论的综合"①的问题。这是因为有限的感性直观必须与知性通力合作，方能使"对象"而非仅仅的"杂多"在认知中被给与；而追究这种"通力合作"的可能性就是真正意义上的综合问题。只有通过此存在论的综合，感性直观才能被知性思考，知性的概念也才能获得直观。在论述这一问题时，海德格尔倚重的是康德《纯粹理性批判》的第一版原文，而认为第二版从已取得的重要成果那里"退缩"了。他强调，直观和知性这样两个认知能力的综合绝非通过"简单的并列"就能完成。这综合必发自一"共根"②。这就是康德在《批判》第一版中所推重的作为第三种基本认识能力的"想象力"（Einbildungskraft/imagination）。③ 按海德格尔的理解，想象力居于感性直观和知性统觉之间的这种中间地位，乃是"结构性的"。④ 这就是说，它在这三种认识能力中占据了实质性的"中心"地位，是其他两者所从出的本源。康德在《批判》第一版中被思想本身的内在结构推动，发现了这一新的更本源的维度，其原因就在于，只要看到了人类思想的有限性并在"演绎"中追究这种有限认知的可能性，就必然被逼入这一领域。

---

① 海德格尔：《康德书》（*Kant und das Problem der Metaphysik*），第 7 节，第 39/25 页。着重号为本文作者所加。

② 同上书，第 37/24 页。

③ 同上书，第 161/110 页；康德：《纯粹理性批判》（*Kritik der reinen Vernunft*）（Hamburg: Felix Meiner Verlag, 2003），A94—A95。提供的是页边上标出的统一页码，本章以下涉及此书均同此做法。

④ 海德格尔：《康德书》（*Kant und das Problem der Metaphysik*），第 64/43 页。

一般说来，想象力是一种无需对象在场的表象能力。然而，康德在演绎中讲的想象力比心理学意义上的想象力要更深刻。它是一种"再生的综合"①，与直观的"把握的综合"和概念的"认知的综合"并列。但是，海德格尔更看重的是康德关于想象力的"先验的综合"的论述。这指的是，当康德要追究人的有限认识如何能让对象被给与这样的根本问题时，他需要的不可能仅仅是已预设了对象存在的经验中的想象综合，例如"我想象我祖母住过的房子"这样一个心灵事件中包含的综合，而必须是使对象被原初地成就的纯粹或先验的综合。不论我想象什么或知觉什么，比如一所房子、一条线段，我必须借重想象力使在先的表象不完全消失，而与后起的表象发生纯粹的综合，一个对象才能被给与我。不然的话我所知觉者就只能是无意义的碎片，或实际上是什么也知觉不到。因此，康德写道："我们必须承认一种想象力的纯粹先验的综合，它本身为所有经验的可能性提供了基础"②。可见，这种想象力的综合不再像感性直观的形式和知性概念那样是规范式的，而是纯发生的。它也不再依靠任何其他的心灵能力，独自构成了一切对象知觉的条件。

海德格尔引述《纯粹理性批判》第一版的一段话："因此想象力的纯粹的（产生的）综合的统一原则，先于统觉，是一切知识，特别是经验知识之所以可能的依据"③。从这段话可知，想象力的纯粹的而非经验的综合比康德在《纯粹理性批判》第二版中强调的"统觉

---

① 康德：《纯粹理性批判》（*Kritik der reinen Vernunft*），A100。

② 同上书，A101—A102。

③ 海德格尔：《康德书》（*Kant und das Problem der Metaphysik*），第80/54页；同上书，A118。

的本源综合"更为原初，而且是"产生性的"（produktiv）。此种产生性与神的无限直观、从无造出对象的创造性（Schaffung）不同，是对象被给予有限存在者的一种先验条件。换言之，这是一种接受式的纯发生。按海德格尔的理解，这种既接受又发生的两面夹逼的要求，必是对一先行的"地平域的撑开"（das Offenhalten des Horizontes）①，从而构成（bilden）了演绎所要求的先验性②。

这一地平域或"游戏空间"（Spielraum）③即是对象被给与人这种有限存在者的最根本条件。也就是说，只有在这样一个本体的域或本体的空间中，"接受性"与"发生性"这样两个条件才能被同时满足，对象才能"被允许站在对面"（Gegenstehenlassen）。因此，它又被海德格尔称为"对象性的地平域［视域］"（Horizont von Gegenständlichkeit）④和"纯存在论的地平域"（rein[er]ontologische Horizont）⑤。

这种存在论或本体论意义上的"域"或"游戏空间"即是时间。但是，这里讲的时间已比在"先验感性论"所讲的作为直观形式之一的时间要原本得多了。这种域性的时间是被先验想象力构造而成的"纯象"。具体的论证是这样的：经验的想象力产生形象或心象，先验的纯想象力则构成（bilden）地平域这样的"纯象"（reines Bild）或"几象"（Schema-Bild）。⑥比如，你可想象出或实际上画出

---

① 海德格尔：《康德书》（*Kant und das Problem der Metaphysik*），第 127/88 页。

② 同上。

③ 同上书，第 84/57 页。

④ 同上。

⑤ 同上书，第 l08/74 页。

⑥ 同上书，第 104/71 页。请注意"构成"（bilden）和"象"（Bild）的词源联系。

一个由三条直线围成的三角形形象，它或是一个锐角，或是一个直角，或是一个钝角三角形。但是，你无法想象出一个纯三角形（既非锐角，又非直角，亦非钝角的三角形）的形象。按照康德，我们确实可以在更本源的意义上想象出一个纯三角形。而且它依然是直观想象而非概念抽象的产物。这就是说，纯三角形是比经验想象空间中可能成形的三角形更纯粹的象或图几（Schema），不是概念或范畴。康德进一步认为，知性范畴要获得直观，或直观能被知性思想，必须通过这种既具有普遍性，又未脱开直观的图几或纯象方可。而能完全满足这种有限认识要求的纯象只有时间。时间无形而有象，具有非概念的纯跨度，是最真实和最普遍意义上的纯象。

海德格尔强调，这作为纯象的时间已不仅是直观的纯形式，更不是通常理解的可被钟表测量和历史记录所规定的时间序列，而是由先验的想象力产生的存在论的地平域或使对象可能的地平域。这样，前面讲到的想象力的产生性与神的创造性的区别的意思就更明白了。想象力所产生的不是一般意义上的对象，而是使对象能够被给予我这样的有限存在者的纯象或本体域。

海德格尔特别要坚持的是，这纯象图几并不仅是从概念到现象的一个无关痛痒的"中间环节"，先验想象力也绝不止是三种并列的认知能力中的一种。任何要彻底地追究有限认知的可能性的调查都会被推到这样的结论：先验想象力产生的纯象是感性直观与知性概念所从出的存在论发生域。

接下来的一个结论就是，先验想象比康德所认为的"统觉"或"自我"更本源，也更在先，是人的本质的更充分的表达。很明显，这个结论违背或超出了自笛卡尔以来整个西方哲学对主体性和认

识能力的看法。也正是由于这个原因，康德在《纯粹理性批判》第
二版中将想象力已取得的独立和突出的地位取消了，使之作为一低
级的能力隶属于统觉。按照海德格尔的解释，这是因为康德感到了
先验想象力的中心地位对于他的批判哲学系统的威胁，因为这系统
仍然囿于传统的主体观，在其中代表主体性的统觉的地位绝不能低
于想象力。此外，海德格尔认为康德"退缩"的更具体的原因是：他
没有切实开展《纯粹理性批判》第一版序言中提到的知性纯概念演
绎的"主观方面"①，即没有深究主体的有限本性的存在论后果。沿
着这条思路，海德格尔认为他所写的《存在与时间》就是要去进一
步追究人的根本有限性（Da-sein, Endlichkeit）如何能在一个本源的
时间域中揭示出存在的意义。海德格尔下面这段话基本上总结了
他的《康德书》的意向：

> 康德为形而上学的置基始于普遍形而上学并因而成为关
> 于普遍存在论的可能性的问题。这样就提出了构成诸存在者
> 之存在的本质的问题，也就是普遍之存在的问题。为形而上学
> 的置基依据时间，而关于存在的问题或为形而上学置基的根本
> 问题则是《存在与时间》的问题。这个题目［即《存在与时间》］
> 已包含了以上将《纯粹理性批判》解释为为形而上学置基的指
> 导性观念。这个观念被这种解释所确认，并指示出基本存在论
> 的问题。②

---

① 海德格尔：《康德书》（*Kant und das Problem der Metaphysik*），第166/113页；
康德：《纯粹理性批判》（*Kritik der reinen Vernunft*），A16—A17。

② 海德格尔：《康德书》（*Kant und das Problem der Metaphysik*），第202—203/138页。

它再清楚不过地表明，在海德格尔的心目中，《纯粹理性批判》《康德书》和《存在与时间》这三者在"为形而上学置基"这一根本问题上，构成了一个连续统。换句话说就是：海德格尔对康德的解释从思想上打开了通往"存在"与"时间"之门。

（三）海德格尔解释康德的特点

正如海德格尔自己所说，他对于康德第一批判的解释是一次"在思想者之间发生的意思深长的对话"。这个对话既是有依据的，又充满了真正的对话所具有的那种引发性和创造性。所谓"依据"，就是海德格尔的解释主要基于《纯粹理性批判》的第一版；而所谓"引发性"，是指海德格尔从解释康德的思想运作中引出了康德的一些命题所隐含的存在论后果。在这方面，他被当时以至现在的不少人批评为任意曲解康德。这种指责往往忽视了两个事实：第一，海德格尔的解释依据的主要是《纯粹理性批判》的第一版，而大多数哲学家看重的是第二版。所以根据第二版中的思想来批评海德格尔的解释走了样是不合理的。第二，海德格尔在书中已明确宣称他要揭示康德所"要说［而未说透］者"①，也承认这是一种"扭曲"，但不是任意的扭曲。所以他的解释并不会引起对康德思想的不必要的误解。

海德格尔与胡塞尔都重视《纯粹理性批判》第一版中的"知性纯概念的演绎"那一部分。胡塞尔在《纯粹现象学和现象学哲学的

---

① 海德格尔：《康德书》（*Kant und das Problem der Metaphysik*），第 201/137 页。

观念》中说："现象学仿佛是全部近代哲学的隐秘渴望。……康德才算以恰当的方式首先看到了它［现象学］……例如,《纯粹理性批判》第一版的先验演绎,从真正的意义上来讲,就已经是在现象学的土地上行走了。但是,康德将它误解为心理学的,因而又放弃了它。"[1] 海德格尔曾受过胡塞尔早期现象学的深刻影响。但他有自己的"现象学道路",与胡塞尔那种以"还原"、"纯直观中的意向性"和"意向的客观构造"为特色的现象学很不一样。这种差异也反映在对康德的解释上。胡塞尔认为康德在"演绎"中要说而未说清的,正是他的现象学的纯直观的意向性学说所表达的,那直观本身就可以是对本质的理解,感性与知性从一起头就不是分开的。所以演绎本身的结构并未受到重视。与此不同,海德格尔很看重演绎的步骤和结构,认为追究感性直观与知性概念的综合是一个揭示存在论的地平域的良机。对于海德格尔来讲,康德在这个问题的逼迫下引出的"先验想象力"比胡塞尔的"意向性"更纯粹、更少心理学色彩,也更与"存在"的问题相关。而作为存在论地平域和纯象的时间,也比胡塞尔阐发的那种作为意向构成源头、收敛于先验主体性的时间更原本。很明显,《存在与时间》中的时间维度受到他的康德解释中引出的时间域的某种引导,当然也不能说与胡塞尔讲的内时间意识无关。不管怎样,海德格尔、胡塞尔和康德三人的学说处于十分有趣——既不同,又有内在联系——的微妙关系之中。

---

[1]　胡塞尔(Husserl):《纯粹现象学与现象学哲学的观念》第一卷(以下简称"《观念1》")(*Ideen zu einer reinen Phaenomenologie und Phaenomenologischen Philosophie, Erstes Buch*),《胡塞尔全集》(*Husserliana*)第3卷(Den Haag: Martinus Nijhoff, 1976),第62节,第133—134页。

　　从表面上看，海德格尔对康德的解释所直接对抗的是新康德主义对康德的解释。按照它，康德在哲学中发动的"哥白尼革命"的意义在于用一种科学的认识论或知识论代替了传统的形而上学，将知识的根源从外在对象转到了内在的主体。一眼望去，海德格尔与这种反形而上学的解释的不同似乎在于他将《纯粹理性批判》解释成了"为形而上学置基"。所以，不少人认为海德格尔传承了传统形而上学的存在论问题，而完全忽视了认识论。这种理解是片面的。它的一个后果就是将海德格尔思想解释为新形势下的反理性主义、历史主义或哲学的人类学。它的另一个后果就是使一些人认定海德格尔的早期思想"仍受形而上学的桎梏"，因而将其与他的晚期的公开否定形而上学乃至哲学本身的思想截然分开。其实海德格尔对康德的解释，亦是以追究主体的认知可能性为基点的。他的特点在于进一步彻底追究这个有限的主体获得对象的存在论前提。所以在他的解释中，认识论与存在论已紧密交织而不可分了。比如，想象力在这个解释中既是一种本源的认知能力，又是构成对象域的存在论的条件。他之所以能做到这一点，是因为他在解释中既不依靠形式的逻辑，也不诉诸心理学意义上的认识条件，而是运用了他所理解的现象学的"达到事物本身"的方法——"让那显示自身者以自己显示自己的方式在自身中被观看"①。所以，他避免了学术界中最流行的对康德的逻辑主义加上心理主义的解释路子。按照它，康德的第一批判被刻画为一种先验主观主义。也就是

----

①　海德格尔:《存在与时间》(*Sein und Zeit*)，德文第 6 版(Tuebingen: Neomarius, 1949)，第 34 页。本章以下引此书均为该版本。

说，对象要被给予认识主体，必须受到直观的纯形式和知性的纯概念（及统觉）的两重规范，不然就不能被有意义地提交给主体。这基本上是一种以主体统觉为极点的逻辑收敛或过滤的思路，与贝克莱的不同仅在于加入了"先验逻辑"这一"必然和普遍"的内在构架。另一方面，当谈到康德的图几论时，这种解释则将想象力视为在心理学意义上联结感性和知性的环节，认为只有通过这种联结，感性与知性才能通力合作。至于需要这样的联结这一事实所包含的更深的意义就不去追究了。这种处理似乎是在用对认识能力的列举去回答关于认识如何可能这样一个先验的问题，并非在进行务必暴露有限认识最根本的发生本源的演绎。

在海德格尔看来，逻辑的以及先验逻辑的必然性根本不足以回答"如何可能"这样的存在论和最终意义上的认识论的问题；而将心理学化的想象力引入演绎也于事无补。唯一的出路是深究居中的想象力的先验本质，由此展开纯象的存在论域并真正说明对象被给予的条件。这是一条非常微妙的中道，极易被任何一种公式化的企图破坏掉。美国的查尔斯·谢尔奥弗的文章《海德格尔的存在论与"哥白尼革命"》，[①] 强调《纯粹理性批判》仍然是在讲形而上学的问题，认为海德格尔与康德的契合之处或海德格尔对康德的解释的贡献，就在于认识到"一个对我们存在的对象一定是由认识它的必不可少的条件所建构的"[②]。这种说法虽然不尽妥当（有主观主义的色彩），但并无大错。关键是要看如何理解这"必不可少的条件"。

---

① C. M. 谢尔弗："海德格尔的存在论与'哥白尼革命'"，范进译，载《德国哲学论文集》第 11 辑，北京大学出版社 1991 年版，第 179—194 页。

② 同上书，第 185 页。

谢尔奥弗对这个问题的解释是："存在论知识仅仅相关那些我们精神活动的普遍原理，相关它们自我设置的内在界限。所以海德格尔一直把存在论用来指谓那种知识的内在结构——人类精神把它作为一种必不可少的逻辑条件而投射于一切经验内容上"①。这种说法仍是将人的有限性当作一种"逻辑条件"来理解了。也就是说，人类的精神活动有自己的"普遍原理"或先验形式，只有能够切合这种形式或内在界限者方能成为知识的对象，因此也才能成为"存在的"。这种理解除了强调能如此这般地被我们认识的对象（康德称它们为"现象"）就是存在论意义的对象之外，其基本的思路与传统的逻辑主义加心理主义的解释并没有什么不同。按谢尔奥弗自己的话："海德格尔就这样接受了康德把整个可能经验世界还原到其主观根据的思想"②。这种认为海德格尔的《存在与时间》是一种后批判的主观主义的说法正是海德格尔极力反对和批驳的。③之所以会得出这种差之毫厘、失之千里的结论，关键在于未能体会到想象力对于海德格尔所具有的先验综合性或在先的纯发生性，因而看不到人的有限性在海德格尔那里是存在论域的、先验纯象的，而非逻

---

① C. M. 谢尔弗："海德格尔的存在论与'哥白尼革命'"，范进译，《德国哲学论文集》第 11 辑，北京大学出版社 1991 年版，第 190 页。着重号为引者所加。

② 同上书，第 192 页。

③ 海德格尔在给 W. J. 里查德森的信（1962 年 4 月，此信被当作里查德森所著《海德格尔：通过现象学到纯思》一书的序言）中写道："一个人如果看到这样一个简单的事实，即《存在与时间》的问题的提出处在主观主义的范围之外，与所有人类学的问题也保持了距离，而只是专注于被存在问题所完全引导的缘‑在（Da-sein）的经验，他就会同时看到：被《存在与时间》追问的'存在'不可能局限于人类主体的范围之内"［译自 W. J. 理查德森（Richardson）：《海德格尔：通过现象学到纯思》(*Heidegger: Through Phenomenology to Thought*) (Hague: Martinus Nijhoff, 1963)，第 xix 页］。

辑形式的。有限的人（Dasein），作为"缘"（Da），从根本上对世界是"打开的"（erschlossen），而非"以我为主、顺我者存［在］、逆我者亡［无］"的。海德格尔解释或"扭曲"康德的要义正在于这一点。几乎所有对海德格尔思想的误解，都起于不理解这种与先验想象力相关的、依据存在论意义上的开启之域（ontologically disclosing horizon/region）的思想方法。在 1929 年的达渥斯辩论中，卡西勒就是因为只将想象力理解为"一切思想与直观的联接［环节］"[①]而认为海德格尔讲的"人的有限性"是否认真理与理性的"相对主义"[②]。

海德格尔对康德的解释与后康德的德国唯心论的差别当然就更明显了。德国唯心论继承了康德"先验逻辑"的倾向，并进而将此逻辑"辩证地"用于无限界或理性界，以此克服"物自身"的不可知性。人与神的区别消泯于"无限精神"的辩证运作之中。海德格尔对此批评道："什么是德国唯心论发动的反抗'物自身'的斗争的意义呢？这就是对康德已赢得的那种认识的越来越彻底的忘却。这种认识就是：形而上学的内在可能性和必然性（即它的本质）从根底上是由于对［人的］有限性问题的更本源的阐发和更有效把握而被保持住的"[③]。这种"忘却"的更具体的原因，按照海德格尔，就是这个"追随［《批判》］第二版的"德国唯心论误解了纯粹想象力

---

① 海德格尔：《康德书》（*Kant und das Problem der Metaphysik*），附录：《恩斯特·卡西勒与马丁·海德格尔在达渥斯的辩论》。

② 同上书，第 277/173 页。

③ 同上书，第 244/166—167 页。

的真正本质,将它"再解释为纯思想的一个功能"了[1]。

(四)《康德书》如何打开《存在与时间》之门

对于《存在与时间》的基本思想的误解——不管是来自反对方面的还是赞扬方面的——可谓"滔滔者天下皆是也"。其中最重要的原因就是不能理解或跟上海德格尔的"存在论域型的"、"拓扑型的"[2]思想方法。所以,应将他的思想或者视为主观主义、反理性主义,或者视为经验实在论、相对主义或实证化的哲学人类学。

海德格尔师承胡塞尔,对古希腊思想、中世纪及近现代的诸多大哲都有研究和论述。但是,从海德格尔发表的著作看来,康德哲学与他前期思想的形成和表述有着某种特别的肯定性的关系。从以上第一节和第二节末尾所引用的两段话可看出,海德格尔在一定程度上将他的力作《存在与时间》视为《康德书》中所讨论问题在思想上的延伸与深化。当然,他对康德也有如他对其他哲学家作的类似的批评,比如"对存在问题的遗忘";但是,不同之处在于,他的《康德书》是丝丝入扣、惟妙惟肖地从对《纯粹理性批判》第一版的解释中引出了《存在与时间》的最重要的一些命题和思路。这在

――――――

[1]　海德格尔:《康德书》(*Kant und das Problem der Metaphysik*),第 197/135 页。

[2]　参见海德格尔 1947 年写的诗:"但是思想着的诗化[Dichten,有'写诗'、'写作'、'创造'、'想象'、'沉思'之意]在真理中乃是存在的拓扑。/这拓扑告诉你在哪里是你的存身(本质)住处。"("Aber das denkende Dichten ist in der Wahrheit die Topologie des Seyns./Sie sagt diesem die Ortschaft seines Wesens")译自海德格尔:《出自思想的体验》(*Aus der Erfahrung des Denkens*)(Pfullingen: Gunther Neske, 1954),第 23 页。

他与其他思想家的关系中是没有过的。不管一个人同意不同意海德格尔对康德的解释，只要他认真地钻研《康德书》，都可以从这种解释或"对话"中找到从思想上理解《存在与时间》的钥匙。

首先，从以上两节的分析中可见，海德格尔对于康德关于人的认知有限性的论述所作的存在论解释，引出了《存在与时间》的基本线索——缘在（Dasein）[①]。为什么对于缘在来讲，存在永远是个问题[②]呢？这是因为，按照海德格尔的康德书中关于"为形而上学奠基"问题的讨论，人的有限直观既不能创造对象，也不能如经验论认为的那样"平白无故"地接受对象，亦不能让对象来适应我的直观和思维形式（那样的话，人就不是一个存在论意义上的真正的"有限者"了），而是必须通过先验的想象力打开或融入存在论的视域，以使得那被充分域化了的对象能够与自己以一种先概念的或纯象的方式遭遇。《存在与时间》的第一部分对于这种"存在于－世界－中"的域性的认知方式进行了更详细、深入和充满了灵感的描述。所以，缘在不得不从根本上或存在论上就是打开的和域性的。也就是说，他没有一种"在手边"的（vorhanden，现成的）、概念性的"本质"可资自守，而必须永远从域性的"存在"中遇见自己的对象并在同一意义上遇见自己。这与佛家大乘中观所言的"缘起性空"的本体论实有相通之处。这个"缘"（Da），就应被理解为打开的、域性的、充满了前概念的"明白劲儿"（lichten）的"对存在的泄露"。所以，

---

① 关于将"Dasein"译为"缘在"的理由，我将另撰文阐述。（新注：此文早已发表。见拙著《从现象学到孔夫子》（商务印书馆 2001 年版）第五章："'Dasein'的含义与译名"。）

② 海德格尔：《存在与时间》（*Sein und Zeit*），第 13 页。

人永远已经以一种"恍惚"的方式理解了这成就了他的存在，又永远不可能将存在作为一个现成的东西（经验对象、概念或原则）来把握。"比人更原本的是在他之中的缘在的有限性"①。也正因为如此，他才从根本上是"沉沦的"、"被抛的"，但又不会不期而然地听到"良知"的声音，感到有一种根本上的罪过和缺乏，乃至能在还未死之前就对于"死"这种有限性形成"决断"。人从根本上就必须是本体域的、前知的、迷茫的、沉沦的、时象化的和有良知良能的，因为他在根子上就是有限的。为此，人的真态存在（打开）和不真态存在（遮蔽），在存在论的意义上是交织在"存在于-世界-中"的，无法用概念认知将其分开。这也正是中观和禅宗所说的"烦恼即菩提"的意思。海德格尔因此在《康德书》中讲："有有限性存在的地方，就有和必须有存在这样一种东西"②。

对于"形而上学"的可能性的怀疑自古希腊以来一直存在，到笛卡尔，这种怀疑已如此之大，以至必须从人的思想本身中找到一个不可再怀疑的起点。自那以后，寻求形而上学基础或可能性的重要努力几乎都以人的主体性——不管是经验的还是先验的——为依据。但是，所有这些努力，都没有或基本上没有达到为形而上学找到一合适基础的目的。其主要原因在于，所谓"主体性"本是一个空洞的概念，而当这些哲学家试图给它以具体内容时，因囿于西方传统的"概念附加上经验"的思维方法，不是求助于某种意义上的逻辑就是依靠经验感觉，从来没有真正尝试过既是非概念化的又是

① 海德格尔：《康德书》（*Kant und das Problem der Metaphysik*），第 229/156 页。
② 同上书，第 228/156 页。

非感觉主义的合乎理性的路子。康德在《纯粹理性批判》第一版的先验演绎中，被其目标的彻底性所推动，看出概念与感觉直观的"结合"的可能性确是一个问题而非一个不需追究的事实。因此，他试图找到一个更原初的作为两者之源头的第三种能力，从而展开了关于先验的想象力和时间图几的讨论。虽然他后来感到这种想象力可能威胁到他的以逻辑性的统觉为主体最高点的体系，因而放弃了第一版的立场。但这一闪即逝的"第三条道路"的火花却引起了海德格尔的极大兴趣。他对康德的解释就是要充分展现这种即非概念又非表象型感觉经验的先验想象力的存在论含义，为他的《存在与时间》找到一个与哲学史中重要问题相关的理性源头。以这种方式，他严格地和不失规矩地发展出了一种合乎理性的非概念的思路，即存在论域的、拓扑型的或纯象（纯时象、纯语象）化的思想方法。① 在他晚期的著作中，这种域（Horizont, Gegend, Sphaere）或纯象的思想方法甚至更明显、更自由、更充满了诗的韵味。实际上，这一思想方法是《存在与时间》乃至海德格尔全部哲学活动的灵魂，以思想的、理性的而非仅仅艺术的或存在主义的方式去理解它，对于了解海德格尔具有关键的意义。在这方面，《康德书》占据着一个独特和不可替代的地位。

　　此外，海德格尔在《康德书》中通过对于先验想象力的讨论引出了作为纯象和图几的时间，分析了为什么在这个意义上的时间是使有限认知可能的存在论的对象域。他还进一步通过对康德讲的

---

　　① 在海德格尔早年的讲稿中，这一思想方法被称为"形式指引"或"形式显示"（die formale Anzeige）。——新注

三种综合——把握、再生、认知——的讨论来引出时间的三个维度或"时化"（Zeitbilden）方式，即现在、过去和将来，并指出将来是最本源的时化维度①。利用康德在"先验感性论"中讲的时间是心（自我）被自己的行为所影响（affiziert）的方式的一段话②，海德格尔发挥道：只有这种通过时间域而自影响的有限自我或缘在才能接受到对象，主体性的本质只能由作为纯自身影响的时间而构成。海德格尔认为，康德就是以这种方式有史以来第一次将时间与"我思"带入了一种原初的同一，尽管他还未认识到此同一的本质和意义③。因此，作为原初时间的自我或缘在就构成了对象化行为和对象化的地平域的本质。

从以上的讨论可见，海德格尔在《康德书》中已经在他所解释的康德批判哲学的坐标上虽然概括地，但却十分清楚准确地勾描出了《存在与时间》的轮廓，引出了后者的几乎全部重要思路和命题——缘在、存在、时间、时间化，等等。而且，这个解释是一种真正意义上的对话。在它里面，康德的《纯粹理性批判》的"形式"外壳被熔化掉，显露出它的先验演绎中最敏感、最困难，又最有引发力的"先验想象力"与"时间纯象"的存在论含义。另一方面，海德格尔自己的《存在与时间》也在这里被熔进批判思想的理性之炉中，出现了或被拉出了更清晰的和更可领会的纹路。

通过参与这种对话，我们也可以更有根据地理解《存在与时间》中讨论的许多其他问题，并看到它里面的某些表达方式所隐含的能

---

① 海德格尔：《康德书》（*Kant und das Problem der Metaphysik*），第 33 节。

② 同上书，第 34 节；康德：《纯粹理性批判》（*Kritik der reinen Vernunft*），B67—68。

③ 海德格尔：《康德书》（*Kant und das Problem der Metaphysik*），第 192/131 页。

引起混乱的危险。比如解释学中常常引为原则的"先结构"（Vor-Struktur）和"解释学的循环"等问题。从《康德书》中可见，人作为有限存在者从根本上就是向存在和世界打开的。也就是说，他的主体性不是一个逻辑的收敛极点，比如统觉、思想的实体精神理念等，亦不只是一个经验观念的组合或"流"，而是一个向着世界的、被展开了的缘起之域。按《康德书》中的考察思路，缘在这种形态的存在者不可能不已经以某种方式（哪怕不是真态的）对视域中的存在者有了一种先据有、先见或先理悟。可见，理解的先结构实源于缘在的先概念的域性或先验的想象力。因此，像伽达默尔那样将它衍伸为一种必要的"偏见"（Vorurteil），尤其是将它定义为"在决定一个局面的所有因素被最终地考察之前的一个判断"①，就有失海德格尔的基本思路了。对于海德格尔，这种"先有"、"先见"、"先理会"从根本上就是先于判断和任何概念性活动的，所以也就谈不到让后起的、经过了本文阅读之浸润的判断或解释来校正它。再者，将这种存在论意义上的缘在的纯投射理解为由"历史的"、"文化的"条件所构成的也与海德格尔的以纯时间改造历史性的思想貌合神离，极易滑入历史的相对主义中。所以，在这个意义上讲的"时间距离的解释学意义"和"地平域［视域］融合的效果史"也都是一种对海德格尔思想的有失原味的稀释。例如，伽达默尔对于"地平域"（Horizont）的定义是："地平域是包含了从一个特殊的高点上看到的所有东西的视域"②，就是考虑到他的全书对这个定义的丰富和补

---

① 伽达默尔（H.-G. Gadamer）：《真理与方法》（*Truth and Method*）（trans. J. Weinsheimer & D. Marshall, New York: Grossroad, 1989），第 270 页。

② 同上书，第 302 页。

充，这种关于"域"的看法也决非是存在论意义上的，因为它没有吸收海德格尔对于先验想象力的解释中所含的识度（Einsicht, Sehen; insight, vision）。按照这种识度，由先验想象力构成的"跨度"（纯象）或"地平域"是使得对象可能的纯发生，而非"在手边的"或"由存在者的（ontic）关系组成"的。

至于"解释学的循环"，是海德格尔对于缘在的本体域性和先行开启性的一种随机的、俗谛义的表达。究其实，缘在的先概念的纯发生域中无所谓逻辑的和判断意义上的"循环"，只有缘在与世界的相互缘起。也就是说，在这个根本的时化了的本体域中，传统形而上学中的主客对立已不能维持，认识中的"彼""此"之分也被打破。唯有达到这样的域或现象学构成的视界，海德格尔才能揭示缘在何以能够在有限境界中获得真实的对象，而不陷于概念思维在处理此种关于本源的问题时常常犯的无穷后退或恶性循环的毛病。正因为有限自我从根本上是向存在界打开的，缘在的在世才能又是真态的或开启的，又是非真态的或（能）失落于他人和世界之中的。人的"存在论知识"也因此被理解为存在于一种前概念的抛射（理解）和"解－释"（Aus-legung）中，而非概念判断和经验实证之中。按照这种思想，"解释学"就意味着对缘在的域的本性的"解－释"或"引出"。这并非要使缘在完全离开沉沦的在世，而是使他正面迎对自己的沉沦和有限，并作出抉择。但是，据有这些在缘（Da）起之域或视域中发生的"气化流行"的说法，从存在者的或概念理性的立场看来都是一种分不清彼此、前后的循环，或自己骗自己的怪圈游戏，属于该被理性认识清除之列。海德格尔在《存在与时间》中则反其道而行之，认为这种"循环"属于理解的本质。人应该做的不是摆脱它，而是以正确的方式进入它。这里，海德格尔的真意在于，人一旦进入这表面上的怪圈，实际上就进入了存在的缘起之域，这怪圈也就不成其为怪圈了。

可以看到，谈论这种解释学的循环需要极原初的存在论视域，才能避免使它变为恶性的。对于解释学所依凭的缘在之域的本源发生性稍有松懈，关于此循环的讨论就会降格为一种类似猫要咬自己尾巴的游戏了。因此之故，海德格尔后来对于关于此循环的喋喋不休的，又缺乏存在论见地的讨论产生了反感。在《发生于一个日本人与一个调查者之间的关于语言的谈话》（1953 年）一文中，我们读到：

> 日本人问："你以前不是说过这个循环是不可避免的，而且，我们应该跟从它而不是试图把它当作一个被断定的逻辑矛盾加以避免吗？"
>
> 调查者［即海德格尔］："是的。但是这种对解释学循环的必然接受并不意味着这样一个接受循环的观念就能给我们关于解释学关系的原初经验。"
>
> 日本人："这样看来，你要放弃你早先的观点了。"
>
> 调查者："当然。在这方面，谈论循环总是肤浅的。"
>
> 日本人："那你现在要怎样表达这个解释学的循环呢？"
>
> 调查者："我将像我决心不谈及（speaking *about*）语言那样绝不做这类表达。"[1]

---

[1]　海德格尔：《在通向语言的途中》（*On the Way to Language*）（trans. P. D. Hertz, New York: Harper & Row, 1971），第 51 页。

（五）结束语

海德格尔是一位极具哲学史素养和创造性洞察力，而且在深刻的意义上被这些素养和洞察所造就而成的一位思想家。不切实了解他与前人的关系，要理解他的思想几乎是不可能的。海德格尔在他的著作中讨论过许多哲学家，较重要的包括阿那克西曼德、巴门尼德、赫拉克利特、亚里士多德、康德、黑格尔、尼采、胡塞尔、老子、庄子等。如何看待海德格尔与这些哲学家的关系在很大程度上就是一个如何理解海德格尔本人学说的方向的问题。

伽达默尔在《真理与方法》中认为尼采是海德格尔的"真正的先驱"。他写道："海德格尔提出存在的问题，并因此反转了西方形而上学的整个方向；这里，他的真正的先驱既非狄尔泰亦非胡塞尔，而是尼采。海德格尔可能到了较后期才认识到这一点；但是，通过回顾我们就能看到，那隐含在《存在与时间》之路的目的即是将尼采对于'柏拉图主义'的彻底批判提高到海德格尔自己对于传统的西方形而上学的批判层次，并且认识到先验的调查是近代主观［或主体］主义的一个结果，应该将它克服"[①]。伽达默尔通过这段话给出了一个理解海德格尔的《存在与时间》以及他的全部思想方向的线索和轮廓，即尼采式的"反柏拉图主义"。这样一来，海德格尔与其他思想家（比如有"新柏拉图主义者"之嫌的胡塞尔）的关系也许要在这个"视域"中被看待了。

本文所得的结果与伽达默尔的判断是不一样的。也就是说，将

---

① 伽达默尔：《真理与方法》（*Truth and Method*），第302页。

尼采看作是海德格尔的真正先驱并认为"先验的调查"是一种只应被克服的主观主义是过于简单化和偏颇了。我们已经看到，康德在《纯粹理性批判》第一版中进行的"先验的调查"对于海德格尔的《存在与时间》具有何等肯定性和关键性的意义。海德格尔在 30 年代中期到 40 年代中期对尼采的研究，对于理解他在后期如何评价整个西方哲学传统，尤其是近代传统造成的问题无疑具有重要意义。但同样很明显的是，海德格尔从未自尼采的学说中肯定性地引出他自己的思想的枢机。海德格尔的基本立场是：尼采的权力意志说和"上帝死了"的呼喊不只是"诗的"，而是含有极深刻的回复到古希腊人对于存在的关切的纯思想意义。但更关键的是，按照海德格尔《尼采》一书，尼采不是以一种真正起始的方式回到这个起点，而是以"被柏拉图主义所决定"的方式和立场来"反转柏拉图主义"。^①海德格尔写道："根本的问题是：当尼采的形而上学思想回复到这起始之处时，这个［西方传统的形而上学的］圆圈就首尾相接地闭合了。但是，因为它是一个被中止了的起点，并不是能够保持在那里的原初的开端，这个圈本身就变得不可再弯曲了，从而失去了这个开端曾经有过的［那种可塑性］。当这个圆圈以这种方式闭合时，它就不能再为这个［西方哲学中关于'存在'的］指导性问题的调查提供任何可能性了。形而上学作为对这个指导性问题的研究也就终结了"^②。难道海德格尔认为自己的思想也是在这个意义上使西

---

　　① 见海德格尔的 2 卷本巨著《尼采》[*Nietzsche (Volume I: The Will to Power as Art; Volume II: The Eternal Recurrence of the Same)*]（trans. D. F. Krell, San Francisco: Harper & Row, 1991），第 205 页。

　　② 同上。

方传统哲学寿终正寝的吗？显然不是。他认为自己关于"存在的意义"的探讨找到了一个新开端，从而展开了一个极为可塑的和纯象化的存在论境域。而当他寻找和保持住这个开端时，他对康德的解释不"一直就是关于存在问题的引论"吗？

第五部分

现象学研究中的问题

十一　现象学如何影响了当代西方哲学

　　当代意义上的现象学(Phaenomenologie)于 20 世纪初由犹太裔的德国学者胡塞尔创立,其后在德国、法国等欧洲国家中产生重大影响。胡塞尔的现象学为当代欧陆哲学提供了一个较严格的方法论"工作平台",在这一点上有些类似于弗雷格对英美分析哲学的贡献;由此而(与生命哲学、结构主义和弗洛伊德心理学一起)激发出一大批第一流的哲学思想家,比如舍勒、海德格尔、伽达默尔、布尔特曼、阿多诺、哈贝马斯、布洛赫、阿伦特、萨特、梅洛-庞蒂、莱维纳斯、利科、福柯、利奥塔、德里达等,甚至结构主义的思想先驱雅各布森也受到胡塞尔学说的吸引。而且,现象学方法的思想效应也绝不止于狭义的哲学(本体论与认识论),而是扩展到伦理学、美学、心理学、政治思想、文学批评、艺术思想、历史学、社会学、神学等。它在英语国家的哲学界也立住了脚。20 世纪后半叶,现象学引起非西方地区的知识分子的关注,比如中国所处的东亚就已经和正在受到现象学运动的波及。总之,尽管胡塞尔很想将现象学造就成一门"严格科学",他创立现象学的著作也名之曰《逻辑研究》(*Logische Untersuchungen*, 1900—1901),而且"朝向事情本身!"

的现象学口号有时让人误以为这是一种客观实在论的倾向，但现象学最大、最持久的影响还是在与人的生存方式的含义有关的研究上，或不很明确地说成是在人文学科与社会科学的问题领域之中。此外，现象学也关注传统形而上学的和认识论的问题，往往给予新的解答。这一承续传统的倾向与分析哲学（起码是前期分析哲学）很不同。至于现象学研究的重点，在胡塞尔之后，也由关注意识结构转向了关注人的生存形态、价值形态和语言的深层意义等方面。

要在这一章中全面说清楚它的题目所标示的问题是不可能的，因此，以下将集中讨论现象学研究的方法论特征的演变途径，由此看出现象学是"如何"（wie, how）影响到当代西方哲学及思想文化的。

（一）胡塞尔现象学的新方法论视野

如此难读懂的胡塞尔著作，之所以能产生那么大的思想影响，是由于它有助于解决传统西方哲学中的一个核心问题，即一般与个别的关系问题。当柏拉图通过区分具有普遍性的理式（eidos, Form）与个别的现象存在者的方式，来解决巴门尼德的"存在"问题时，就正式造成了这个难题。亚里士多德反对这种割裂一般与个别以及"尊一抑多"的做法，提出个体是实体，并追究那使个体成为个体的"形式"的含义。但由于他已处于柏拉图的方法论大框架的笼罩之中，所以并未能真正解决这个问题。他断言神（终极实在）只是纯形式而无质料，说明即使对于亚里士多德，个体的实体性最终还是要到"一般"之中寻找。这个问题在中世纪主要表现为唯实论与唯名论之争，到近代则表现为唯理论与经验论之争。康德的批判哲学努力使一般（认知形式）与个别（感性杂多）相交，尤其反映在他的《纯粹理性批判》第一版的"纯知性概念的演绎"里。他在其中探讨先天概念如何能与直观相联结，以构成现象。但这位走在时代之前的思想家在此书第二版中退缩了，耽误了对这个难题的实质性突破。胡塞尔之所以认为现象学是"一切近代［西方］哲学的隐秘渴望"①，就是因为它解决了或起码很有助于解决这个关键问题。

他的方法上的突破来自这样一个新见地：当我们直观或感知事物时，并不像传统哲学——不管是经验论还是唯理论——所认为的那样，是先接触到特殊的杂多，然后通过某种方式联结它们；或者说，并不是将接受特殊的杂多与对它们的联结分成两步走。只要我们凭借"还原"而面向事情本身，就会"看出"或明了这是一个"一气呵成"的意向构成的过程，即意向行为激活感觉材料，并在统握（auffassen）这些材料时直接感知到一整个意向对象的过程。之所以能够这样，是由于人的意识最内在的存在方式——内时间体验——使得人的意向性行为可以活动于前对象化的边缘域（Horizont［视域］）之中，其中潜藏着由时间体验的"被动综合"所提供的感觉材料，以及这些材料之间的联系可能，时刻"准备好"被激活和统握（见胡塞尔的《观念 1》和《经验与判断》）。因此，一般与个别的区别就不再是存在论意义上的，而只是不同的统握方式的产物。个别中潜藏着一般，一般也浸透于个别之中，于是就有了"对本质做直观"和"范畴层次上的直观"的可能。以这种方式，胡

---

① 胡塞尔：《观念 1》（*Ideen zu einer reinen Phaenomenologie und Phaenomenologischen Philosophie*），第 62 节。

塞尔成功地为当代西方哲学思想打开了一个突破口。

（二）从意向对象到非对象的意义体验

胡塞尔改造了布伦塔诺的意向性理论，并通过这个现象学的意向性结构来解决传统哲学的问题。这种改造之所以可能，其中一个重要原因是他吸收了威廉·詹姆士在《心理学原理》(*The Principles of Psychology*)中提出的"意识流"学说[①]，形成了关于边缘域和内时间意识流的思路。这个思路到他思想后期的发生现象学阶段，就产生了"生活世界"、"被动综合"等学说。总而言之，边缘域学说的要义在于：在一切意向对象化之前，在边缘域中总已经有了非对象地生成意义的可能。这种边缘境域可以被理解为外知觉视域、内时间视域或总体性的生活世界，其中生成着、孕育着、潜伏着各种可能，但还未(noch nicht)在任何意义上被特化为对象或有自己特性的存在者。因此其中有一种生成式的模糊性、恍惚性和不可确定性。说到底，现象学讲的意向性活动的最根本的原动力或原综合——被动综合，它源于内时间流或原初联想——就来自于它。然而，后期胡塞尔虽然越来越意识到这种前对象的边缘域的必要与重要，但始终未能"正视"它，也就是未能视它为最真实的存在本身和意义源头，只让它扮演一个过渡的、准备的和边缘的角色。对于他，最真实者是先验的主体性这个收敛极、同一极，任何意义都必须依附于各种

[①] 有关事实参见赫·施皮格伯格：《现象学运动》，王炳文、张金言译，商务印书馆 1995 年版，第 161—165 页。

意向对象,意识总是关于某个意向对象("某物")的意识。

可见,胡塞尔的意向性学说,即意向性行为构成意向对象的学说,提供了这样一个思想结构,其中既有比较倾向于传统哲学的维度,比如主体性与意向对象这些可定义化、中心化或概念对象化的东西,又有一个相当新鲜的维度,也就是那不可定义化、不可概念对象化的,但同时又使得意义和对象的构成得以可能的边缘域。正是这后一个维度吸引了新一代哲学家们的极大兴趣,通过深化它的含义并为它找到新的表现途径,他们提出了各自的新学说。主要以这种方式,现象学影响了当代西方哲学。

(三)舍勒的情感－位格的现象学

受到胡塞尔意向性思想的影响,舍勒(Max Scheler, 1874—1928)在他的名作《伦理学中的形式主义与实质性的价值伦理学》(1913—1916)中提出了不同于传统的形式主义(康德)与效果主义(如功利主义)的新伦理学思路,即一种建立在"情感先天论"(Apriorismus des Emotionalen)之上的伦理学的可能。[①]他反驳了康德的这样一个看法,即一旦伦理学与情感(爱与恨)有关,就只能投向经验主义,诉诸心理学和美学。在他看来,正是"现象学的分

---

① 德文原版:Max Scheler: *Der Formalismus in der Ethik und die Materiale Wertethik: Neuer Versuch der Grundlegung eines Ethischen Personalismus*, sechster Auflage, Bern und Muenchen: Francke, 1980, s.84. 英文译本: *Formalism in Ethics and Non-Formal Ethics of Value: A New Attempt toward the Foundation of an Ethical Personalism*, tr. M. S. Frings and R. L. Funk, Evanston: Northwestern University Press, 1973, p.65. 以下引此书时同时给出德文版与英文版的页码:"前德/后英"。

析"使我们能发现情感的"行为等级与其内容的本性",由此而看出其中一个与感觉领域无关的"精神层次"。① 现象学的本质直观方法不仅使人看到感知与思想中的自明的"自身被给予者",而且可以让人直观到情感中的自明价值,所以,确实有一种价值认知、道德认知(sittliche Erkenntnis)或道德洞见(sittliche Einsicht),它使得一切道德的态度可能。康德只看到"责任意识",却看不到这种发自情感的"道德洞见"的真实性。②

但是,舍勒特别强调他讲的道德洞见和价值直观(Wert-Erschauung)所看到的不是对象,而是本性(Wesenheiten),不是"对象的规律",而是"实情的相互关联"(Sachzusammenhaenge)③。所以,对他来说,伦理价值的承载者"位格"(Person,人格)绝不是任何对象,绝不同于"自我"(Ich)。这自我本身也还是一个对象④,因此它不可能像唯心论者讲的那样是对象和世界的条件⑤。但位格却不是对象,因为它是"活在[意向]行为的实施之中的"(in ihrem Aktvollzug lebende)⑥,而"一个行为(ein Akt)绝不是一个对象,因

---

① 德文原版: Max Scheler: *Der Formalismus in der Ethik und die Materiale Wertethik: Neuer Versuch der Grundlegung eines Ethischen Personalismus*, sechster Auflage, Bern und Muenchen: Francke, 1980, s.84. 英文译本: *Formalism in Ethics and Non-Formal Ethics of Value: A New Attempt toward the Foundation of an Ethical Personalism*, tr. M. S. Frings and R. L. Funk, Evanston: Northwestern University Press, 1973, p.65. 以下引此书时同时给出德文版与英文版的页码:"前德/后英",第 84/65 页。

② 同上书,第 88/69 页。

③ 舍勒:《伦理学中的形式主义与实质性的价值伦理学》,第 86/68 页。

④ 同上书,第 374/374 页。

⑤ 同上书,第 378/379 页。

⑥ 同上书,第 386/387 页。

为行为的本性决定它们只在其实施之中才被体验到。并且在反思（Reflexion）中被给予。因此，一个行为也不能通过第二个或某种反观的行为而又成为了对象，因为即使在那使得一个行为（超出其混然实施状态）被知晓的反思中，这个行为也绝不会是一个'对象'；这个反思的认知'伴随着'它，但并不将它对象化"①。在这个非对象的意义上，近乎海德格尔讲的"Dasein"（缘在），位格就超出了近代的主体观，以及一系列由这种认知型的主体观带来的认识论和本体论的二元区别，如内感知与外感知的区别和一切以"我"为内、以"物"为外的区别。于是，舍勒就这样来定义位格："位格是根本不同的行为的具体的和自根自本的存在统一，它本身先行于一切根本的行为区别（特别是外在与内在知觉的、外在与内在意愿的、外在与内在感受的、爱与恨的等区别）。人格的存在为所有根本不同的行为'建基'（fundiert）"②。

　　由此可以看出，舍勒虽然从胡塞尔那里吸收了不少重要思想，但他自己思想的新取向却是非对象化的。他与胡塞尔的不同在于，他讲的位格或人的伦理本性是活在行为的实施之中的，甚至反思都不会使这些行为的实施成为对象，而只能使它们被觉知，所以这位格是完全非对象化的自足整体，不会从理论上被收敛为一个先验主体极。一个纯粹的理智主体、意愿主体或任何可在终极意义上观念对象化的自我，都不是位格。换言之，位格是活在人的生存活动（行为的实施）之中的，既非经验主义亦非形式主义的价值源头。而且，

----

① 舍勒：《伦理学中的形式主义与实质性的价值伦理学》，第374/374页。
② 同上书，第382—383/383页。

舍勒所讲的出自情感的道德洞见就是自足的和原发的，并不以胡塞尔强调的认识论意义上的"感知"或"基本的客体化行为"为出发点，这都是他改造胡塞尔的本质直观思路的结果。在这个意义上，他的位格观的确近乎海德格尔讲的"Dasein"（缘在），实际上或可视为Dasein 的先驱，只不过还有些"道德主体"的味道（比如强调它的精神性、非身体性）罢了。可以说，他的学说处于胡塞尔与海德格尔之间，起到了思想桥梁的作用，但同时以自己的独特性而自成一家。

（四）海德格尔的生存境域化的现象学

相比于舍勒，海德格尔与胡塞尔的个人接触要多得多，但他对胡塞尔思想的改造也要更深刻彻底。他欣赏胡塞尔的"现象学直观"，特别是"范畴直观"方法中包含的这样一个见地，即就在原本的"个别"知觉中，有普遍意义的联系已经隐现了，人的原初经验中就包含着理解与交流的可能。比如，在他的《存在与时间》倒数第二稿《时间概念史导论》（1925 年夏季学期讲课稿）中，他这样看待胡塞尔的意向性学说："胡塞尔的关键贡献在于，他并不在现成的教条和前提的指向中来观看，而是在对现象自身的指向之中看出，知觉就是使自身去指向或对准（*Wahrnehmen ein Sich-richten-auf* ist）。"[1] 海德格尔马上批评他的论文导师——新康德主义者里克尔特——对现象学和意向性学说的误解。里克尔特认为，知觉这样的表象（Vorstellen）不是认知，所以其中是不会有意向性这种赋予

---

[1]　海德格尔：《时间概念史导论》，《海德格尔全集》（*Gesamtausgabe*）20卷，第41页。

对象以意义或价值的行为的，只有判断这种具有超越性和价值对象的行为中才可能有意向性。海德格尔指出，里克尔特之所以有这样的偏见，是由于他受近代以来关于主体与客体、身体与心灵的关系的认识论教条的束缚，看不到任何活生生的人类行为中都已经有了这"使自身去指向"的意向活动。"意向性是活生生体验的结构（Struktur der Erlebnisse），不是事后才加上去的关系。"①

在这些似乎赞同胡塞尔的阐释中，已经隐含了对胡塞尔学说的改造，因为海德格尔理解的"活生生体验的结构"不限于胡塞尔关注的意识意向结构（意识的同一化行为对感觉材料的统握，由此而构成并指向相应的意向对象），而首先是人的实际生活经验本身的体验结构，它的一个最重要特点就是还未将体验者（主体）与被体验者（对象）加以分离，因而在更根本的意义上是"前对象化的"和"前反思的"。比如，海德格尔举了一个在我们生活中自然地知觉一把椅子的例子：一个人走进一个房间，顺手推开一把椅子，因为它挡了道。②我们就是这样在环境的潜在关联网或活生生的体验结构之中知觉椅子和各种东西的，其中当然就有动态的和自发的"使自身去指向、去对准"。在原本的意义上，从来也没有像胡塞尔讲的那种对一个孤立对象所做的纯观察知觉。"在严格的意义上，这被知觉者就是这如其原样地被知觉本身；确切说来，并以这把椅子为例，它的被知觉就是这把椅子在其中被知觉的样式、方式和结构。……被知觉自身就意味着此种存在于其被知觉的样式与方式之中的存

---

① 海德格尔：《时间概念史导论》，《海德格尔全集》（Gesamtausgabe）20 卷，第47—48 页。

② 同上书，第 37 页，48 页。

在者。"① 胡塞尔当然也强调要如其原样地来知觉对象，并为达到这个境界而还原掉了自然态度中的"存在者自身"，而只在意向行为对于意向对象的构成方式中来看待这个被知觉者。但是，他的还原同时也剥离了对这把椅子的通常知觉活动所原发地、前反思地涉及和卷入的"样式、方式和结构"，还是在反思中来考察一个主体知觉一个孤立客体的意向构成方式。② 所以，他讲的那在意向行为中被构成的意向对象，比如在这个意义上的这把被知觉到的椅子，就在某种程度上还是"存在者自身"，而不是海德格尔讲的"存在于其被知觉的样式与方式之中的存在者"。这样一个差别造成了海德格尔的前对象化的、解释学化了的现象学与胡塞尔的反思对象型的意识现象学（不包括胡塞尔后期的发生现象学）的重大不同，也是海德格尔形成自己思想时的一个关键的发力点。

胡塞尔后期的发生现象学也讲一个前述谓的、前对象化的意向发生（被动综合）结构和体验，讲这种意义上的"生活世界"，这都

① 海德格尔：《时间概念史导论》，《海德格尔全集》(*Gesamtausgabe*) 20 卷，第53 页。

② 不要忘记，胡塞尔在其反思式的现象学考察中清楚地认识到，我们的具体知觉或其他的意向活动都有一个伴随着当下体验的非对象化的或前反思的自身意识，与事后才进行的反思意识不同，它实际上是反思意识的前提。不过，胡塞尔相信反思意识可以客观地、甚至是更有效地来考察前反思的意识，看出其中的原本构成结构和方式，这却是海德格尔、舍勒与萨特等后来的现象学家们不能同意的了。所以，胡塞尔仍然延续近代认识论的传统考察方式，认为在反思中对于各种认知活动的独立探讨是普遍可行的，并由此而仍然坚持知觉相对于其他心智活动（比如想象、情绪）的逻辑优先。海德格尔否认这种考察方式的原本性和普遍有效性，认为它已经遗漏掉了最根本的那些发生结构，因为它已经止住或稀薄化了原本在流动中的意向行为或各种认知的和生存的行为。所以，海德格尔也就取消了感知直观在获得真理中的特权地位。至于海德格尔在《时间概念史导论》中对于胡塞尔的直接批判，可见该书"预备性部分"的第 13 节。

与海德格尔的思想倾向更靠近，但海德格尔讲的实际生活经验或实际性（Faktizitaet）还是与之不尽相同，因为海德格尔不再认可"先验主体性"的最终真实性和生活世界经验注定要趋向科学认知型的意向对象观。海德格尔现象学的出发点是更境域化的、非对象化的，特别强调在一切对象化及主客分离之前的意义生成与领会方式的源头性。比如人使用工具，与"人们"一起混世，不知其所指地畏惧，在还未现实地死亡时的"朝死的存在"，在时间的出神态（Ekstase）中与世界相通等，都要比相应的对象化的认知方式和体验方式更原本。这也就是"人总已经对'存在'有所领会了"的意思，因为"存在"（Sein）与"存在者"（Seiende）的区别就可以视为是"前对象化的意义生成"与"被生成的对象及其意义"的区别。

　　海德格尔在《存在与时间》中以赞许的口气叙述舍勒的观点："位格不是物，不是实体，不是对象。"[1] 这样的位格就不是心理学意义上的，因为"位格的本性就在于，它只生存于对意向行为的实施之中；因此，它依其本性就不是对象"[2]。海德格尔对舍勒（及胡塞尔）的主要批评是：他讲的位格虽然已不同于康德的形式主体，[3] 也不同于心理主义的"自我"，但其存在论的根基却未得到深究，它的"Da-sein"（在缘）的生存方式未得到思想上的领会[4]。这些生存方式的非对象性首先并不表现为精神超越性和意愿主体性，而恰是表现

---

　　① 　海德格尔：《存在与时间》（Sein und Zeit）（Tübingen: Max Niemeyer, Bd. 16, 1986），第 47 页。

　　② 　同上书，第 48 页。

　　③ 　海德格尔于《存在与时间》320 页的长注中赞同舍勒在《伦理学中的形式主义与实质性的价值伦理学》里对康德的主体观——自我概念、先验统觉——的批判。

　　④ 　海德格尔：《存在与时间》（Sein und Zeit），第 48 页。

在人与世界还不分彼此的混世("存在于世界之中")的诸形态中，显露于"对意义状态的因缘整体的揭示"①里。所以，海德格尔的《存在与时间》就以对"缘在"(Dasein)或人的生存形态的分析为主线展开。缘在是人的原本实际生活经验本身的境域显示，它的"实施"(vollziehend)方式的非对象性比舍勒讲的还要根本，连精神与世俗、意愿与非意愿、(伦理学意义上的)善与恶、反思与前反思意识这样的二元区别也被"忽视"掉、"还原"掉。因此，它是在更原发的存在论维度中来生成(ereignen, bilden)意义与领会。从海德格尔对舍勒的多次评论中可以看出，他肯定受到过舍勒的非对象化的"道德洞察"和"位格"思路的影响，但将它非伦理学化、非主体化和非宗教化了。这里，不仅是前对象的关系趋势在构成意义和现象，而且，"一个现象必须被这样事先给出，以至它的关系意义就被维持在悬而未定之中"②。这种"悬而未定"意味着不受任何对象域的规定，但它本身又绝不缺少原本的含义；相反，这正是原发的、还未被二元化思路败坏的纯意义实现的方式和可能性。只有这样的领会与揭示才能不"止住"、不阻碍人的生活流，而是就其本身的状态来显示它。这也就是海德格尔所理解的"现象学"的含义："让那显现(zeigt)自己者，以它从自身来显现自己的方式，被从它自身那里看到"③。

---

① 海德格尔：《存在与时间》(*Sein und Zeit*)，第 210 页。

② 海德格尔：《宗教现象学引论》(*Einleitung in die Phaenomenologie der Religion*)，《海德格尔全集》60 卷(《宗教生活的现象学》)(Frankfurt: Klostermann, 1995)，第 63—64 页。

③ 海德格尔：《存在与时间》(*Sein und Zeit*)，第 34 页。

（五）萨特的现象学变奏

让·保尔·萨特和梅洛-庞蒂是现象学在法国最著名的代表人物。萨特的主要哲学著作是《存在与虚无》（1943年），在其中他仍然坚持胡塞尔的意识分析的方向，并因此而似乎很不同于海德格尔的"生存分析"。但实际上，他最关注的也是胡塞尔意向性学说中的非对象化的维度，也加以转化与深化，由此而发展出一套新颖的术语、思路和阐析风格。他还从《存在与时间》中吸收了大量的东西，因此他的意识分析也像海德格尔的缘在解释学一样，是对人的生存处境本身如何构造意义的方式的揭示。

萨特引用胡塞尔的一句名言："一切意识都是对某物的意识"①，但他的解释却去掉了这句话中的"设置（posit）意向对象"的隐含之义。比如，我对一张桌子的意识，并不意味着我将这桌子的表象设置为我意识中的内容，或仅仅将它把握为一个被意向行为构成的意向对象；也不意味着我可以在反思意识中将这个意向对象当作与前反思意识所体验到的那张桌子完全一样的对象来考察。"一张桌子，即使是作为表象，也不在意识中。桌子在空间中，在窗户旁边，如此等等。事实上，桌子的存在对意识来说是不透明的中心。……我此刻的所有倾向，都超越自身，指向桌子，并被它吸收

---

① 萨特：《存在与虚无》，陈宣良等译，杜小真校，三联书店1987年版，第8页。引者依据此书的英文版（*Being and Nothingness: A Phenomenological Essay on Ontology*, tr. H. Barnes, New York: Washington Square Press, 1956）对少数译文做了改动。以下同。

进去"①。这也就是说，意识并没有它自己的一个天地或内结构，能以它自己的方式来接受和安置知觉对象，甚至可以再后退一步，在反思中悠闲地、客观地研究和"把玩"这些对象及其提交的方式。情况反倒是：意识在知觉这个对象时，超越了自身而完全投入或融入这个体验，它与这个体验或这个被体验的对象是无法从存在论上分离的。"意识是对某物的意识，这意味着超越性是意识的构成结构；也就是说，意识生来就被一个不是自身的存在支撑着。这就是我们所谓的本体论证明"②。所以萨特责备胡塞尔"把'意向对象'看成一个非实在，一个'意向行为'的相关物，而且它的存在就是被感知，从这时起他就完全背弃了他自己的[意识是超越自身的]原则"③。这就是萨特的前反思的或非反思的意识观，受到海德格尔的深刻影响，是萨特《存在与虚无》一书中全部精彩讨论的起点。

　　这种看法的要点是：人的意识的最原本的形态是完全投入实际体验的前反思意识，它与被体验者不可尽分，但又以边缘的方式"意识到自身是这个认识"④。这是人类一切意识活动的源头，反思意识不过是它的某种变样，并不能真正将它作为一个对象来把握或超越。其实，胡塞尔也看到了这样两种意识，即"自身意识"（相应于萨特讲的前反思意识）与"反思意识"的区别，也认为前者是后者的起点；但是，他看不到前者具有更原初的认识视域，是后者无法把握和超越的。萨特举我们日常生活中最常见的例子来说明，比如我

---

① 萨特:《存在与虚无》，陈宣良等译，杜小真校，三联书店1987年版，第9页。
② 同上书，第21页。
③ 同上。
④ 同上书，第9页。

在数烟盒里的香烟或专注地写字时，完全投入这个活动，被它吸收；这时我并没有关于这个活动的设置性意识，也就是没有将这个活动当作一个（相比于活动所及对象是更）高阶的对象来把捉，但我对它却有一种"非主题的"边缘意识。所以，"如果有人问我：'你在那里做什么？'我会立即回答：'我在数香烟'"[①]。这说明前反思意识中已潜藏着反思意识的可能，它使我可以在必要时（比如别人询问或事后回忆时）以反思的方式意识到那刚刚过去的前反思意识。前反思或非反思的意识本身就是一个完整的意识，反思意识不过是它的一种变样，以适应环境的某种要求，并不能由此而增加它的客观性和真实性。这种前反思意识实际上就是胡塞尔讲的边缘域，特别是内时间意识的边缘域结构的直接显身。按照这个思路，笛卡尔的"我思"也要以这种前反思意识为前提，而阿兰讲的"知，就是知自己在知"是不成立的[②]，因为它的本意是在说：只有反思的知（"知自己在知"）才是知，其实"自己在（前反思地）知"就已经是知了，而且恰恰是最原本的知。于是，苏格拉底的说法，"不被审视或反思的生活是无意义的"，从哲理上也就不能成立。意识的生存（方式）要先于其可被反思的本质，决定其存在。"意识没有实体性，它只就自己显现而言才存在"[③]。

　　因此，从这个前反思的角度看，为意识存在的不只是表象或意向对象，而更是对意识不透明的自在的存在，它们是其所是；而意识本身则毫无自己的内容，总在靠对于异己的某物的投入式意识而

---

①　萨特：《存在与虚无》，陈宣良等译，杜小真校，三联书店1987年版，第11页。
②　同上。
③　同上书，第15页。

存在，因此它永远是其所不是，不是其所是。然而，通过这种与任何现成者、自在者的错位，它恰恰维持了自己的超越性，成为"自为的存在"。因此它的存在本性即一种发生性的虚无化。萨特写道："（一）意识不是它自己的动机，因为它是所有内容的空洞。这就把我们推到一个反思前的我思的虚无化的结构中；（二）意识面对它的过去和将来，正如面对一个它按不是的方式所是的自我一样。这又使我们回到时间性的虚无化结构"[①]。"人是使虚无来到世界上的存在"[②]。这种虚无或无常，意味着人有一种逃脱不了的自由，总可能不是其所已经是、所正在是，而背叛过去和现在的自己和任何规定。所以人在这种"随时可能"的虚无化面前，或者说是在这种先于其本质（立脚点）的自由（背弃自己而跃下悬崖的可能）面前，感到焦虑、晕眩，而且可以凭借这样的原本意识结构而"自欺（尽量将自己对象化以掩藏这个要命的自由）"，而"恶心"[③]，而自由得一无所是。《存在与虚无》的一切令人耳目一新的揭示都从这个"存在与虚无"的根本的非对象化关联中涌出。

结　语

胡塞尔之所以能突破传统的看待感知和直观的模式，是凭借意

---

① 萨特：《存在与虚无》，陈宣良等译，杜小真校，三联书店1987年版，第67—68页。

② 同上书，第55页。

③ "恶心"对于萨特意味着生存的实际性与偶然性的味道；或自我被对象化为肉体存在所产生的反应。

向性学说，也就是意向行为构成意向对象的学说。然而，为了从整体上说明这种构成的可能，他又必须借重于边缘域乃至内时间意识流的思路，由它而阐发了质素（或感觉材料）如何在内时间意识中被构成等被动综合的学说，促成了他晚年的发生现象学。总之，他思想的发展有一个内在的趋向，即一开始强调直观行为及其充实对象（明见地被给予者），继而要阐释这直观构成所依据的非对象化的前提或构成机制。虽然他对此机制的认识越来越深化，但终未入其根本源头。后起者如舍勒、海德格尔、萨特等则将强调的重心做一转变，直接以非对象化的构成机制为最原本者，且不可被超越者，对象化的意识形态与生存形态不过是此根株上发出的某些枝权花果而已。外人视这种思路的转变为"非理性的"，实不知此新朝向乃理性探讨本身所必趋者，谓之"原理性的"可也。正因为这种趋向就出于"事情本身"或"思想本身"，因此，行此路者绝不止于以上所及三人，欧陆哲学中有重大影响者几乎都顺乘此前反思的意义构成之流而放船搏浪。如梅洛-庞蒂，就是沿着胡塞尔后期的发生现象学再向深处走，也吸收了海德格尔的不少东西，尤其是存在论意义上的解释学前结构，发展出对于"身体"的一套独到的现象学理解。对于他，身体（Leib）不同于可对象化的躯体（Koeper），是不可对象化的知觉场、意义发生场和意义的纽结。[①] 由此而打破了西方传统哲学两千多年来割裂身心的传统。勒维纳斯则是从胡塞尔与

---

① 梅洛-庞蒂（M. Merleau-Ponty）：《知觉现象学》（*Phenomenology of Perception*）（tr. C. Smith, London: Routledge & Degan Paul, 1979）。还可参考张祥龙：《朝向事情本身——现象学导论七讲》，团结出版社 2003 年版，第六章。

海德格尔出发而又超越之,从一个新的角度重新提出舍勒的问题,使之具有了一个使人非对象化和非权力化的"脸孔"。[①] 一句话,现象学的"朝向事情本身!"的旨趣使得这个运动越来越"事化"、"情化"、"意境化",而"非对象化"了。

---

① 参见伊曼努尔·勒维纳斯:"存在论是基本的吗?",刘国英译,倪梁康主编:《面对实事本身——现象学经典文献》,东方出版社 2000 年版,第 677—689 页。

十二　现象学视野中的孔子

不同的"视野"（Horizont）里，中国古代思想会呈现出极不同的样子；20 世纪的中国人想必对这一点有深切体会。而这一情况在看待孔子时又特别地突出，因孔子本人的为人为学具有最纯粹的中国风格，常对现代人的理解方式形成挑战。章炳麟（别号太炎）前后期对孔子和儒学态度的巨大反差就源自他所处的不同视野，而按照西方的概念化思路来看待孔子，只会看见"一种常识道德……[它]是毫无出色之点的东西"①。这并不能笼统归为西方人的偏见，因为按传统哲学的方式，实在是看不出《论语》中的孔夫子有何可赞扬之处。"孔子只是一个实际的世间智者，在他那里思辩的哲学是一点也没有的。"②黑格尔这句话说得很诚恳，后一大半说得也很对，但"只是"两字传达出的贬义则"只是"对概念哲学家们才有效。在非概念、前反思或后反思的思想视野中，这"实际的世间智者"并不一定被鄙视。20 世纪初在德国出现的、改变了欧陆哲学面貌的现象学就提供了一个与传统的概念化哲学相当不同的新视野。

---

① 黑格尔:《哲学史讲演录》第一卷，贺麟、王太庆译，商务印书馆 2011 年版，第 130 页。

② 同上。

通过它，我们可以看到相当不同的孔子形象。我相信，这种"不同"的深刻性和带来的新的可能性，远过于章炳麟前后期的"革命与保守"的不同。

（一）"现象学视野"的含义

广义的现象学的特点是：（1）批评传统的概念哲学方法，不管是唯理论的还是经验论的，因为它们总预设了某种形而上学的理论前提，也就总达不到活生生的"事情本身"。（2）认为一切意义的源头是人的直接经验。不管是通过"还原"、"直观"还是"解释学循环"，现象学研究要求进入真实的、原本的人类体验（Erlebnis）或"现象本身"之中，而不是那些已被某种理论框架加工过的经验。因此，它不同于实证主义和经验主义（与柏格森的直觉主义有相通处，但对于时间和意识的结构分析更深细），强调不脱开真实完整的人的视域（意向视域、时间境域、史境、语境）来分析最普通的现象，比如知觉现象、精神现象和人生现象，以求揭示出经验本身包含的真理。所以，（3）现象学认为任何原初经验都有一个"视野"（Horizont, horizon），是它而非视野中的对象和投出此视野的主体为最原本的构成意义的机制。这既非实在论（客观主义，环境决定论），亦非主体主义（唯心主义），因主体反倒由这视域构成。在一切理论的、主客的分化之先，已有一更原本的、"居间的"构意境域的运作。这是一切意义和存在的源头，不能再被还原为任何别的东西。

这就是现象学最重要的思想贡献，不管各个现象学家对于这视域的本性及其运作方式有什么不同的理解，他们已经活动在了一个传统的西方哲学家们达不到的更原发的思想境界之中。现象学的方法论意义也就在于此。它与物理学、数学和逻辑学中的变化遥相呼应，但更彻底地破除了主客二分的形而上学前提，更直接地解决了传统哲学中的一些问题。海德格尔的解释学化了的存在现象学是它的最彻底和自觉的形态之一。正是因为这种方法论上的突破，现象学在现代西方哲学、神学和其他人文学科中引出了一波又一波的新思潮。

（二）孔子思想的特点：艺

孔子一生在做人想事上最反对的就是不入意境还自视占理的态度。"子绝四：毋意，毋必，毋固，毋我"①。"意"、"必"、"固"、"我"指这样一种倾向，即执着于某种现成者，不管它是物质的还是理念的，因而不能体会到"视域"的真实性。从现象学上讲就是，囿于一个不原本的前定框架而不能达到现象本身的态度。所以，孔子从来不说被黑格尔尊为"概念规定"的话；"夫子之文章，可得而闻也；夫子之言性与天道，不可得而闻也"②。这"文章"却不止是关于古代文献的学问，其"惟精惟一"处，只在"艺"的实现之"中"（"允执厥中"）才能活生生地体现出来。

"子云：吾不试，故艺"③。"艺"是理解孔子为人的一个关键。

---

① 《论语·子罕》。(本章所引《论语》文本皆出自朱熹的《论语集注》。)
② 《论语·公冶长》。
③ 《论语·子罕》。

对它应作广义理解。孔子最欣赏周文化，也以"六艺"——礼、乐、射、御、书、数——教学生。但他更进一步将此艺"文"化，成为后世儒学称为"六经"者，也就是儒家特有的六艺：诗、书、易、礼、乐、春秋。《史记·孔子世家》中讲："孔子以《诗》、《书》、礼、乐教，弟子盖三千焉，身通六艺者七十有二人。"此处"六艺"可能指儒化了的六艺。

不管怎样，"艺"是孔子教学的基本所在，也是他为人和思想的最重要的一个特点。"艺"不只是指狭义的"技艺"、"艺术"，也是指人的一种生存方式和思想方式。"艺"意味着灵巧、机变、有尺度感，在应和中引发和产生某种只能在此活动和时机中出现的东西和情境。用现象学的术语讲就是，"艺"的态度"还原"掉了对于那些不属于艺境的存在者的关切，不管它是观念的还是物质的存在者。各种手艺（比如射、御）和礼、乐、书、数、诗的活动就是具体的艺。它可上可下，既可以是谋生之术，又可以是教养和更完美的人生的表现。而充分体现出艺的特性的思想就善于沉浸到各种活泼的生存境域中，只在这境域的活动中开显出终极的意义领会，并因此而反对到广义的技艺、理解和解释的活动之外去寻找形而上学的实体原则。所以，艺的活动既不同于经验论意义上的感官反映，又不同于唯理论意义上的概念抽象和系统化，而是处于两者之间而又更本源的时机领会和对生命的维持。

人与世界打交道的原本方式是技艺式的呢，还是观察和抽象推衍式的呢？按照现象学，特别是海德格尔的生存现象学的看法，答案只能是前者。技艺活动总是发自人生境况并开启新的人生境界的，因而总是离人最近的。远古人用石用火，成就的首先是一种开拓人生境界的技艺，而非观察对象和反思对象的手段。那些表面上脱开了技艺方式和技艺境域（contextuality）的活动，不论它以什么形式（对象化的、抽象的或反思的；欲望的、禁欲的或力量意愿的）出现，实际上还是以原发的技艺活动为前提。

孔子的一生就是由艺转化和升华的一生。从"多能鄙事"之艺到博古通今、尽性立命之艺的转化；并以此文化之艺、通天命之艺来转化和升华自己和弟子们的人生。"子曰：'我非生而知之者，好古，敏以求之者'"①。求之之道即"学"。"子曰：'十室之邑，必有忠信如丘者焉，不如丘之好学也'"②。"学"或"好学"是孔子为人的极重要特点，而且他认"好学"为近乎仁的品质，只许与颜渊③。此"学"就意味着学艺，而"好学"则意味着以此学艺本身而非由此艺达到的外在目的为真、为乐。入其境则随之而行，至死不憾，"饭疏食饮水，曲肱而枕之，乐亦在其中矣。不义而富且贵，于我如浮云"④。又说："知之者不如好之者，好之者不如乐之者"⑤。

为什么会"乐"呢？一位坚守道德律者（比如斯多葛主义者）可得内心平静，一位学一般的观念化知识者有"好奇"心的满足，也有某种快乐，但都不是这种"在其中"之乐；因为学艺总能开启境域，而人的本性又只在这境域中才能最自发、合适（"时中"）、饱满、尽性地盛放，超出各种各样的两难，达到现象学意义上的视域构

---

① 《论语·述而》。
② 《论语·公冶长》。
③ 《论语·雍也》；《论语·先进》。
④ 《论语·述而》。
⑤ 《论语·雍也》。

成（horizontal constitution）或当场构成的极致。"子在齐闻韶，三月不知肉味。曰：'不图为乐之至于斯也！'"[①] 能如此至足地沉浸于此乐境中，并能保持三月之久的人，应是其天性和思想趋向艺境的人，或以此艺境为终极实在和真理的人。"子谓韶，'尽美矣，又尽善也。'谓武，'尽美矣，未尽善也'"[②]。可见他在这艺境中领会到了人生终极的状态："尽善"。《大学》开篇讲："大学之道，在明明德，在亲民，在止于至善。"但一些后儒就不明白此至善须在艺境中际遇，而不可只从"[非艺化的]格物穷理"和"反求诸心"中得到道理。"格物致知"如不作"学艺"解，则总是或偏于外，或偏于内而不入自在自行之境。

（三）孔子气象
——境域本身的舒卷开合

这艺境中之乐是真正的"孔子气象"或"圣贤气象"。读《论语》，令人的确感到有"一以贯之"[③]者。曾子说它是"忠恕"，究其根不错，但毕竟还未充分开显出《论语》中扑面而来的夫子气象。孔子用"仁"来点出它，但除了颜渊就很难找到一个真正合其心意的弟子。颜渊"三月不违仁，其余则日月至焉而已矣"[④]。这"不违仁"不只是不违反道德律或外在意义上的礼，而是"拳拳然"浸于艺境之

①　《论语·述而》。
②　《论语·八佾》。
③　《论语·里仁》；《论语·卫灵公》。
④　《论语·雍也》。

中，得源源不绝之乐趣于其中。

这气象不能还原为美德；美德却正因为融于气象之中才不只是对规范和教条的遵守。只有那以人生（它从根子上是与他人共通的）本身的"生存解释学"情境为真实，而不以之为实现什么外在目标的手段的人，才有这种仁者气象。它与西方人尊崇的为了某个理念化的目的而殉道的人生境界很不同，但也并不缺少内在的决断和超越，亦可以合乎时机地做到"杀身以成仁"。但这是人生境域或"天命"本身的舒卷所至，并非特意为了某个观念原则而行。章炳麟说孔子"污邪诈伪"、"热中竞进"，是指责他不守与时境无关的观念原则；而宋儒则将孔子仁学改变为"存天理，灭人欲"的形而上的道德学说。可谓贬得无知，褒得走样，都未搔到真正的痒处。

孔门弟子们中的敏慧者都感到这种孔子风貌，但理解有不同。子贡曰："夫子之不可及也，犹天之不可阶而升也。……其生也荣，其死也哀，如之何其可及也"[①]。说得很不错。孔子境界不是可以"阶而升"之、析而察之的，但又极真切、鲜明、可见和动人，"其生也荣，其死也哀"。只有颜渊的"喟然叹曰"最能得夫子思想之神采："仰之弥高，钻之弥坚，瞻之在前，忽焉在后。夫子循循然善诱人；博我以文，约我以礼。欲罢不能，既竭吾才，如有所立卓尔。虽欲从之，末由也已"[②]。这是纯方法论的，又是极活泼的为人治学的风貌。"瞻前忽后"正是孔子艺境思路的表现，绝不滞于一点、一理、一处，而总是得机得势而变化。所以"善诱人"，使人"好德如好色"。

---

① 《论语·子张》。

② 《论语·子罕》。

但这是以"文"引，以"礼"诱，让你入其境就身不由己，为之转化。于是信其"有所立卓尔"。但要像遵从一般道理（道德、宗教、思想的规则）地"从之"，则"末由也已"，反而摸不到门径。

对于那些以合乎时机的方式展现其天性者，人们称之为"性情中人"。孔子则可谓"境域中之性情人"。他深切体会到艺境（特别是乐境和诗境）的"至善至美"，而愿将自己和天下人间的全部生存都如此这般地境域化、至美至善化。他的所有人生活动和特点，不管是本人的修养境界（"吾十有五而志于学……"①）、德性说、仁性观，还是对于鬼神、周礼的看法，及政治观、教育方式、待人接物、生活习惯、个人的感召力等等，都是境域发生式的，或随所处之境而"忽后瞻前"却又可达到至善（时中）的，而绝不是规范式的或"形而上"超越式的。所以，称他"保守"（新文化鼓动者）或"革命"（某些今文经学家）都不合适。他与世界上其他大宗教的创立者（基督、穆罕穆德）的区别也在于此。

这种"时中"并不是在抑"狂狷"②而扬"乡愿"③，让人不去追求至真不移的终极真理，而是说不可脱开人生的境域体验去求它。"志人仁人，无求生以害仁，有杀身以成仁"④。此仁不是一个观念道德原则，而是最能打动人的"恻隐之心"，使人为之忘乎其余一切的境域生存形态。所以"不义而富且贵，于我如浮云"；但又说："富

---

① 《论语·为政》。
② 《论语·子路》。
③ 《论语·阳货》。
④ 《论语·卫灵公》。

而可求也,虽执鞭之士,吾亦为之。如不可求,从吾所好"①。此"中道"或"中庸"之"味"②,就成就于艺境之中。不在境中或有损于境,则再合乎"道德律"也并非善事。"叶公语孔子曰:'吾党有直躬者,其父攘羊,而子证之。'孔子曰:'吾党之直者异于是。父为子隐,子为父隐,直在其中矣'"③。切须注意说这话的语境。儿子为了一只羊告发其亲父,是境外之直,是"意、必、固、我"之直,破坏了人生存于其中"亲亲"艺境和艺感。孔子也不否认"攘羊"为恶事,但"隐"中已含有悔意。或者,宁取其大,任之于天,而不可"铿铿然"以"刑鼎规条"为道德之根。

孔子知之深、爱之切的人生境界并不只是人际的、"伦理的"或"社会的",而是含有至情至性于其中者。"子路、曾皙、冉有、公西华侍坐。子曰:……'点,尔何如?'鼓瑟希,铿尔,舍瑟而作。对曰:'异乎三子者之撰。'子曰:'何伤乎? 亦各言其志也。'曰:'莫春者,春服既成。冠者五六人,童子六七人,浴乎沂,风乎舞雩,咏而归。'夫子喟然叹曰:'吾与点也!'"④ 这里边有自然与天意、自得其乐与兼济天下这些不同形态交激而生出的光彩。让人想到垂钓溪边的姜子牙、隆中吟咏的诸葛孔明。此"直与天地万物上下同流"的人生境界感动了两千年里的士子。

---

① 《论语·述而》。
② 《中庸》第四章:"人莫不饮食也,鲜能知味也。"
③ 《论语·子路》。
④ 《论语·先进》。

（四）孔子的仁说

孔子之"仁"不只是道德规范，更不能被归于什么"主义"，比如"人道主义"、"封建主义"，等等。它是对纯境域构成的生存方式和思想方式的发现、领会和归依。"志于道，据于德，依于仁，游于艺"[①]。可以说，如果没有"艺"开启的境域，没有"游"于艺境之中的切身体验和乐趣，则仁无可依，德无以据，也谈不上什么"从容中道"了。

"子罕言利与命与仁"[②]。但遍观《论语》，言及仁处并不少。所以，"罕言"之"言"应该理解为"言之凿凿"的言，就像公孙龙和墨家那样将仁作为一个概念的对象去言。孔子大多是从语境和人生境域（即通过谈论"仁者"、"仁人"）出发而言仁的。有子说："君子务本，本立而道生。孝弟也者，其为仁之本欤！"[③]，这话虽然不错，但却不是孔子的风格。孔子的话总是摆去拘束，"擦边"而过，松之活之，在平淡普通中蕴含深厚温存之意，"不愤不启，不悱不发"[④]，弟子们则往往要把持个东西才算了事，或"孝悌"或"忠恕"或"三省吾身"。

孔子讲到仁，一般总是就发问的人和问话的具体情境而回答。"樊迟问仁。子曰：'爱人'"[⑤]。"颜渊问仁。子曰：'克己复礼为

---

① 《论语·述而》。
② 《论语·子罕》。
③ 《论语·学而》。
④ 《论语·述而》。
⑤ 《论语·颜渊》。

仁'"①。这并非定义，因为"爱人"与"礼"的含义仍有待深究。比如孔子说："人而不仁如礼何？人而不仁如乐何？"②可见"礼"和"仁"相互需要。真正从方法上或做人的方式上讲仁的是这一段："夫仁者，己欲立而立人，己欲达而达人。能近取譬，可谓仁之方也已"③。可见，仁不是一种具有固定内容或概念含义的原则，而只是或必须是一种活转的、相互构成着的生存方式。"能近取譬"与"意、必、固、我"④正相反对。"取譬"意味着能由此及彼或由彼及此（举一反三），"近"则意味着这来回的摆荡是涉及自身的，能够化开孤立的自身又不失境域的自身的。"己欲立而立人"并未说立"什么"、达"什么"，而只是告诉你一种相互对待的纯方式。有人认为这不够具体，可以被任意使用或被某种特殊内容限定住。比如，一位学者讲："所谓'能近取譬'是在周礼所规定的范围内去设身处地（能近取譬），而不能离开周礼所规定的原则去设身处地。只能说'己欲立而立人，己欲达而达人'，却不能说我想僭越，也允许别人僭越；我想叛乱，也同情别人叛乱；这样的'忠恕之道'，孔子是绝对不许可的。社会的道德总归是为它的政治制度服务的。"⑤认为"能近取譬"不能离开周礼代表的文化视野乃至政治制度是很对的，但认定这种境域式的"不能离"是以"被规定"的或"为它服务"的方式体现就不够准确了。孔子讲的"己欲立而立人"本身就有某种抗拒歪

---

①　《论语·颜渊》。

②　《论语·八佾》。

③　《论语·雍也》。

④　《论语·子罕》。

⑤　任继愈：《中国哲学史》，人民出版社1964年版，第72页。

曲的能力和境域式的指向。"僭越"、"叛乱"如果是损害人生境域
生存的，比如社会、国家的利益，那"能近取譬"本身而非什么现成
的政治利益的考虑就会排斥它，因为此人就"能"知：我的僭乱（而
非应天从时的"革命"）必会引发（"譬"）别人的僭乱，从而使我所
欲求者无意义。所以"己欲立而立人"本身就含有"己所不欲，勿
施于人"① 这"可以终身行之"的恕道。此正反两面的"能近取譬"就
是达仁之方。

　　所以，"仁"之义极微妙，以至孔夫子从不轻许仁，将其视为比
一切有某种固定内容的美德（比如忠、清、勇、信、廉、智、义）都更
原本纯粹的德性；另一方面，仁又极切近，浸透了人生境域。"季路
问事鬼神。子曰：'未能事人，焉能事鬼？'敢问死。曰：'未知生，
焉知死？'"② "事鬼"、"知死"是离境的，似乎难，却是可以任意摆
布和规定的。所谓"死无对证"。"事人"、"知生"则是相互对待和
"于其中构成的"，非有境域洞察力者不能善处之、真知之。这里讲
的"人"与"生"恰代表了"仁"的特点。相比于其他美德，仁最活
生生地贴进人生本身，也因此而是使众美德成其为美德者。

　　因此，仁必定与使人"不固"之"学"③ 有关。"君子不仁者有矣
夫，未有小人而仁者也"④。这里"君子"指能"学［艺］"之人，而"小
人"则指不能去"学［艺］"之人。两者的根本区别在于人生态度，
而非社会地位。另一方面，仁非由外烁，能像学习现成知识那样学

---

① 《论语·卫灵公》。

② 《论语·先进》。

③ 《论语·学而》。

④ 《论语·宪问》。

来；它与人生本身的生存姿态相关。"子曰：'仁远乎哉？我欲仁，斯仁至矣'"①。"好仁者，无以尚之；恶不仁者，其为仁矣，不使不仁者加乎其身。有能一日用其力于仁矣乎？我未见力不足者"②。"观过，斯知仁矣"③。走僵死的极端就是"不仁"，并不只是"为富［才］不仁"，因为仁最贴近活泼的"人"-"生"。"君子无终食之间违仁，造次必于是，颠沛必于是"④。之所以这么讲，是因为据美之心、"意、必、固、我"之心是最大的、最可怕的"违仁"；因此，"为仁"一定要刮去非境域构成的心机，或让心机走到尽头而化于"时中"之行，就在那"造次"、"颠沛"之中得仁，不然就不是真仁。

---

① 《论语·述而》。
② 《论语·里仁》。
③ 同上。
④ 同上。

十三　中西哲学的差异与原因 [①]

　　今天讲的题目，大家已经看到了，就是"中西哲学的差异和原因"。时间有限，可能讲不完，但希望能把这个问题理出一个可供大家讨论和批评的轮廓。我计划讲这么几个部分：首先是一个概论，说明自觉的中西比较的必要。第二是谈中西哲学关系，尤其是差异的原因，主要通过各自语言的不同结构来讲。第三讨论中西哲学各自的特点，也就是由于前面所谈的语言结构的差异而造成的思想分殊。最后要是有时间的话，还可以讲讲中国哲学的未来，也就是在我看来，走什么样的道路才能够在未来得到更重大的哲理思想成就。

（一）

　　中国人从 19 世纪以来搞的哲学活动，从根本上、本质上讲，是中西比较的。我们历史上没有"哲学"这个词，也没有相应的学科。

　　①　此文为作者 2008 年 4 月在上海师范大学所做讲座的录音整理稿，由该校的同学整理，作者修订。

它是日本人在 19 世纪后期引进西方学术思想时，根据中文造的一个词。中国现代意义上的哲学于 20 世纪早期开始，由一些学者从西洋、东洋引入"哲学"（方法、术语、问题等）后而逐渐造就的。我们现在哲学里面使用的大量概念、名词、话语，都还是日本人造的，也就是他们引入西方哲学时所造的。身为哲学系的人，我们应该知道自己学科的真正脉络、学科特点。我们中国的广义哲学（今天我讲的"哲学"是在广义上讲，不限于传统西方哲学），有一个相当久远的源头，但是就它的现代形式看，又有一个离我们非常近的开端。我们现在用的哲学这个词，带有某种意义上的殖民地色彩，是西方文化向东方推进的过程中，把哲学的一套术语和这个学科传给了或强加给了我们。东西方交流，可能是好事情，我们在几个世纪后回头看，会知道这是躲不开的。但如果这中间方法用得不对，会出现一些重大问题。在我看来，"东西方比较"到目前为止是不平等的。在哲学这个活动中，基本的规则是由传统西方的模式拟定的。而中国现代学人对哲学的态度，大都认为：只有通过传统西方哲学的方法来研究的才算是哲学。在中国哲学方面被现代承认的书，第一本是胡适先生的《中国哲学史大纲》（1919 年），之后冯友兰先生的《中国哲学史》（1931—1933 年），学界认为从它们开始，才有了真正意义上的中国哲学史研究。在影响更大的冯先生的那本书中，针对哲学方法问题，在开篇就讲："其方法，必为逻辑的、科学的。"

冯先生的《中国哲学史》很深刻地影响了之后中国哲学学者的治学方法。1949 年之后盛行马克思主义的方法，但是逻辑的、科学的角度并没有改变，只不过对逻辑的、科学的理解，黑格尔的、恩格斯的和苏联教科书的各有区别，但它还是最基本的方法。它对西方传统哲学极其尊重,将其概念化思想方式奉为哲学的标志。从另外一个角度,西方的哲人是如何看待中国古代的哲学呢?我觉得,传统西方哲学家中,有几位,比如莱布尼茨、伏尔泰、沃尔夫等,对于中国古代哲理非常尊重,甚至受到它的影响。但总的说来,交流较少,误解甚多。

黑格尔对中国哲学的评价很低。在《哲学史讲演录》(*Vorlesungen über die Geschichte der Philosophie*)第一卷中,有对孔子、老子、庄子、《易经》的一些蔑视性的言论,还包括对中国文字的批评,并隐含对中国文化的精神地位的歧视,这些大家都可以在此书和他的其他一些著作中看到。他看不起中国文字,认为是一个一个并列的原始符号,缺少语法。并认为孔子就是一个世俗智者,没有什么思辨理性。老庄、《易经》虽然含有某种对于世界本原的体悟,但都用过于直接和感性的方式来表达,因而未得要领。他对中国哲学的批判集中在一点:缺少概念的规定性。我们很多学者,出于民族感情,提出中国古代哲学中也有概念范畴的发展史,但是这样做的方法,是不是等于你已经承认并接受了黑格尔的标准和框架,然后在其中与它争一日之长短?这样做能不能提高我们的哲学在世界哲学中的地位?对此我是很有疑问的。黑格尔讲中国古代思想缺少概念的规定性,就他所定义的"概念的规定性"而言,这种说法并无大错;问题是缺少这种规定性是否意味着缺少哲理的深刻性。在这里,他的判断才出了大问题。中国古代哲理的出色之处,可能恰恰是他无法领会的。如果以这种规定性为衡量哲学的标准,那么中国古代哲理,无论你怎么费力去找出其中的范畴发展史,相比于西方传统哲学,也永远是个矮子。但如果通过其他的视野来看,中国古哲可能是极其深邃的、原本的和揭示真理的。

到了 21 世纪, 情况稍有松动, 前些年出现了某些反思, 提出中国哲学合法性问题。在我看来, 这个问题的要点还是哲学方法问题。关键是我们怎么理解哲学, 什么样的哲学才是真正的哲学? 在黑格尔和许多西方人看来, 中国哲学还不是真正意义上的哲学, 还不配算是正式的哲学, 虽然也用了哲学这个词, 但只是萌芽阶段。要古希腊的那种哲学才行, 印度的都不够。

我们中国人, 虽然很愿意把自己的哲学说得好一些, 但是我们看以前的中国哲学史的教科书和资料, 里面对于中国古代哲理的评价, 正面的不是说这里有辩证法的萌芽, 就是说那里有朴素的辩证法。"朴素的"、"萌芽状的"等是对中国哲学的最高褒奖。这就是依"概念的规定性"的游戏规则而产生的学术效应, 不依个人的感情为转移。

这实际上反映出, 按照黑格尔的方法和哲学视野, 我们中国哲学永远不够格。我感到, 20 世纪中国哲学研究中不适当的哲学观和方法论造成了中国哲学研究的困境, 哲学史和哲学本身的研究都出现了严重问题, 这比政治对于学术的干预还要严重和普遍, 连无数的民间哲学家都被它套住了, 难有作为。简单讲起来, 就是过于注重概念化的静态方法, 使得它控制下的学术视野中, 中国古代的思想, 像孔孟老庄, 都脱离了当年它们生成的情境和依靠的技艺, 比如说道家有修炼术, 有手艺 [像庖丁的解牛、梓庆 (木匠) 的造鐻、楚丈人的园艺等等], 儒家有六艺: 礼、乐、射、御、书、数, 或诗、书、易、礼、乐、春秋。如果不懂这些, 怎么能深刻地理解这些哲理呢? 但我们现在就是从概念上搞, 甚至还追寻概念和范畴的逻辑发展史。

　　这样的结果就是：一方面把中国古代思想去中国化、去生命化，成为僵死的研究对象；另一方面与当代西方也不沾，跟国际也不接轨。因为我们依据的是传统西方哲学，这个在某种意义上是过时的东西。例如探讨老子是唯物主义还是唯心主义，或者是谈中国哲学的范畴化，这个在国际上是不会有什么大的反响的。就好像是在相对论量子力学都出来的时候，还在套用初级的牛顿力学，甚至亚里士多德的物理学。尤其是用这种方法来研究中国古代哲学那么动态、非对象化的东西，特别不合适。当然我们不必太看重这第二方面，关键是要让中国古代哲理本身的活力得以表现，不要先将它们制成概念化的标本，然后再研究。

　　问题的关键在于，没有审查中西方哲学的关系，不加反省就认同传统西方哲学方法的普世性，忽视了东西方哲学的异质性，于是不适当地套用了对我们古代哲学最不利的方法。我们传统的古代哲学，在全世界各个民族诸多哲学的谱系中，是最富于动态化、情境化、非对象化的。而我们在传统西方哲学中选用了最静态的、逻辑的、对象化的方法。其实就是在西方，也还有别的选择，当代西方哲学中有更适合我们的。冯先生的哲学取向是新实在论，是柏拉图主义的变种；胡适认为自己引进的是实用主义，实际上更多的是实证主义，靠近英国经验论，或孔德学说。其实当时的西方哲学中，已经出现了现象学的、生命哲学、直觉主义的方法，叔本华的、尼采的、柏格森的、狄尔泰的、胡塞尔的、舍勒的，包括美国实用主义的，都离我们近得多。但冯先生就选了新实在论，提倡"新理学"，讲未有飞机之先，就有飞机之理。这个方法离我们中国古代主流哲理，特别是先秦哲理主流几乎最远。用这个方法就会导致去生命化的思想效应，压制我们古代思想的活力。

所以今天我想谈的是，想弄清楚中西哲学的关系，首先是要看到这两者之间的差异，然后寻求能够应对这种关系，让它良性化、共赢化的有效途径。

（二）

第二个问题是要谈中西哲学的关系，特别是差异的来源。那么，是什么赋予了一个哲学传统的主流以最鲜明的特点？为什么有这么多不同的哲学传统？我们可以设想很多种回答，比如说地理的因素构造出地域化文明。当代日本有一位现象学家讲风土对文明的影响，讲不同的民族文化跟风土有关。还有讲种族的，不同的种族有不同的基因和它们的表现型。前一段时间，一位因发现基因结构而获诺贝尔奖的科学家，提出黑人缺乏抽象思维的基因。这在当代西方是一个敏感的政治问题，所以此人后来又道歉又引退。

我认为种族造成的差异根本没有那么大，还有别的原因使不同的民族文化有不同的特点，在哲学上的影响更没有那么大。我持广义的哲学观，认为只要是拥有真正悠久的文明，只要是对某些终极问题有自己的理性回答，就有哲学思想的传统。而且理性也不限于概念化、逻辑化的理性，完全可以有情境化、操作化、直观化、几象（显现"几微"之象，比如易象、"大象无形"之象）化的理性。现在有的中国学者提出"象思维"是中国古代哲理的特征，就是一个有趣的新思路。

是什么决定了一个民族的基本思维倾向呢？我认为是语言。从长久的影响看，语言对人类或某个人群的思维方法的塑造是无与伦比的。首先，各种语言的结构各不相同，有一个差异的谱系。印欧语系内部比较接近，我们是汉藏语系，与之差别极大。而且最大哲学的分野，像我们说的古代印度哲学、古代欧洲哲学、古代中国哲学，基本上是跟语言重合的，而不是与民族的血统重合的。我们中国历史上也是这样，有各种各样的民族血统，没关系，我们中国人也从来不太强调血统，而强调文化，只要是认同中华文化，就是华夏。比如清朝的统治者是满族，一开始被当作夷狄，后来他们认同华夏文化，汉族知识分子的主流也就承认之。

还有，语言是千万年来就一直在起作用的。有人类就有语言，无时无刻不在影响我们。从出生后学语言一直到死，人类思想浸泡在语言中，被它启发，被它供养，表面上我们是在使用语言，如同使用工具，但是从宏大的、深远的角度来看，我们被语言塑造。所以海德格尔讲，语言是存在之屋。

我们来看汉语与西方语言有什么关系。塑造我们古代思想的是汉语，塑造西方哲学的可以说是希腊语、拉丁语，以及近代以来的德语、法语、斯拉夫语、英语、西班牙语等。汉语与西方语言离得几乎是最远。虽然所有的重要文明都有自己的哲学，但是我们不得不承认，现在还能对世界影响比较大的哲学，主要是发生在欧亚板块上。在它里面，中国和欧洲从地理位置上讲离得最远，语言也是离得最远。印度在中间，语言跟西方也是一系的，所谓印欧语系。但印度文明和哲学有西方人没有的特点。当年雅利安人进入印度河谷的时候，吸收了当地的文化，而当地的达罗毗荼文化贡献了瑜伽的修行术。印度所有的学派都要用瑜伽来求解脱，求真理。这样语言的特点被抵消了一部分，思想方法向东方偏移。

所以三大传统中，中国的汉语与西方的语言区别最大。两者的主要区别，简单说来就是：导致西方哲学的语言是形式特别突出的语言，语言学上叫屈折（inflectional）语，就是语词依它们在句子中的语法功能而改变自己的形式。中国语言是形式特别不突出的非屈折语。具体的表现，我分两个部分讲，一个是口语和文字共有的方面，还有就是文字方面。首先我解释一下什么叫"形式突出"。形式突出的语言学含义是：语言通过形式指标来表示语法功能。比如名词的单数复数、动词的不同时态等等，都由语言形式上的不同指标来表示。所以我们学习西方语言最大的麻烦就是，一张口到处都是形式指标的变动。我们来举个例子，如构词，它有词性的区别。现在我们的汉语语法观相当西方化，也分名词、动词、形容词等词性，这个实际上是行不通的。为什么西方语言就可以？因为西方的词性区别是有形式指标的，古希腊和拉丁语是形式指标特别发达的语言，还有近代的德语、俄语等。英语不是特别典型。

我们来看德语。德语从形式上就能看出一个词是不是名词，因为名词的第一个字母都大写，而且由不同的冠词指示出三种性别（阴性、阳性和中性名词）。德语里动词原型也有形式上的指标（-en），依人称、数量、时态、语态等有大量形式上的改变。形容词、副词也往往有形式指标（-lich，-iv，等等）。古希腊语的形式指标还要丰富得多。英语在这方面少了，但毕竟也有。汉语有吗？完全没有。因为没有词性的形式指标，词性就不怎么分，一个字可以有多种运用。比如"红"，可以作名词，颜色名；还可以是动词，比如

"姚明红了";还可以是形容词,如"红旗";又可以是副词,如"彩霞映红了半边天";等等。一个"道"字,我们查古汉语书,可以是西方语法意义上的名词、动词、形容词、量词,等等。说到英语,里面的名词还有单复数。one book,一本书;two books,两本书,这"book"就长出一个小尾巴"s"。我们的"两本书"的"书"还是"书",不会加后缀,变成"两本书斯"。英语动词也有不少语法的变化,都带形式指标。一个"是"(be)字,依不同人称被变形为"am"、"is"、"are",依时态变为"was"、"is"、"has been"、"will be";等等。但我们就是一个"是",从头"是"到底。我们觉得这样的"是"法就是天经地义,但是西方人觉得汉语太原始了,傻呆呆的,就知道一个个地并列着。像谢林、黑格尔这些稍微知道点中国语言特点的人,就认为中国文字是文明的活化石,中国古文化是涂着防腐香料的木乃伊。语气语态,在西方语言中都带形式指标,我们都不带。另外,构句也是要去按规范,主语加谓语等等,必有名词加动词,才能成句。我们中文不必要。"枯藤老树昏鸦,小桥流水人家,古道西风瘦马",按西式语法全是名词词组,但在古汉语中一样成句,意思完整,而且特别丰富。一翻译成西方语言,就又加动词的各种形态,又加名词数量的形式指标,又加介词、副词等,穿了各式各样的衣服,别上各种各样的标志,最后还把原文的微妙意境搞丢了。

还有就是西方语言形成判断的方式,也有形式要求。判断涉及真理问题,在西方人看来,语言里有真值可言的就是判断。说"这花是红的",英语一定要加系词"是":"The flower *is* red"。我们中国古汉语没有,"花红柳绿"嘛,不必要说"花是红的,柳是绿的"。而西方人发现在哲学里面,这个"是"特别重要,因为它既与"真假"

或"真理"有关，又与"存在"有关，因为它除了"是"，还有"存在"的含义。所以他们特别被这个词吸引，认为它里面一定隐含着重要的关乎人类理解真理和存在含义的秘密。

我们古代汉语中系词现象不发达，后来"是"有了系词功能，也与"存在"无关。所以古代中国就不探讨"是之为是"或"存在之所以为存在"这样的"存在论"或"本体论"的问题。我们关心的是"道"的含义，是"仁"、"义"、"诚"、"德"的含义。古代哲学中有"真"的问题，如庄子讲"有真人而后有真知"，但此"真"非彼"真"，它首先不是判断的真值，而是人的生存状态。古人作判断时也不必用系词。"乾，阳物也；坤，阴物也"，就够了，不用说"乾是阳物；坤是阴物"。用不着。

另外涉及文字方面，他们用的是拼音文字，我们用的是表意文字。拼音文字怎么形式突出了？因为拼音文字追逐发音的音形，很呆板的，但这曾被认为有极大的优越性。以前没有电脑的时候，用打字机，我们跟他们差距太远了，他们 26 个字母的键盘，我们要成百数千的汉字。所以新文化运动人士们，几乎都主张废汉字，用拼音文字代替它。钱玄同、陈独秀、胡适、鲁迅、瞿秋白等，把汉字骂得一塌糊涂，视之为中华民族落后的重要原因之一。比如鲁迅说汉字是让"病菌都潜伏在里面"的文化"[病灶]结核"，瞿秋白说："汉字真正是世界上最龌龊最恶劣最混蛋的中世纪毛坑！"毛泽东则实行这种文字改革，要走所谓"世界文字共同的拼音方向"的道路。①1958 年的时候，文字改革者们已经设计出拼音化方案，在某

---

① 以上这些关于汉字的言论的出处，可以在敝文"深层思想自由的消失——新文化运动后果反思"找到，载《科学文化评论》，第 6 卷第 2 期（2009 年 4 月），第 31 页。

些地方试行，没有马上推广，准备先搞简体字，作为过渡，时机成熟时就全面推行。要是真实行，那我们的文化到今天就几乎不再是中国文化了，那就真叫"斯'文'扫地"了！

西方文字是追随音形而走，由字母组成单词，单词组合成句子。我们不是，我们文字不是追随音形而走，虽然汉字与发音也有关系，但它有一个表意的根子。象形、指事、会意都是直接显示某种含义，如"水"字，"淼"字；"木"字，"林"字，"森"字；"刀"字，"刃"字。当然有大量的形声字，形声字里面有意符和音符。意符还是在表意，音符在很多时候也参与表意的构成。例如"关注"的"注"、"驻上海"的"驻"、"柱子"的"柱"、"拄着拐杖"的"拄"。这些字的发音都来自音符"主"，但这音符也贡献意思，表示"主宰"、"站立"、"保持"。

我们的方言之间，古今的发音之间，区别特别大，比如上海话、福建话对我来说就是外语。唐音、汉音，现在我们也不知道怎么发音，据说有些南方话里面还保存唐音，唐诗有些用普通话读起来不押韵，但是用南方话（比如广东话、福建话）读就押韵。汉字的这个不跟语音走的特点，对中华文化贡献极大。虽然有些方言发音像外国话，互相口语不能交流，但是文字是一样的或基本上一样的，大家能交流，所以中国在西方人想象不到的历史长度中是一个统一的大国，中华民族是一个大民族。没有汉字，我们早就欧洲化（欧洲历史上分裂为许多国家）了。韩国历史上用汉字，到现代一定要废去，不然它就觉得总被中国文化统摄着（这是我 1998 年访问汉城大学——现在硬改成首尔大学，从语音（Seoul）——时，一位接待我们的韩国教授讲的）。古汉字还有一个特点，就是喜欢用假借字。

中国人就烦什么都定死了，写得不过瘾，一个字一定要有多种写法才算有教养，才能把好多层感受显现出来。另外还有，我自己发挥一点，我觉得汉字笔画也有动感，我们有不同的书写体：隶书、楷书、行书、草书；还有，不同的书写风格，好像会影响我们对汉字的感受。比如我们设想，一个小学生用很可爱的幼稚体来书写岳飞《满江红》中的"怒发冲冠，凭栏处"，这个好像会影响我们的感受，连意思的理解都会受影响。还有，居然中文里面会出现书法艺术，堪比绘画这样的正宗艺术，这在别的文字中是见不到的，他们有美术字，但是作为一门真正艺术的书法是没有的。

最后总结一下，语言结构的不同所造成的语言表达方式是不同的。西方语言有丰富的形式指标，所以特别看重形式上的法则（比如语法），因为它们似乎是高于流变的语言内容的不变规律，代表了某种更有真理性和实体性的东西。而且由于有了这些法则，西方语言就有了某种独立于语境和上下文的倾向。虽然语境和上下文还是很重要的，但是它相比于古代汉语，语法就造就了某种独立性。举一个例子，比如它的词的顺序，就不像在古汉语及现代汉语中那样重要了。例如德语中说"我喜欢吃米饭"，因为有了各种形式指标，主词和宾词的形式不一样，所以这句话可以颠倒次序，但意思不变，但中文如果次序颠倒，就变成"米饭喜欢吃我"了。

那么古汉语能否清楚地表达意思呢？这个黑格尔就怀疑过。他觉得我们中国人的思想是这么混乱，《易经》中的直观卦象怎么能代表那么抽象的意思呢？其实我们知道，古汉语所表达的意思一样清清楚楚，而且清楚得不得了，清楚到不用标点符号就能断句。当然，古汉语构造的意境很不同于西方语言所造就的思想世界。比如，我们缺少对"存在"或"是"的那种突出的感受，但我们有突出感受的，他们没有，比如我们对"道"的存在的感受，"一阴一阳之为道"，"道者自道也"。所以古汉语中孕育的哲理的微妙性、丰富性决不逊于西方思想世界。西方语言靠形式突出取得了意义的清晰化，我们古汉语靠什么呢？一言以蔽之，就是靠语境，靠上下文。语境有多方面，最重要的是次序，哪个在前，哪个在后，哪个离得近，哪个离得远，亲疏贵贱，都直接构成意思。另外古汉语有内对立结构，如《老子》第一章的"道可道，非常道；名可名，非常名"；《论语》第一章的"学而时习之，不亦说［悦］乎；有朋自远方来，不亦乐乎……"说话作文都是对着来。所以中国的对子简直是发达得不得了，诗歌中遍是对仗不说，骈文，甚至散文中也多有对仗，对联更是雅俗共赏。又如我们吃饭用筷子，阴阳相对，适应不同的情境或"上下文"，在维持动态平衡中通吃一切；而西方人用刀叉，形式就很突出，不是切割，就是戳刺，要通过改变形式来吃到东西。还有，语音与意义的关系不完全是外在的、约定的，平仄、押韵、气韵等都参与意思的构成。简单地说，对于汉语，语境就是一切，是生命线。

（三）

现在来看中西传统哲学各自的特点。首先，不同的语言特点，鼓励、塑造了不同的思想倾向。自远古以来，人无时无刻不浸泡在语言中。从长远的角度来看，说某种语言的民族的思想方式，不可能不受这个语言的基本结构塑造。我觉得可以这样说，语言的使用者实际上是语言的活体表现。尤其对于哲理的思维，在那久远的、文化交流不多的历史时期，更是这样。西方语言鼓励和塑造了对形式的高度敏感，因为西方人一开口，一落笔，全是形式的种种变化规则，他们就觉得只有这样意思才完整清楚，才是个语言。他们这说话方式能跟我们的一样吗？我们没有这些形式上的东西，完全靠语境。就这样，这不同的语言，千万年来，对于不同的文化中的人们，从生到死，一代一代地进行塑造。西方语言对形式的高度敏感，使得那些以它为第一语言的人倾向于认为，一切有意义的、真实的东西，都是通过形式法则来实现的。形式（比如语法）相比于内容（比如具体的语词）是不变的、稳定的，所以它是更真实的东西。比如说现实的东西，一棵树、一个人，在亚里士多德看来，都可以通过形式和质料来看待。而且，形式是更重要的，因为形式使得这个东西得以实现。我们的身体一定要有一个形式使得它成为身体，精神的东西更是一定要有形式，通过概念、观念，获得存在。通过概念、推理、定义，达到哲学和科学的思维。甚至在美学上，也充满了形式感。西方人长得也够形式突出的，而希腊艺术，比如雕塑、绘画、诗歌，形式是多么突出呀！我们的艺术就不像他们那样讲究形似。他们信的神也形式突出，一定是有名有姓的，如宙斯、雅典娜、耶和华。希腊神有形象，被塑成雕像，各个不同。耶和华无具体形象，但有另一种形式存在：他有位格（自在的实体性），有创世的经历，有与人的约定，有各种各样的有模有样的干预人事的方式，被《新旧约全书》讲得头头是道，形式非常突出。中国古人信天，信祖先；天无声无臭，但是有灵验。当年传教士来到中国，感叹中国人不能理解怎么会有那样一种人格神的上帝，于是就觉得要先教中国人欧几里德几何学、西方的天文学，培养出形式感，才能真正信那样一个上帝。汉语鼓励的思维形式，是语境中发生式的，对语境、情境和阴阳对生结构高度敏感。古代中国人认为，最重要的东西是那在形式与质料、整体与个体、一般与特殊、有与无还没有分离前的那种状态，即道的状态、神的状态（"阴阳不测之为神"）、悟的状态，这个是最真实的。

所以艺术、国家体制都要追求那样的一种境界，它从根本上是动态的、发生着的。这与我们的文字、我们的语言是息息相关的。这种境界是在转化的、生成的过程中直接构成意义和存在形态。譬如：《周易》的"易"字，按汉代解《易》者讲，同时有三种含义：变易，不易，简易。也就是：通过卦象这种最简易的方式（只由一正一反两种爻象组成），领会到根本的流变过程本身构成的不变（相对稳定）样式。西方语言鼓励的思想形式更可能产生形式化和公理化的数学、理论物理学、概念逻辑化的哲学、数字化的现代科技，以及以个人或以国家为实体的政体。个人也有多个人、少数人、单个人的算法，法律体系特别详细。它的医学中的解剖学以及可充分形式对象化的研究方式特别发达。中国这边，汉语更容易激发出对变化过程的各种巧妙的理解方式。比如它对于变化的节奏和结晶方式，也就是"时"，特别敏感。孔子就是这样，所以被孟子赞为"圣之时者也"。《易传》对卦象的解释也强调"时义"、"时中"，认为明了《易》的君子仁人，就一定是能够"与时偕行"的智慧者。中医看待疾病的方式不是形式突出的，非要找到"病源"（病菌、病毒），给每个病一个专名，然后用某种"素"、"射线"、"解剖刀"来消灭之。它是纯功能的，通过阴阳的动态关系来理解疾病与健康，用天然草药来燮理阴阳，扶正驱邪。而且，中医不仅治已有的病，更是协调人生节奏和样式的时间艺术，从而医治那还未对象形式化的病。还有，我们的数学知识也与他们不一样。你会觉得，数学总该是形式突出的吧！可我们中国古代的数学有自己的体系。他们是欧氏几何，公理化的形式推衍；我们是《九章算术》，注重算法，特别是那种动态的、巧妙的腾挪算法。中国的艺术、科技、政治都是这个特点。在政治上，我们不特别强调法律。谁都知道要有法律，但我们一定是礼乐教化在先，法治是礼治的最后手段。

现在直接来谈两种哲学传统的具体特点。

首先，传统西方哲学最受西式数学的影响，它的起源、创始人、中间的一些极重要的哲学家，他们本人就是大数学家，或者是与数学有极深渊源的，如泰勒士、毕达哥拉斯、柏拉图、笛卡尔、莱布尼茨、胡塞尔、罗素、维特根斯坦等。中国哲学家不是最受那种形式突出的数学的影响，而是首先感受到四时即春秋变化的阴阳大化的奇妙，还有就是受《易经》中的动态易象的影响。孔子及其弟子们写的《易传》对中国传统哲学影响极大。还有，像诗歌、历史、音乐这些时间之艺，也在中国古代哲学传统的形成中发挥了重要作用。西方传统哲学认为最真实的终极存在一定是不变的，是形式化的或可以形式化的。柏拉图的"理念"（eidos）就是最高的形式，亚里士多德认为最高实体是纯形式，黑格尔讲的"绝对精神"表面上是形式与内容的完美结合，但其实是概念形式唱主角。虽然黑格尔阐发的辩证发展表面上是变化的，但其中有一个不变的核心，即它的发展方向。中国哲学认为，终极实在一定是和变化内在相关的，处于变和不变的交织状态。正如"易"，用简易的意象表现变易中的不易，或由变易托浮着、构造着似乎不变的变样（seemingly unchanged pattern of change）。这代表中国典型的终极实在观。孔子的"仁"、老子的"道"、禅宗的"悟"，都是这个特点。

其次，西方哲学认为真理是唯一的，或者是形式本身的存在方式，或者是判断对于对象状况的符合，与错误是不相容的。在数学里更明显。一道题算对算错有终极的形式标准。它把这种精神贯彻到后来的哲学中，贯穿到它的整个文化中，认为对与错、善与恶、真理与错误，黑白分明，在人间通过法律加以实现。比如布什脑中尽是黑白分明的东西。古代中国不是这样。中国古代哲理认为真理是发生型的，原本的真理状态恰恰是主客、彼此还没有分开的形成之中的状态，正在出现。中国哲人认为这个是最具有真理性的"万物负阴而抱阳，冲气以为和"刚刚呈现，还没有确定的形式，惚兮恍兮，但其中有精、有信、有真，充满了各种可能性。总之，中国古代哲理看重的是将要来到的可能性，而不是无时间可言的必然性。所谓"时势造英雄"，而英雄所造的也首先是时势。所以，哲人们认为真理要有实现自己的时机，没有一个真理不是时机化、情境化的。这里由于"时间"关系，对这一点就不多讲了，这些特点在《孙子兵法》中活灵活现，在孔子、子思和老庄的言论中成其大观，在不少古代文献如《左传》《国语》《庄子》里也都有鲜活表现。

中国的圣人与西方的不同。西方圣人是指坚持某种原则的人，如苏格拉底、耶稣；中国哲人则是深入领会生存时间本身的节奏和要求的人。这些相异之处，没有谁高谁低的问题，是两方各自构造生存意义的不同方式。如果对此不了解，怎能了解中西哲学的不同？西方的传统思维方式造就了两个世界，即现象世界和本体世界、变化的世界和不变的世界。其中，知和行是分开的，事实和价值是分离的，哲学和文学是两分的；学术研究则以研究这个领域的相关对象为主，学科越分越细。学术和做人、信仰、修养没有直接的联系。中国在这点上也是与之不同的，中国古代没有两个世界的划分，学问知识讲究举一反三，学问和做人、信仰、情趣息息相通。不然，不算高人。圣贤要有圣贤的气象，而不止于一些业绩成就。

最后，谈一谈方法论。中西传统方法论是不一样的，传统西方哲学用的是概念化观念化的方法。抓住一个思想、一个表述的真实的意义，要通过概念抓住它的本质。一个词的真实意义要通过概念来定义，然后形成判断和推理，最后构造出思想体系。不这样，就不觉得是哲学。表达情感的是文学。诗与思相互陌生，甚至反目为仇。在柏拉图的理想国里，哲学家容不下诗人。中国古代哲学用的却不是概念化的方法。这是否意味着中国人不追求终极的东西呢？才不是。中国人用的是别的方法，他认为西方那种方法是捕捉不到"天人之际，古今之变"的。中国哲学用的是一种注重境域中意义和存在者生成的方法，即重情境、重语境的方法，比如技艺化的方法。要想理解"仁"，就要先学诗，学礼乐，要重原发实践（即实践是意义和存有发生的过程，不只是检验真理的标准）。如果仅从概念化方面去抓，就只能抓到骨骼，生机血脉早遗失了。有人说中国古代用的是象思维的方法，这是个有启发的提示。中国古代哲人的方法起码是多元化的、时机化的、中道的。这种亦此亦彼（"有无相生"）、非此亦非彼（"彼是莫得其偶，谓之道枢"）的思维方式，看似违反矛盾律、排中律。不！由于它注重意境，能在那个正在生发着的上下文中，实现出活生生的、确切的、清楚的、不这样便不能表现出来的含义。这恰恰是"道"的意蕴。有的比较哲学家用三个圆圈来区分中、西、印的哲学思维形式，西方这边画一个圆圈，中间画条直线，这边黑，那边白。中国用太极图来表现，全是曲线，白黑互缠互构。印度画一个圈，里面是空的，缘起性空。

最后，我们来看，中国哲学现在该怎么办？由于我们处在"中西比较"的大环境中，所以即便搞中国的哲学思想（而不只是考据），也离不开西方的那一边。我觉得中国哲学要从思想上复兴，一个契机就是要在西方那边联合与我们差得不太远的哲学学说与思维方法，而且它不只是异端，而是能够与西方传统哲学有某种重要关联，比如某种批判性的关联，那就能够通过它牵动西方哲学的整体。这在我看来应是当代的西方哲学，特别是其中既富于思想方式的革命性，又带有深长的历史视域的学说。黑格尔之后，西方哲学发生了一个很大的变化，一个实质性的方法论改变，放弃了以往的概念逻辑化的方法，而要从人的实际生存经验中直接得到哲思的动力。这表明他们在求真，而以前的方法恰恰是求不到真的，把握到的是幻影——一个确定的、超时间的幻影。于是造就了虚无主义。西方虚无主义的根子到底在哪里？"［思想上的］上帝"为什么会"死了"？恰恰是因为你把本来是一个动态的、不可能用那种超越的静态方式来加以固定的生命过程框死了，可实际上又无法抓住那水中之月，无法只靠刻舟来求剑、靠守株来待兔，于是就在数学、科学凯歌高奏，得胜还朝之时，激生出深深的失望和绝望。所以我们将来的中国哲学需调整方向，从西方哲学中找真正的朋友，而不是那从根子上就敌视你、贬低你的套路。这样回头再看我们的古代中国的哲学思想，便会看出更有趣、更全面，也更真实的东西。中国哲学应该有，也值得有一个更好的未来。谢谢大家！

十四　西方形而上学的数学来源

按一般的讲法，形而上学（metaphysics）作为一门哲学学问（"关于存在的科学"）出自亚里士多德的同名书，而它的"存在"问题可上溯到巴门尼德。所以，专门讨论形而上学的书，或者以巴氏的"存在"开头，[①] 或者就直接从亚氏的《形而上学》谈起。[②] 我的看法却是：形而上学之所以能在西方（古希腊）出现并成为传统哲学中的显学，首先要归于西方数学的激发与维持。概念形而上学的"真身"是在数学。所以，谈论形而上学，尤其是它的起源，绝不可只从巴门尼德开始，而是应该上溯到毕达哥拉斯这位主张"数是万物本原"的数理哲学家。

首先让我们想一下，没有毕达哥拉斯，能够有巴门尼德和柏拉图吗？而如果没有这两位，能有亚里士多德吗？我想回答都只能是

---

① 参见 D. A. Drennen, ed., *A Modern Introduction to Metaphysics*, New York: Free Press of Glencoe, 1962。此书是一本从巴门尼德到怀特海的著作选集，按形而上学中的问题分类。

② 参见 R. G. Collingwood, *An Essay on Metaphysics*, Oxford: Clarendon Press, 1940。此书正文的第一句话是："要讨论形而上学，唯一正派的，当然也是聪明的方式就是从亚里士多德开始。"

"不能"。实际上，巴门尼德和柏拉图都是某种特殊类型的或改进型的毕达哥拉斯主义者，这从他们的个人经历和学说特点都可以看得很清楚。于是就有了下一个问题：为什么西方意义上的数学能够激发哲学？我们分两步来回答。

　　首先，应该注意到：一个能够持续存在的并有突出的独特文化含义的哲学传统，似乎不能从人类的日常倾向中产生。亚里士多德说，哲学起于人的好奇和闲暇[①]，而与之似乎相反的一种看法则认为：智慧之因是苦涩的。古希腊悲剧大师埃斯库罗斯在《阿伽门农》中叹道："智慧自苦难中得来。"[②] 犹太−基督教的《旧约·创世记》中讲：人类的祖先正是吃了"知识之果"，才被神逐出了无忧无虑的伊甸园，世世代代要受苦受难。释迦牟尼宣讲的"四谛（四个最基本的真理）"的第一谛，就是让人明白人生从根子上是"苦"，由此才能走向智慧。孟子则相信，那些膺天之大任者"必先苦其心志"。我觉得亚氏的哲学起于"安乐与好奇说"肯定不成立，因为人类历史上有好奇心和闲暇者甚多，但因此而做哲学思索者太少太少。"苦难起源说"虽然也有类似问题，但它蕴含着一个重要的启发，即智慧（包括哲学智慧）与人类经历的某种"边缘形势"有关，而痛苦与绝望往往是造成现实人生中的边缘形势的最有力者。

　　边缘形势的特点是：平日正常状态中现成可用的方法与手段统统失效，人被逼得要么想出新办法对付这危机局面，要么就被它压倒。然而，"边缘"意味着"不稳定"、"不正常"和"难于重复"，

---

　　① 亚里士多德：《形而上学》，吴寿彭译，商务印书馆1981年版，982b14—28。
　　② 引自埃斯库罗斯等：《古希腊悲剧经典》，罗念生译，作家出版社1998年版，第49页。

所以只靠边缘形势激发出的流星野火般的智慧几乎不可能形成一个持久的传统。要将"野狐禅"（人在边缘形势中的自发思索）变为一门能承传下去的学问，必须发明某种巧妙的方法或结构，使"边缘"与"正常态"奇迹般地结合起来，以使边缘的探索能够有所依凭，但又不被这"依凭"完全腐化、收编，而是能够比较独立地进行下去。所以，这个结构必须是一种高妙的游戏机制，它里面的规则不只是为了控制，而更是为了创造有自由度的游戏空间，因而能源源不断地产生和诱发出意义、趣味和思想热情来。我们可以设想，这个机制必须满足这样的要求：(1)它必须是比较独立的，可以只靠或基本上靠自身的机制就见出效果、分出优劣；(2)它必须是足够"公正"或"客观"的，以使得整个局面不被某一种实体——不管它是哪种意义上的——控制；(3)它必须是足够丰富的，以便容纳充分的变化可能、不可测性，或者说是让天才和创新出现的奇变可能。因此，这种可变性必须是质的，容纳新的维度出现的可能，"惊喜"与"狂热"出现的可能。

第二，古希腊的纯数学，而不是巴比伦和古埃及的实用数学，满足了这三个要求，尤其是第三个要求。它是可自身推演的、可自身判定的和容纳无穷奇变可能的（甚至让毕达哥拉斯学派本身尝到了正方形对角线与边长"不可通约"的苦果）。而毕达哥拉斯将它用到了解决世界与人生的边缘问题上来，使在他之前出现的探讨"本原"的传统获得了一个清晰的、严格得有些严酷的游戏结构。没有它，概念的精准与自身中包含绝对可判定的真理的信心就不会出现，形而上学也就不可能出现。

处在开创期的毕达哥拉斯，有着这个草创时期英雄的一切幼稚、天才和超前的敏感。他比谁都更强烈地感到了"数"结构的魔力，因而要在充分展示这个结构的多重和谐、呼应可能的同时，证明它能够用来直接解释世界与人生的本质。

　　为了论证"数是本原"，毕达哥拉斯学派提出万物（这里可理解为表述万物的语言的意义）与数是"相似"的，而他们用以论证这种相似的最根本理由是结构性的，即认为数中的比率或和谐结构（比如在乐音中）证明万物必与它们相似，以获得存在的能力。亚里士多德这样叙述这一派的观点："他们又见到了音律[谐音]的变化与比例可由数来计算——因此，他们想到自然间万物似乎莫不可由数范成，数遂为自然间的第一义；他们认为数的要素即万物的要素，而全宇宙也是一数，并应是一个乐调。"① 这种"以结构上的和谐为真"的看法浸透于这一派人对数的特点和高贵性的理解之中。比如，"10"对于他们是最完满的数，因为10是前四个正整数之和，而且这四个数构成了名为四元体（tetraktys）的神圣三角："∴∷"，它被认为具有多重对称、相似与谐和。而且，用这四个数就可以表示三个基本和谐音（4/3，3/2，2/1）和一个双八度和谐音（4/1）。这些和音的比率可以通过击打铁砧的锤子的重量、琴弦的长度、瓶子中水面的高度，甚至是宇宙星球之间的距离而表现，但它们的"本质"是数的比率。② 此外，组成10的这四个基本数或四元体还表现

──────────

① 亚里士多德：《形而上学》，吴寿彭译，商务印书馆1981年版，985b—986a，第12—13页。

② 参见若-弗·马泰伊：《毕达哥拉斯和毕达哥拉斯学派》，管震湖译，商务印书馆1997年版，第90页以下；苗力田主编：《古希腊哲学》，中国人民大学出版社1989年版，第78页；汪子嵩等：《希腊哲学史》第1卷，人民出版社1997年版，第290页以下。

为：1 为点，2 为线，3 为面，4 为体；而且是点或 1 的流动或移动产生了线，线的流动产生了平面，平面的运动产生了立体，这样就产生了可见的世界。所以毕达哥拉斯派的最有约束力的誓言之一是这样的："它[四元体]蕴含了永恒流动的自然的根本和源泉"①。此外，四元体还意味着火、气、水、土四个元素；人、家庭、市镇和城邦这社会的四元素；春夏秋冬四季；有生命物的四维（理性灵魂、暴躁的灵魂、贪欲的灵魂、作为灵魂寓所的躯体）；四种认识功能（纯思想、学识、意见、感觉）；等等。②

　　除了通过四元体之外，对 10 的完美性和神圣性还可以以更多的方式或花样来认识，比如数从 10 以后开始循环，还有就是认为 10 包含了偶数与奇数的平衡。所以，尽管毕达哥拉斯派认为奇数（有限）比偶数（无限）更真实高贵，10 却如同 1 那样，占据了一个超越奇偶对立的终极地位。于是我们读到毕达哥拉斯派的这样一段话："首先，[10]必须是一个偶数，才能够是一个相等于多个偶数和多个奇数之和的数，避免二者之间的不平衡。……10 之数中包含着一切比例关系：相等、大于、小于、大于一部分，等等"③。由此可见，数的本原性有数理本身的结构根据。10 之所以完美，之所以被视为"永恒的自然根源"，是由于在它那里，可以从多个角度形成某种包含对立、对称与比例的花样或"和谐"。一位著名的毕达哥拉斯主义者菲罗劳斯这么讲："人们必须根据存在于'十'之中的

---

① 苗力田主编：《古希腊哲学》，中国人民大学出版社 1989 年版，第 78 页。

② 若-弗·马泰伊：《毕达哥拉斯和毕达哥拉斯学派》，管震湖译，商务印书馆 1989 年版，第 115 页以下。

③ 同上书，第 125 页。译文稍有改动。

能力研究'数'的活动和本质，因为它［'十'］是伟大的、完善的、全能的。……如果缺少了这个，万物就将是没有规定的、模糊的和难以辨别的。"①

对于毕达哥拉斯学派，数字与几何形状，特别是 10 以内的数字和某些形状（比如圆形、四面体、十二面体）都具有像"1"、"2"、"4"、"10"那样的语义和思想含义，而且这些含义被表达得尽量与数、形本身的结构挂钩。例如，"3"意味着"整体"和"现实世界"，因为它可以指开端、中间和终结，又可以指长、宽、高；此外，三角形是几何中第一个封闭的平面图形，基本的多面体的每一面是三角形，而这种多面体构成了水、火、土等元素，再构成了万物。所以，"世界及其中的一切都是由数目'三'所决定的"②。这似乎有些《老子》讲的"一生二，二生三，三生万物"的味道。"5"对于毕达哥拉斯派是第一个奇数（"3"）与第一个偶数（"2"）相加而得出的第一个数，所以，它是婚姻之数。此外，十二面体的每一面是正五边形，把正五边形的 5 个顶点用直线连起来，就做出 5 个等腰三角形，组成一个五角星，这五角星的中腹又是一个颠倒的正五边形。而且，这种正五边形对角线（顶点连线）与边之比等于黄金分割的比率：1 : 0.618。再者，这五角星围绕中心点 5 次自转而返回原状，等等。因此，这种五边形和五角星也是有某种魔力的。③再比如，7 是 10 之内的最大素数，意味着过时不候的"机会"，由此就有"时间"、"命

①　汪子嵩等：《希腊哲学史》第 1 卷，人民出版社 1997 年版，第 290 页。

②　亚里士多德：《论天》，引自《希腊哲学史》第 1 卷，第 283 页。

③　若-弗·马泰伊：《毕达哥拉斯与毕达哥拉斯学派》，管震湖译，商务印书馆 1981 年版，第 107 页以下。

运"的含义。诸如此类的对"数"的结构意义的把握及其语义赋值和哲理解释是典型的毕达哥拉斯派的风格。

从这些讨论可以看出，在毕达哥拉斯学派，也可以说是在西方传统形而上学的主流唯理论（rationalism）的开端这里，也有一种结构推演的精神在发挥关键性作用。"本原"意味着推演花样的最密集丰满处，也就是在这个意义上的最可理解处，最有理性处。所以，这里也有一个避不开的问题，即有自身推演力的符号系统（对于毕达哥拉斯学派就是数学符号系统）与它的语言与思想内容的关系问题，简言之，就是数与言的关系问题。对这个问题处理得成功与否，或在什么意义上成功与失败，决定着毕达哥拉斯派在哲学史上的地位，实际上也决定了西方传统哲学主流后来的发展方向。

首先，应该说，就西方的整个学术思想走向，特别是它的近现代科学走向而言，对于数学符号系统的思想和语义赋值，以及反过来，科学思想和语言的数学化，都是相当成功的，或起码取得了重大进展，影响到整个人类的生存方式。数学成为科学的楷模、理性的化身，同时也是传统西方哲学在追求最高知识中的既羡又妒的情敌。在西方传统哲学中，毕达哥拉斯派论述过的前三个数字和某些图形，比如三角形、圆形，也获得了思想与语言的生命，尤其是毕达哥拉斯派的"数本原"说中包含的追求可变现象后面的不变本质的倾向，几乎成了西方传统哲学主流中的一以贯之的"道统"。然而，毕达哥拉斯派对于数、形所做的思想和语言赋值的大部分具体工作都失败了，这些努力被后世的哲学家们视为幼稚、牵强、神秘，甚至是荒诞。原因何在？

在我看来，最重要的一个原因是毕达哥拉斯派固守十进制的数字结构和几何形状结构，使得这种意义上的"数"与"言"（表达哲学思想的自然语言）的有机联系无法在稍微复杂一点的层次上建立起来。这个似乎只是技术上的问题造成了这样一些不利的后果：(1)哪怕以阿拉伯数字为例，十进制数字也要在 10 个（算上 0 的话）不同形态的符号后才出现"位置"的含义和"循环"，这就使得整个符号结构很不经济，很不轻巧，冗员杂多，跨度过大，大大削弱了它的直接显示结构意义的能力，也就是"成象"的能力。后来只有两三个数字和图形获得了重要的哲学含义这个事实暗示着：哲学思维可以与数字或图像有关系，但只能与结构上非常简易者打交道。(2)这种包含过多、过硬的自家符号和循环方式的表达系统很难与其他符号系统及解释符号系统的方式（比如从空间方向、时间阶段、不同的次序与位置出发的解释）沟通和耦合，于是失去了从结构上多维互连而触类旁通的能力。这样，对数、形的各种语义解释就显得牵强，缺少暗示力和对各种复杂的人生局面的显示力。(3)为了取得数字的象性，毕达哥拉斯派做了大量工作，主要是通过数点排列及其运动使之与几何图形挂钩。然而，绝大多数几何图形离语言和哲学思想还是太远，缺少生存的方向、时间与境域的显示力。而且，毕达哥拉斯派自己就发现了"无理数"，比如正方形对角线与边之比值，由此而动摇了在这个方向上的努力。(4)为了从根本上改变数、形与语言缺少联通渠道的局面，这一派提出了"对立是本原"。如果毕达哥拉斯派能够将它的数理表现与赫拉克利特式的对于对立的更彻底和流动的理解结合起来的话，它确实能够极大地简化符号系统的结构，增强数、形的直接表现力和构意能力。然而，在毕达哥拉斯派那里，这种对立不仅仍然潜在地以十进制数字和几何图形为前提，未能获得符号的结构层次上的意义，而且，如上所述，它对立得还不够真实原发，以至于每个对子的两方的意义未能充分地相互需要，一方可以从"本质"上压制和统治另一方，因而大大限制了这种对立的变通能力和构造能力。

总之，在大多数毕达哥拉斯派之数与哲理语言之间很难出现居中的、沟通两者的象，再加上西方文字的拼音特点，致使毕达哥拉斯派的数与言的沟通努力大多流产。但他之后的希腊哲学家，比如巴门尼德、柏拉图、亚里士多德等，还是在另辟蹊径时保留了其基本精神，试图在人们普遍使用的语言中找出或构造出最接近数学结构的东西。于是，他们发现了或不如说是发明了一种概念化的"自然"语言。这种语言似乎具有数学语言的"是其所是"的先天确定性和数学运算那样的推演力，比如巴门尼德在其《残篇》第 2 节中讲道："存在是存在的，它不能不存在（THAT IT IS, and it is not possible for IT NOT TO BE），这是可靠的路径，因为它通向真理。"这就是一种有意识地去争得数学那样的确定性的语言游戏，几乎就是重言式，① 却为两千多年的西方哲学确立了"存在"或"是"这个形而上学的大问题。所以巴门尼德抛弃了绝大部分毕达哥拉斯之数，只保留了 1 和圆形，作为"存在［是］"这一自然语言中的范畴的对应物，由此而开创了西方哲学两千年之久的"存在论"、"是论"或"本体论"传统。当然，在"圆形"的、"静止"的"1"被突出到无以复加的程度的同时，毕达哥拉斯派通过推演结构来演绎思想和

---

① 巴门尼德的话可以简略地表述为："是是，它不能不是"，因为"存在"与"是"在古希腊和大多数西方语言中从根子上是一个词，如英文之"being"与"be"。

语言的良苦用心就在很大程度上被忽视了。

后来柏拉图讲的"辩证法"和亚里士多德的"逻辑"与"形而上学"（但不包括他对"实践智慧"的考虑）都是在追求这种数学化哲学的推演理想，其结果就是为整个传统西方哲学建立了一整套概念化语言和运作机制，用当今一位美国哲学家库恩（T. S. Kuhn）的术语来讲，就是建立起了传统西方哲学的"范式"（paradigm）。在其中，尽管表面上也有不同的倾向，比如亚里士多德的实践哲学方面、中世纪的唯名论和近现代的经验主义，但那（尤其是后两者）不过是在既定的大格局里的分叉而已。最后，这种通过概念化获得数学式的确定性和讨论哲学问题所需要的终极性的理想在黑格尔那里达到了一次辉煌和悲壮的体现。

当然，这种观念化或范畴化的转换也付出了沉重的代价，"范畴演绎"和"辩证逻辑"一直缺少数学系统所具有的那种有自身内在依据的推演机制。所以，成为像数学或数学化的物理学那样的严格科学，同时又具有解释世界与人生现象的语义功能，这一直是西方哲学的梦想。但情况似乎是：毕达哥拉斯派的哲学梦破碎之处，其他的西方哲学家也极少能够将其补足。不过，毕竟还有某种希望：前两三个数字进入了哲学这一事实似乎表明：数、形并非都与思想语言完全异质。基数越小，越有可能与自然语言沟通。而且，如果这"小"不只意味着数量的"少"，而可以意味着进制的"小"和图形的"简易"的话，就有可能出现新的数与言之间的更紧密的关系。于是我们看到近代的莱布尼茨提出了二进制数学，以及这种简易型的数理精神在当代数字化革命中扮演的中心角色。这种改变人类生存方式的简易数理依然是形而上学的。也就是说，它依然是在用一套人工符号的超越框架来规范人生，而不是"道法自然"。只不过，它在两千年的概念形而上学之后又回复到了毕达哥拉斯，让我们又一次感到"数是万物的本原"的深刻哲理以及它令人战栗的力量。

十五　中西哲理文字的可译性

中西哲学文献的相互翻译面临一个深层问题，即最原本的一些哲学词语及其传达的思想，是否可能被真实地翻译为另一种文字？比如，西方哲学文献中的"on"（esse, being, Sein），通常译作"是"、"［存］在"或"有"；"idea"（idea, Form），一般译作"理念"、"原型"、"意式"或"相"；海德格尔著作中的"Dasein"，译作"此在"、"缘在"、"亲在"；等等，可翻译为不同的中文词，它们传达的意思也各有不同。另一方面，中华古文献中的"道"、"仁"、"气"、"势"等，译为西方文字时也面临不同的选择与理解。这些译文，少则十几年，多则数百年（利马窦时已有些相关的翻译），经过学界人士的多方探讨切磋，至今还是无法归于一统。于是就有这样一些问题：这些异文歧义是偶然的还是无法避免的？如果是无法避免的，那么这是否意味着不可译？而且，哪种语言表达比较容易翻译（翻译中遇到的歧义较少），哪种又比较难于翻译？如何看待和处理那些难于翻译的部分或文献？

（一）"可译"不同于"（意指的）可确定"

当代美国哲学家奎因（W. V. Quine）提出的"翻译不可确定性"论证，[①] 是对这样一个深层问题的阐发，引起过分析哲学界的极大关注。他这么表述这个论证的基本结论：

> 可以用不同的方式编纂一些把一种语言译为另一种语言的翻译手册，所有这些手册都与［被翻译语言的］言语倾向的总体相容，但它们彼此之间却不相容。在无数场合，它们以下述方式互有歧异：对于一种语言的一个句子，它们给出另一种语言的一些句子作为各自的译文，但后面这些句子彼此之间却不具有任何似乎合理的等价关系，无论这种关系是多么松散。当然，一个句子与非言语刺激的直接关联越固定，它在不同翻译手册中的译文彼此就越少严重的歧异。[②]

这也就是说，针对同一个对象语言所编纂的翻译手册——字典加语法等——相互可以不相容，"但至于哪一部［翻译手册］是正确的，哪一部是错误的，不存在任何事实问题"[③]。尽管奎因的论例是一种"原始翻译"，针对一种还从未接触过的语言（比如热带丛林中某个

[①] W. V. Quine, *Word and Object*, Cambridge: MIT Press, 1960; Quine, *Ontological Relativity and Essays*, New York: Columbia University Press, 1969. 中文文献见陈波：《奎因哲学研究——从逻辑和语言的观点看》，三联书店 1998 年版，第五章。

[②] Quine, *Word and Object*, p.71. 译文取自陈波：《奎因哲学研究——从逻辑和语言的观点看》，第 120 页。

[③] 奎因语，译文引自陈波：《奎因哲学研究——从逻辑和语言的观点看》，第 128 页。

与世隔绝的土著部落的语言），但它达到的结论应该能适应于跨文化的翻译。中西之间肯定经历过"原始翻译"，不管是西方将中国当"土著"，还是中国将西方当"蛮夷"。因此，奎因的这样一个讲法对于我们这里的讨论来说就是有分量的：

> 这些译文从直观看来有不同的"意义"；并且，任何一个译文是不是唯一正确的译文，这样的问题是没有意义的。[1]

这并不意味着张三、李四提供的实际译文之间没有优劣之分，因为我们现在基本上是在使用一种翻译手册，所以确实有"译错了"、"漏译了"等无可争辩的翻译"硬伤"可言。但是，即便在这种"大一统"或"已建立了工作范式"的局面下，仍然可以在边缘处察觉到"不同的翻译手册"的可能性，而哲理基础词汇的无定译现象就是让我们察觉这类可能性的一种方式。

　　一些学者争辩说"on"（希腊文"eimi"的分词，又可写作"eon"，英文译作"being"）应该只译为或主要译为"是"，另一些则不同意。[2]这种争论有"一统江湖"之日吗？或者说，我们有任何理由期待，在自由发展的学术氛围中，会有水落石出、建立汉语哲学译名规范化的一天吗？我认为根本不存在这种理由，所以这样的期待"是没有意义的"。那么多学者在最近二十多年间主张将"on"译作"是"而不译作"存在"或"有"，但却总抹不掉别的可能。"我提醒的仅仅

---

① 　奎因语，译文引自陈波：《奎因哲学研究——从逻辑和语言的观点看》，第128页。

② 　参见宋继杰主编：《Being 与西方哲学传统》，河北大学出版社2002年版。

一点,就是切勿造成错觉,以为卡恩[国际学界研究"on"或"being"问题的著名学者]也主张'应该总是根据'是'来理解和翻译 to be 或 sein';'只有将它译为'是'才可以正确理解西方哲学重视逻辑和科学的传统精神.'"①不但对"on"的译法总有不确定性,对有关它的含义与译法做研究的外文著作的读解也有不确定性。反过来,中文译成西文,有同样的甚至是更大的问题。"道"的译法从未达成一致,争得多了,有的译者就干脆写作"tao"或"dao"。这就更准确了吗? 就解决理解的问题了吗? 并非如此。那么,关于译名和外文词含义的争论就无意义了吗? 同样并非如此。争论可以暴露各种选择、分歧和深层问题,在"春秋战国"的局面中形成更深入的理解。真实的理解不是只能在非确定性的、非一体化的语境中和生活境域中形成吗?"秦始皇"带来的是权力垄断,而非理解。

　　翻译的不可确定会导致真实翻译的不可能吗? 当然不会。自汉代以来,有过多少对同一文本、同一梵文或巴利文词汇的不同翻译,但它们大都是"与[被翻译语言的]言语倾向的总体相容",更重要的是,它们大都带来了新的、可理解的佛学信息,丰富了中华的思想世界,引发了新的思潮。难道还有比这更成功的翻译吗? 在一个没有"唯一神"的语境中,这类"更成功"是无法设想的。

(二)比较可确定的与比较不可确定的翻译

　　即便在上述的意义上,翻译不可被最终确定,但我们还是可以

---

① 　陈村富语。引自宋继杰主编:《Being 与西方哲学传统》,第 268 页。

区分那些待翻译文本中比较可确定与比较不可确定其意义的部分。上引段落中的一句话是个提示："一个句子与非言语刺激的直接关联越固定，它在不同翻译手册中的译文彼此就越少严重的歧异。"这"非言语刺激"可以理解为直接感知到的物理事件，或任何可以在主体间比较充分地对象化的当下刺激，比如一位"土人"看见一只野兔跑过，说"Gavagai!"于是它被翻译为"（一只）兔子！"在某种刺激情境中，他说的另一句话则被译作"熊的力气大"；又一句话被译作"她比花还美"；再一句话被译为"首领是个义人"；还有，"大神拜艾梅创造了人"；"拜艾梅没有形体，他按照思想过程造人"。①这样，这些句子与非语言刺激的直接关联越来越不固定，它们所指称的对象越来越抽象或含糊，翻译的可能歧异就会越来越大。尤其是当他说的话与这话或这个语言本身的特别构造方式（词形、语音、语义、语法等方面的讲究）相关时，翻译的困难更会加大，因为在另一个语言中找到相应的构造方式的概率极小。比如李商隐的诗句"春蚕到死丝方尽"，其中的"丝"与"思"谐音，因而产生极其动人的语境和声，要想直接转译到跨文化的另一个语言中，尤其是语系完全不同的西方语言中去，希望渺茫。②

　　简言之，所言者越能被非语言地对象化（比如"Gavagai!"所

① 参见大洋洲神话"第一个人"，郑硕人编选：《世界文学金库·神话史诗诗卷》，上海文艺出版社 1994 年版，第 69—72 页。

② 对于这一千古名句，许渊冲的英译是："The silkworm till its death spins silk from love-sick heart"。（许渊冲：《唐诗三百首新译》，中国对外翻译出版公司 1988 年版，第 347 页）格拉汉姆（A. C. Graham）的英译是："Spring's silkworms wind till death their heart's threads"。（*Classical Chinese Literature: An Anthology of Translations*, Vol.1, ed. J. Minford & J. S. M. Lau, New York: Columbia University Press, 2000, p.926）

表达者），对它的相应翻译就越可能具有确定性，或越容易译；而所言者越难于被对象化（比如"美"、"义"、"没有形体的神"），相应的翻译就越难获得确定性（当地人说的"义"，是不是我们讲的"义"？），满意的对应翻译也就越难达到。而最难获得一一对应的满意翻译的，就是那些涉及所在语言的独特构造方式的表达式（像"'花'由七笔组成"这样的话，怎么译？）。然而，如奎因所表明的，即便对"Gavagai!"，也无法保证有完全准确的翻译。另一方面，难于被对象化的语言表达，甚至是涉及语言构造方式的表达，只要还是传达思想的，也不是完全"不可译"，只是不能"直译"，或不能省事地译罢了。所以，翻译的准确、确定、规范或难易，在绝大多数情况下，只是个程度问题。粗粗说来，科技文章容易译得准，哲学文章就比较难，而文学作品就更难。每一种类型中也大有不同，比如中国科技的文献（如《黄帝内经》《伤寒论》）就并不容易翻译，甚至也并不比墨子的文章好译。哲学文献中，差别极大，分析哲学的文献，比如石里克（M. Schlick）的和卡尔纳普（R. Carnap）的，相比于现象学的文献，就容易译得多；而现象学家中，那些还基本上以"表达某个语义对象"的方式写作的，比如胡塞尔，与有意识地去利用语言的构造方式去做语言游戏的，比如海德格尔，其作品的翻译难易度又大不同。在文学作品中，不同作家的写作风格导致翻译的难易程度不同，而散文与诗歌、笑话的差别更是实质性的。相声、笑话、滑稽剧等，都要利用语言的双关、谐音等构造出的语义错位与跌宕，所以最难译，可译性最低。诗歌也大量涉及语言的"肉身"，比如语音（押韵、音步，或格律；还有双声、迭韵、谐音等），还诉求于隐喻、起兴、词源等手法，由此来制造双关、和声或谐奏的意境。

所以译诗也极难，是一件明摆着去"缘起"而又"性空"的事业，要靠机缘与语言才华，靠试探和再创造。海德格尔认为"诗"与"思"根本相关，并通过自己的"形式显示"的方式来沟通两者（当然，还是更偏于"思"的一面），使得他的著作在哲学文献中几乎是最难通过规范化方式来移译的。

（三）以译诗为例

诗介于散文与笑话之间，近乎深邃的哲理主导词的表达意境，所以可以通过观察诗的跨文化翻译来体会哲学文献翻译中最困难的那一部分。如上已提及的，诗歌是语言本身的构造方式的和谐表现。中西语言差距之大，是任何一位学习过对方语言的人都能体会到的（参比于中日文、德英文，当可更明了）。西方语言是一种形式突出的语言，这不仅表现在文字的拼音化（即以字母来从形式上对应语音），更表现于构词造句的方式。在这类语言中，许多意思通过对象化的形式指标来表示，以至形成了"语法"体系。词汇可明确分类，且往往有形式指标，比如冠词、副词词尾（-ly）、形容词词尾（-ive）、助动词等；名词的数、性、格，动词的五花八门的变化，以及相应的语句类型等，都被形式对象化。汉语，尤其是古文，则是形式极不突出的语言，西方语言靠繁琐的形式指标（典型者如古希腊语、拉丁语或德语）来确定的东西，古汉语一般都靠上下文的语境、关系，乃至气韵、音律和对仗来生成。黑格尔在贬评中国古代哲理之时，联系到古汉语："中国的语言是那样的不确定，没有联接词，没有格位的变化，只是一个一个的字并列着。所以中文里面的规定［或概念］停留在无规定［或无确定性］之中。"①能够将古汉语与中国古代哲理联系起来，很有见地。只是他还完全陷于他所处的语言与哲理传统的框架中，缺少起码的翻译意识，只知"硬译"，所以，尽管他正确地注意到古汉语的形式不突出的特点，却不明白或不想去明白为什么"一个一个的字并列着"就能构成活生生的语言和一个伟大的文明。他对整个中国古代哲理的理解，也都是这种固步自封的概念把握的结果。很遗憾的是，这种只靠概念去把握实在的方法，在 20 世纪的中国人做的哲学研究、包括对"中国哲学史"的研究中也成了主流。

有些西方人，则对中文发出极度的赞美，比如费洛罗萨（E. Fenollosa, 1858—1908）认为中文是"对自然动作的生动素描。……中国诗歌……的表达同时具有绘画的活力与声音的灵动。……在阅读中文时，我们觉得并不是在玩弄心智的伪币，而是在观看事物如何赢得自己的命运"②。之所以能够如此，在他看来，是由于中文字原本都是动词，给人以力量的直观。中文的语法也出于自然，以至它正好是诗歌的媒介。西方文字则"既薄又冷"，丧失了原味。因此只有中文能将新的生命注入西方的干枯脉管之中。③ 这种看法不能说全无依据（比如中文字孤立地看词类区分不明显，诗中有画，气韵引领阅读），但是否都合适（比如中文语法出于自然），就很成

---

① 黑格尔：《哲学史讲演录》第一卷，北京大学哲学系外国哲学史教研室译，三联书店 1956 年版，第 128 页。

② 引自 Haun Saussy, *Great Walls of Discourse and Other Adventures in Cultural China*, Harvard University Asia Center, 2001, p.39。

③ Ibid, p.52.

问题了。

　　具体的诗歌翻译恐怕更能显示两种语言的差异与交结的方式。以上谈到的中文的特点，在古代诗歌中得到充分表现，比如马致远的《天净沙·秋思》的前三句：

　　　　枯藤老树昏鸦，小桥流水人家，古道西风瘦马。

全由西方语法范畴中的"名词"组成，却照样成句，而且成就了更美的句子，正是刘勰所说的"因字而生句"[①]的古汉语现象。将它译为英文，如果依从传统的语言习惯，就势必改变句子结构，断绝一一对应的翻译的可能。比如许渊冲对它的翻译是："O'er old trees wreathed with rotten vine fly evening crows; /'Neath tiny bridge beside a cot a clear stream flows; /On ancient road in western breeze a lean horse goes."[②] 可以看出，这译文对原文做了何等根本性的改变！译者不得不按英语习惯，加进了动词、介词，以构成诗句。这种不得不做的改变就为不同的翻译和理解留出了空间，因为别的译者完全可以用另一种方式组成他或她认为是更合适的句子。

　　在中西方的相互翻译和相互交流已大幅增加的今天，似乎出现了一种要尽量逼近原文语法的翻译倾向，以至于表面上不惜破坏译文所属语言的习惯，以造成新的文学冲击波。中国的新派诗人的各种试验就常常深受西文诗歌语法特点的影响，而将中国古诗

---

　　① 刘勰：《文心雕龙·章句》。

　　② *Song of the Immortals: An Anthology of Classical Chinese Poetry*, tr. Xu Yuanchong, Beijing: New World Press, 1994, p.278. "/"表示分行。

译为西文的实践中，也出现了打破常规、力求仿古的做法。比如对马致远的《天净沙·秋思》的前三句，迈尔（V. H. Mair）的翻译是："Withered wisteria, old tree, darkling crows—/Little bridge over flowing water by someone's house—/Emaciated horse on an ancient road in the western wind—"。[①] 相比于许渊冲的译文，它更"忠实"于原文，尤其是第一句，但仍然出现了介词和冠词，而且用分词作形容词也是西文特点。

韦拜尔格（E. Weinberger）编辑的《观看王维的十九种方式》[②] 收集了英语翻译王维《鹿柴》一诗的十九种不同译文。以下列举三种，以指示新潮的走向。王维原诗是：

空山不见人，但闻人语响。返影入深林，复照青苔上。

第一个译文出自 W. Bynner 和 K. Kiang 之手，成于 1929 年："There seems to be no one on the empty mountain. /And yet I think I hear a voice. /Where sunlight, entering a grove, /Shines back to me from the green moss." [③] 这是传统的译法，符合英语的基本结构特点。第二个是 B. Watson 的译文："Empty hill, no one in sight, /only the sound of someone talking; /late sunlight enters the deep wood, /

[①]　*The Shorter Columbia Anthology of Traditional Chinese Literature*, ed. Victor H. Mair, New York: Columbia University Press, 2000, pp.176—177.

[②]　*Nineteen Ways of Looking at Wang Wei: How a Chinese Poem Is Translated*, ed. E. Weinberger, New York: Moyer Bell, 1987.

[③]　引自 Haun Saussy, *Great Walls of Discourse and Other Adventures in Cultural China*, p.64。

shining over the green moss again." [①] 它已经将英语的一些典型表达法如"there seems to be"、"I think I..."等去掉了,以便向原文靠拢。第三个译文来自 G. Snyder: "Empty mountains: ∫ no one to be seen. / Yet-hear- ∫ human sounds and echoes. /Returning sunlight ∫ enters the dark woods; /Again shining ∫ on the green moss, above." [②] 这是迄今尽量追随古汉语原文的最大努力,连字序也尽量要一一对应(力争达到黑格尔所蔑视的"只是一个一个的字并列着"的境界?)。所以,此译文被韦拜尔格置于十九种译文之冠。然而,仔细审视后可发现,连这种努力也远不能除尽英语语法的侵蚀,名词的数、被动语态,多加的连接词、冠词等都在解构着对原文的忠诚。另一方面,在承认它探索新文学风格的试验成就之余,是否还可以问一下:这是否是大多数读者能接受的英语? 韦拜尔格的评价标准是否能被英语学界普遍接受? 当然,如果古汉语能以这么高雅的方式反向入侵英语,我们绝对是乐见其成的。

(四) 不可确定但可译的哲学翻译

希腊文的 "eon emmenai",译为英文就是 "being is",译为中文就没有确定的唯一译法,势必有多种选择。既可译为 "是(者)是",又可译作 "存在(者)存在",等等,因为希腊文的 "eimi" 既

---

① 引自 Haun Saussy, *Great Walls of Discourse and Other Adventures in Cultural China*, p.64。

② 引自 Haun Saussy, *Great Walls of Discourse and Other Adventures in Cultural China*, pp.64—65。"∫"表示缩进的分行。

是连系动词"是"，又有"存在"、"活着"、"实在"、"具有"的含义。[①] 这种既是系词"是"又意味着"存在"的语言构造方式，很幸运地或历史偶然地，在大多数西方语言（比如英语、德语）中被保留下来，但却在远离印欧语系的中文里找不到对应的构造方式。如果想不丢掉原文的基本信息，就只有采取多元化的译法，随不同译者的理解而突出某一种。又比如"道"，在中文里自古就既有"道路"、"疏通水道"、"引导"、"原则"等意思，又有"道言"或"说"的意思。[②] 而这种语义共生结构在西方文字中就找不到。于是对《道德经》的第一句——"道可道，非常道"——就有各种译法，比如"Tao, kann es ausgesprochen warden, ist nicht das ewige Tao"（V. v. Strauss）；"Der SINN, der sich aussprechen läβt, ist nicht der ewige SINN"（R. Wilhelm），"Die Bahn der Bahnen ist nicht die Alltagsbahn"（A. Ular）；"The Way that can be told of is not an Unvarying Way"（A. Waley）；"The Tao that can be told of is not the eternal Tao"（W. Chan）；等等。很明显，没有哪个是完全对应的，不管译者是德国、英国、美国还是华裔的学者。我还见过译为"The Way that can be wayed is not the eternal Way"（近乎上引 A. Ular 的德译）一类的努力，但也没有达到完美的或能征服其他译法的程度。

　　而且，哲学中的"主导词"很可能就是这类与所属语言的构造方式相关的词。因为它们做出了原发的语言游戏，具有奠基者所需要的那种自己显现自己意义的能力。比如说"存在（者）存在"〔"是

----

　　① 参见罗念生、水建馥编：《古希腊汉语词典》，商务印书馆 2004 年版，第 239 页。

　　② 具体的考证可参见张祥龙：《从现象学到孔夫子》，商务印书馆 2001 年版，第 252—257 页。

（者）是”］或"道（可）道"，就具有多重意义回荡，能产生深远的思想效应，并不像某些学者认为的，是无意义的"同义反复"或"重言式"。① 比如著名的巴门尼德《残篇》6 这样讲：

> 我们不能不这样说和这样想：存在（者）存在［是（者）是］；因为存在（者）存在是可以的，而非存在（者）存在［非是（者）是］是不可以的。
>
> （It is necessary both to say and to think that being is; for it is possible that being is, and it is impossible that not-being is.）②

---

① 宋继杰主编：《Being 与西方哲学传统》，第 20 页。

② 英文译文出自 Arthur Fairbanks, *The First Philosophers of Greece*。引自 *Selections from Early Greek Philosophy*, ed. M. C. Nahm, New York: Crofts, 1935, p.115。中译文参考了《古希腊罗马哲学》（北京大学哲学系外国哲学史教研室编译，商务印书馆 1982 年版，第 51 页）和《古希腊哲学》（苗力田主编，中国人民大学出版社 1996 年版，第 93 页）。只是，《古希腊哲学》与《希腊哲学史》1 卷（汪子嵩等人著，人民出版社 1997 年版，第 666 页）的译文都避开了第一句或前半句中的"存在（者）存在"的译法，而写作："作为述说、作为思维一定是存在的东西"，或"能够被表达、被思想的必须是存在"。我未正式学过希腊文，但还是想对这么翻译提出疑问：这里的希腊原文中的"eon emmenai"是否只可以译为"存在的东西"或"必须是存在"，从而避免对"存在"或"是"的迭用？我看到的所有对它的德文与英文翻译都是"存在（者）存在"或"是（者）是"这样的迭译。这么做的理由，应该是考虑到"eon"与"emmenai"都是"eimi"的变体——前一个是分词，后一个是不定式——的情况。比如，除了上引的英译"being is"，K.Freeman 的英译是"Being Is"；H. Diels 的德译为"das Seiende ist"。海德格尔在《什么叫思想？》（*Was Heißt Denken*）一书的第 5 讲至第 11 讲，反复讨论了这段话中的头一句："χρη το λεγειν τε νοειν τ εον εμμεναι"（英文译作："One should both say and think that Being is"），他认为最后的"εον εμμεναι"应理解为"Seiendes seined"（英文译作"beings in being"，中文可译作"存在着的存在者"或"是着的是者"），还是"eimi"的迭用。所以，我认为，这里既无必要，也不应该避免迭译。

巴门尼德认为，我们必须以"存在（者）存在"或"是（者）是"的方式来思想和表达，不然就达不到真理。这是思想意味极其深厚的语言游戏，与中国古文中的"道自道"①异曲同工。也就是说，它们的"重言"表达方式颇为相似，但具体的哲理倾向几乎正相反对。我们可以感到，在"存在（者）存在"或"是（者）是"的说法后面有不止一个理由。首先，系动词"是"的使用构成了判断或命题，而只有判断才有真假可言。那么，巴门尼德可以这么想：用"eimi"或"是"构成的具体判断有真有假，但这"eimi"本身就应该只真而不假，特别是当我们通过将它迭用（"是［者只］是"而"决不将'是'当作'不是'"）而直指"是本身"时。其次，正巧"eimi"又有"存在"之义，所以说"是是"或"是本身"，也就同时说了"存在存在"或"存在本身"，而这就更直接地涉及了"本原"（arche）的问题，实在是天赐的思想机缘（如"春蚕到死丝方尽"之"丝［思］"提供的机缘）！将逻辑的、语法的（乃至数学的）严格性与追求终极本原的探讨结合起来，这正是古希腊哲学的梦想所在，尤其是自毕达哥拉斯之后，更有将"数"与"言"在本原追求中结合的强烈倾向。而且，说"是是"或"存在存在"也确实表达出了一个与爱奥尼亚学派，特别是赫拉克利特学说极其不同的哲学意向，与印度佛学的"缘起性空"或老庄的"有无相生"的学说也完全不同。有如此重大的哲理后果的表述怎么能被视为无意义的"同语反复"呢？可见，任何想让"eimi"单义化和译名唯一化的努力都有减少原文的思想多样性的后果。情况很可能是：思想的最深处恰恰最离不开自然语言的歌

---

① 《中庸》第 25 章："诚者成成也，而道自道也。"

唱性，或多重意思的共在与共振。语言的特别构造方式乃是哲理思维的源泉，而非可以用过就丢掉的梯子。

（五）如何翻译那难于翻译的？

按照上面的看法，哲理表述的最深刻、最原本之处有近乎诗歌的特点，所以也就极难翻译。但如前所说，这并不意味着完全不可译，而只意味着不可能———对应地翻译。那么，该如何应对这种困难呢？首先，绝不可"以不变应万变"，以某一种人为规定的标准译法来独霸翻译界，排斥其他的可能。这样做的后果只会堵塞真正理解的形成。想想看，如果我们现在将"eimi"的所有变体（含其他西方文字的变体）都译作"是"，那会是个什么局面？指出"eimi"中的"是"义，是重大的贡献；主张"eimi"只能译作"是"，就是重大的破坏了。有人说，译文的流传，自然就会使译名、译法趋于一统。是有这种情况，但那只意味着一个学界的学术活力的衰退，甚至是民族精神的衰败。真正的翻译家、思想者要做的，恰恰是唤醒那久被遗忘的古义、边缘义或弱势译法，"兴灭国，继绝世，举逸民"，而不是只去依附翻译与思想中的独裁体制。

关于如何对付最困难的翻译，我曾在《边缘处的理解》一文中提出过具体建议。其基本精神，除了努力"在'试着去译'或'变易腾挪着译'中跨越文化间的'字幕［文字差异造成的蔽障］'"[①]之外，就是增加翻译维度，在正式译文的临近处，为读者提供多角度理解

---

①　张祥龙：《从现象学到孔夫子》，商务印书馆 2001 年版，第 296 页。

原文的"脚手架"。简言之，就是从"现代的"、追求平整化和单义化的翻译方式进入"后现代的"、多中心的、达到亲切理解的翻译方式。我在那里写道："所以，'译者注'要从以前的仆从地位上升为多中心之一的地位，形成与正文互映互喻的一个经纬结构，就如同中国古籍的注疏一般，甚或更突出得多。这不仅指译者注的分量和频率大大增加，也指注评的功能种类或维度的增加。译者不仅给出第一次出现时的关键词的原文及构词特点、游戏方式的说明，而且要显示出它们在行文中的应机表现，这些词相互之间的或明或暗的关系网络，它们在其他作品，包括其他作家的文字中的前兆、呼应、折射和流变，它们在其他的技艺和文化形态中的谐音与余韵，等等。而且，以'集注'的方式给出有此著作以来其他研究者和译者的译法、注释、解释、评议、变形转现等等。此外，译者可在某句、某段、某章及全文之后附上自己由此而生的反思、评点、感触，如'太史公曰'或'脂砚斋评'一般。由于明白地标出是译者的'独出心裁'，反会减少'在无形中歪曲原著'的危险。最后，一部完整的译本还应包含原著的原文，以增加一个维度。总之，译本以有机的多样、质的多维为尚，而不以'短、平、快'为荣。"①

　　以这种或这些方式，原文中最难译的部分，也就是依据语言独特构造方式而形成的一词多义，以及由于这种构造方式而造成的"无公度"（incommensurable）现象，就会得到相应的处理。首先，一词多义和无公度的问题会被挑明，而不是被掩盖起来。其次，通过多角度的说明与映衬，这多义之间的呼应与"合奏"，也可在一定

---

　　①　张祥龙：《从现象学到孔夫子》，商务印书馆2001年版，第296页。

程度上被异文化的读者所感受和理解。所以，无公度但可理解是可以在不同程度上达到的。严复将赫胥黎的《进化论与伦理学》译作《天演论》，用的是文言，取的是意译而非直译的路子，但它带来的跨文化理解（当然里边也包含了某种误解乃至错解）所产生的巨大而持久的思想与文化效应，是后来比较直译的《进化论与伦理学》①无可比拟的。严复的翻译，虽然丧失了一部分原文的细节，但他的"意译"中恰有上面所建议的一些"脚手架"的成分。而且，他还在每一小节的末尾加上"复案"，也就是他的评议，为读者的读解增加了一个重要的维度。严复主张翻译要"信、达、雅"，认为直译之"信"远不够，必须造成了"达"或理解，方为合格的译品。所以他写道："至原文词理本深，难于共喻［无公度］，则当前后引衬［搭脚手架］，以显其意。凡此经营，皆以为'达'。为'达'即所以为'信'也。"②善哉斯言，达而已矣。

---

① 赫胥黎（T. H. Huxley）：《进化论与伦理学（旧译〈天演论〉）》（*Evolution and Ethics*），《进化论与伦理学》翻译组译，科学出版社 1971 年版。

② 引自严复译："译例言"，见赫胥黎：《天演论》，科学出版社 1971 年版，第 5 页。

十六　智慧、无明与时间

　　本章依据现象学的观察视角，在第一节先提出一个总在触动东方哲人的问题，即：智慧为什么会牵涉无明？并提供一些证据，以便确认这是一个真实的、躲不开的问题。第二节先区分了两种无明，即作为智慧反面的狭义无明和一种意义发生方式的广义无明，然后以印度的《奥义书》为主要材料，讨论了第二种无明的一个重要存在方式——原本时间，对这种时间特点的理解与当代现象学很有关系。第三节则诉诸以《周易》为主的中国古代哲理文献，展示"无明"和"原本时间"在其中的表现。最后一节则论述了印度佛学如何通过对广义无明和原本时间（比如表现为游戏神通式的"方便"）的自觉，成功地进入了中国思想，激发出一波又一波的中国佛学的创新。以这种方式，我们对智慧与无明及时间的关系能得到一个有历史深度的理解。

（一）智慧为什么离不开无明？

　　智慧（prajñā, wisdom, insight, 般若）与一般的知识是什么关系呢？一般意义上的知识要区分对与错、利与害。这种知识几乎任何生命体都在或多或少，或有意识或无意识的程度上拥有，不然它就无法活得下去。就此而言，知识（knowledge）与智慧有重合之处。一个古老部落中的某一位老年人知道在大旱之年哪里还能找到水，大饥荒时哪种野生植物可以充饥。他的这种知识对于这个部落来说，就是智慧。智慧使人得以长久地生存，而且生存得有意义。

但是，进入所谓文明社会乃至有文字记载的历史以来，知识与智慧就开始分离了。有些知识很多的民族乃至文明，比如希腊、罗马文明，灭亡了。而促使它们灭亡的民族当时反倒有较少的知识。知识很多的个人与家庭，并不一定活得长久和特别有意义。甚至知识很多的思想家，比如玄奘（Hsüan-tsang, 569—664），其思想影响力的长久与深刻，也不一定比得上知识少的，比如惠能（Hui-neng, 638—713）。所以老子讲："为学［知识］日益，为道［智慧］日损"[①]。

那么，智慧与知识的差异何在呢？除了其他的之外，有一个差异非常重要，即智慧不但要区分对与错（就此而言，智慧与知识一致），还要达到对与错还没有分离的那样一个更加原初的行为和意识的状态。这却是知识型头脑无论如何也理解不了的了。东方的古老哲学和宗教对于这个智慧的特点极为敏感，有各种表达它的方式，其中一个就是主张智慧与无明（avidyā, ignorance）或无知有某种内在的关联。

印度的不少哲学与宗教将人生痛苦的原因归为无明，比如释迦牟尼（Śākyamuni）的四谛（four noble truths）说就将人生的痛苦的

---

① 《老子》第四十八章。

最终原因指认为无明。①《羯陀奥义书》（*Kena Upanisad*）也是如此，所以它将无明与明或智慧（英文译文往往将其译为"knowledge"）完全对立起来，而且说那些无明者"自认为自己很有知识"。②所以很自然，克服人生苦难和获得人生真理的正道就是摆脱无明和它带来的欲望（craving），获得开悟，解脱烦恼，一了百了。但是，就在奥义书传统和佛教传统中，也有另一种说法。它否认智慧（明）与无明可以被明确地区别开来，从而也否认智慧可以在完全不关联到无明时被获得。

什么是"明确地区别开来"？数学计算的对与错就可以被明确地区别开来，可以吃的植物和不可以吃的植物、朋友和敌人在一般情况下也可以被明确地区别开；"真的"与"假的"、"善的"与"恶的"、"美的"与"丑的"，有时可以明确区别开，有时却难于现成地区分。按印度及中国的某种古老表述，当人要想按某种既定的学说、方式、程序去追求终极的开悟（enlightenment［明］）、摆脱无明时，却会失去开悟的可能，而且会陷入新的更严重的无明。简言之，开悟的智慧是不能作为一个明确目标去直接地、线性地追求的，这样的追求会使目标丧失，甚至导致一个反目标。

于是我们在享有崇高地位的、古老的《伊莎奥义书》（*Īśa Upanisad*）的第 9 节至第 11 节中读到：

---

① 参见 *A Source Book in Indian Philosophy*, ed. S. Radhakrishnan and C. A. Moore, Princeton: Princeton University Press, 1957, p.273, p.278。

② Ibid, p.45.《羯陀奥义书》第二章第二轮第 4—5 节。中译文见《五十奥义书》，徐梵澄译，中国社会科学出版社 1984 年版，第 357—358 页。

投入无明的人

进入茫茫黑暗，

但那追求明见者

则进入更大的黑暗。

一方面，他们说，要从明见中获得［智慧］，

另一方面，他们说，要从无明中获得［智慧］。

智慧者就是这么告诉我们的，

智慧者向我们显示出"彼一"。

人于是意识到明见与无明

要合在一起，

通过无明来超脱死亡，

通过明见来获得永生。[①]

这也就是说，当人追求智慧时，无明是必要的参与者。没有无明参与的明见就与智慧无关，顶多是知识。此奥义书也隐约给出了理由，即：智慧或智慧所领悟的终极实在，无论叫"彼一"（tad ekam）、"梵"（Brahman）或"大我"（Ātman），都不是任何意义上的知识乃至明见的对象。"此彼一不动，却比心思还要快捷，／任何

[①]　此三小节的中文译文依据两个英文本和一个中文本，由本文作者译出。所依据的本子是：（1）*A Source Book in Indian Philosophy*，pp.40—41.（2）*The Upanishads*，ed. S. Nikhilananda, New York: Harper & Row, 1963，p.91.（3）《五十奥义书》，徐梵澄译，中国社会科学出版社 1984 年版，第 507—508 页。徐梵澄的译文是："人遵'无明'兮，／入乎冥幽。／所乐唯'明'兮，／大暗是投。／／说唯异乎是兮，从'明'所由，／说异乎是兮，'无明'所出。／——如是闻之哲人，／哲人示我兮'彼一'。／／人知'明'与'无明'兮，／于一俱并。／以'无明'而出死兮，／以'明'克享永生。"

感官([或诸天]devas)达不到它，因它总是先行。/……// 它既动又不动。/它既远又近。/它在所有东西的里边，/又在所有东西的外边。"[1] 只有在那些要把握住对象的知识追求者的眼中，这"彼一"才是"矛盾的"；在那不离无明的智慧看来，这里边没有矛盾，它是最真实者的存在方式。

龙树(Nāgārjuna，约三世纪时人)的《中论》(Mūlamadhyamakakārikā)对于中国佛学产生了重大影响。此论的"观涅槃品第二十五"的第19偈：

> 涅槃与世间，无有少分别；
> 世间与涅槃，亦无少分别。[2]

涅槃(nirvāna)由般若智慧(prajñā)达到，世间(samsāra)则是被生死轮回主宰的尘世经验世界，由无明造成。按一般的想法，佛教的目的就是超出世间而入涅槃。但龙树却断言它们无分别，想脱开世间而入涅槃的想法是妄想。由此可见，在大乘佛教看来，智慧与无

---

① 同前方式翻译。*A Source Book in Indian Philosophy*, p.40; *The Upanishads*, p.90；《五十奥义书》，徐梵澄译，中国社会科学出版社1984年版，第506—507页。

② 译文出自鸠摩罗什。《大正藏》30卷，1564号，第36页。K.Inada的英文译文是："*Samsāra* (i.e.the empirical life-death cycle) is nothing essentially different from *nirvāna.Nirvāna* is nothing essentially different from *samsāra.*" (*Nāgārjuna:A Translation of His Mūlamadhyamakakārikā with an Introductory Essay*, by Kenneth K.Inada, Shakti Nagar, Delhi: Sri Satguru Publications, 1993, p.158)

明有着根本的联系。这一思想在《大乘起信论》[①]中被充分体现,表现于"一心有二门"的学说。此心乃如来藏(Tathāgatagarbha),含心真如门和心生灭门,"二门不相离"[②]。所以,"无明之相,不离觉性……如大海水,因风波动,水相风相不相舍离"[③]。

如此看来,无明(avidyā)应该有两种含义:狭义的指邪见,让人执着于各种对象(包括"我相"),非破除之不足以达到解脱(moksa)或开悟(bodhi);广义的则指一种根本的意识发生和存在生成,它还不自觉,浑噩懵懂,可能堕落为狭义的无明,但却是一切意识与存在的一个前提,因而也是智慧的构成因子。这么看来,第二种或广义的无明是一种深邃的可能性。而那些不包含深刻的可能性或可变性,只有必然性、实体性的思想不会是智慧,这样的存在者也不会是终极实在。

这种"无明参与智慧的构成"的思想是中国古代哲理的一大特色。《老子》第二十八章曰:"知其白,守其黑,为天下式。"《周易·系辞上》认为:"一阴一阳之谓道……阴阳不测之谓神。"这里讲的"黑"与"阴",就是无明的某种汉语表达。仅仅"知其白"之"知",绝不是智慧。

---

① 《大乘起信论校释》,[梁]真谛译,高振农校释,中华书局 1992 年版。此书作者被一部分学者认为是马鸣(Aśvaghosha,约公元 1—2 世纪时人,古印度著名大乘佛教论师,佛教诗人、哲学家),但多有人不信。另一种看法是《大乘起信论》为南北朝时某位匿名的中国佛教学者所著。无论如何,此书对于中国佛教哲理的影响至大至深。英文译本有:*The Awakening of Faith*, attributed to Aśvaghosha, trans. Yoshito S. Hakeda, New York & London: Columbia University Press, 1967.

② 《大乘起信论校释》,[梁]真谛译,高振农校释,中华书局 1992 年版,第 16 页。

③ 同上书,第 36 页。

（二）时间：无明的一种表现

如何更真切地理解第二种无明呢？它如何参与智慧的构成呢？这些是富于挑战性的问题，忽视它们会使人丧失进入东方智慧的机会。但它们又是涉及广泛的问题，本章无法全面地回应之，而只能讨论这种无明的一种表现，并从这个特殊角度来尝试着回答有关的问题。

第二种无明的表现是人类的时间意识。当然，这里要讨论的时间不是可以被钟表测量的物理时间，也不是主观感受到的心理化时间，而是那令人困惑又令人着迷的原本时间（original time）。奥古斯丁（Augustine, 354—430）在《忏悔录》（*Confessions*）第 11 章中倾诉道："那么时间究竟是什么？没有人问我，我倒清楚，有人问我，我想说明，便茫然不解了。"[①] 时间在没有人问到时，是"清楚"的，表明它的原本，总已经潜伏在人的生存感受和日常意识之中了。但一旦要用概念（比如"存在／不存在"这对概念）来"说明"它，就让人茫然不解，这又表明它在终极处的非对象性（objectless-ness）或不可线性地表达性（ineffability in lineal sense）。"既然过去已经不在，将来尚未来到，则过去和将来这两个时间怎样存在呢？现在如果永久是现在，便没有时间，而是永恒。"[②] 对于知识意识来说，时间是如此神秘，完全找不到它的存在真身；但我们人类，包括智慧者，都生活在这所谓"不真实存在"的时间中，在日常的不经意之间意

---

① 奥古斯丁：《忏悔录》，周士良译，商务印书馆 1981 年版，第 242 页。
② 同上。

识到它（"我活着"，就是一种基本的时间感），在智慧的开启中领会了它。

自从黑格尔之后，西方人往往以对于时间真实性的某种意识为开端，来赢得哲学的新视野，比如柏格森（Henri Bergson）、詹姆士（William James）、胡塞尔（Edmund Husserl）、玻尔（Niles Bohr）、海森堡（Werner Heisenberg）、海德格尔（Martin Heidegger）、德里达（Jacques Derrida）、普利高津（I. Prigogine）等等。对于古代的东方人，时间却早已被看作是智慧的子宫。

据说印度的许多哲人都追求超出了时间的永恒者，都否认终极实在与时间的根本关联，时间只与轮回和不幸的现象界有关。比如，数论派（Sāmkhya）和瑜伽派（Yoga）讲的那"绝对独存"（kaivalya, absolute independence）的"神我"（purusa），不就是与一切时间变化分离之后，才能在瑜伽修行中达到吗？[①] 而且在达到之后，就可以再不返回这轮回着的经验世界了吗？佛教的小乘（Hinayana）不是也大致这样来看待涅槃的吗？但如果我们仔细阅读印度哲人们的著作，就会发现，总的说来，他们否定的时间或变化，多半只是物理的或主观的时间和变化，对于原本时间，他们可能使用了其他的词汇来指称，或者是不同的方式来表达，但大多承认它与智慧的耦合关系。终极实在不在物理时间或心理时间之中，但它一定会幻化（māyā［摩耶］）为世间，而这幻化的一个基本方式就是时间，这里当然是指原本时间，即一种产生意义、意识和存在的发生机制（a genetic mechanism that produces meaning,

---

① 参见《瑜伽经》第4章。*A Source Book in Indian Philosophy*, p.479.

consciousness and being），也就是广义无明的一种表现方式。狭义的无明"将不永恒（或无常）、不纯粹、痛苦和非我当作了永恒、纯粹、快乐和自我"[1]，这当然是一种幻化，因为它"将非 A 当作 A"，并且认定这种虚假为真实。但广义的无明却还有更深的维度，那就是使得这些错置和执着可能的意义及意识的生成，而这也正是原本时间的功能。[2] 它也是一种幻化，因为按照印度古代主流思想的看法，终极实在本身无名相可言，它表现为这个世界及其现象时，就必须幻化，而时间看来是幻化出气象万千世界的必要条件，因为只有原本时间体验能让原初记忆或想象（kalpanā）[3]——不同中的同（不异），同中的不同（不一）——出现，为其他一切意识提供可能。反过来说也可以，即非对象化的、进行被动综合[4] 的原初想象使得

---

① 《瑜伽经》2.5。*A Source Book in Indian Philosophy*, p.463.

② 关于原本时间体验为何以及如何能够生成意义和意识的问题，可参见胡塞尔（E. Husserl）的《论内在时间意识的现象学》（*Zur Phänomenologie des Inneren Zeitbewusstseins*(*1893—1971*)）、海德格尔（M. Heidegger）的《存在与时间》（*Sein und Zeit*）和德里达（J. Derrida）的《声音与现象》（*Speech and Phenomena*）。

③ 印度吠檀多不二论的思想家曼陀纳弥室罗（Mandanamiśra，或简称曼陀纳，约公元 670—720 年）受到语言哲学家伐致呵利（Bhartrhari，约五世纪后半叶人）的影响，认为"无明常常被等同于想象（*kalpanā*），并被描述为是不可被确定的[*anirvacanīya*]。……曼陀纳描述受缚和解脱都是想象（*kalpita-visaya*）的对象。这种看法反映出伐致呵利使用这个词的方式的影响。对于伐致呵利来说，时间既存在又不存在，这种不二的等一性就来自想象（*kalpanā*）"（译自 Sthaneshwar Timalsina, "Bhartrhari and Mandana on Avidyā", *Journal of Indian Philosophy*［2009］37, p.370）。中译文出自本文作者，两位印度思想家的中译名来自孙晶：《印度吠檀多不二论哲学》，东方出版社 2002 年版，第 9—10 页。

④ "被动综合"（passive Synthesis）是胡塞尔后期著作中的一个重要术语，用来表示原本时间的功能，即在"自我不做"（ohne Tun des Ich）或"无自我"（Ichlos）的情况下仍然发生着的意识流动，导致意识的统一和原初意义的生成。

原本时间体验可能。几乎可以说，原本时间与原初想象是可互换的两个词。

《"唵"声奥义书》(*Māndūkya Upanisad*［又译《蛙氏奥义书》］)大致表述了这层关系。"唵"声(Om 或 aum)就意味着包含时间的终极实在，即梵或大我。它有三音[①]：A-U-M，或阿-乌-摩，代表三种意识状态，又似乎隐约地与时间的三维度有关。此书第一节声称：

> 唵! 这声音就是这整个世界。
> 它可以被进一步解释为：
> 过去、现在、未来，这一切都是唵声。
> 其他那超越了三重时间者，也只是此唵声。[②]

对应着这三音的，有三个阶段，即三种意识状态：醒觉态、梦觉态和熟眠态。而第四阶段，也就是最高阶段或无音态，是大我或梵。[③]三态中的梦觉态(dreaming state)，特别是熟眠态(deep sleep)，近乎以上讲的原本时间，醒觉态近乎狭义的无明状态。而且，这三态之间有一个源流关系，即熟眠态使得梦觉态可能，它们又使得醒觉

---

① 按乔荼波陀(Gaudapāda，约 7 世纪末至 8 世纪初)的《圣教论》，Om 包含四个成分，即 a、u、m 和一个无音的字母。见《圣教论》第一章第 23 节："阿音(第一)导周遍，乌音(第二)导炎光，摩音(第三)导有慧，无音(第四)导不动"(乔荼波陀:《圣教论》，巫白慧译释，商务印书馆 2002 年版，第 46 页)

② 本文作者根据以下两译本译出: *A Source Book in Indian Philosophy*, p.55;《五十奥义书》，徐梵澄译，中国社会科学出版社 1984 年版，第 737 页。

③ 《五十奥义书》，徐梵澄译，中国社会科学出版社 1984 年版，第 2、4 节。

态可能，而使这三者可能的则是第四者，即无音的大我。

熟眠态指无梦之眠，它是这样的：

> 这熟眠态是统合，认知在此开始聚集（just a cognition-mass），由福乐构成，享受福乐；它的口是心思，是般若智慧，此为第三阶段。[①]

梦觉态就是梦意识，它的特点是：

> 此梦觉态是内在觉知，有七肢十九口，享受精致者，是光明心思中的寓居者，此为第二阶段。[②]

原本时间体验在熟眠态中也存在，不然一个人不会第二天一早晨起来，告诉别人他昨夜有了一个无梦的熟眠。而且，我们好像还应该说，这熟眠态就是最原本的时间，因为这时间的意识是非对象化地或无相地（formlessly）运作，所以是原初的统合和聚集。它差不多就是般若智慧，但因为还在享受福乐，不会是最纯粹的般若智慧。梦觉态则展示了原本时间意识的幻化大能，它寓居于光明心思中，可以不依靠现实的对象而缘起造作，自作自受，所以是一种内在觉知并享受精致者的意识。与之不同，醒觉态则"享受粗重者"，是一种外在觉知。这时意识到的时间也多半近乎物理时间，或心理时

> [①]　*A Source Book in Indian Philosophy*, p.56.《五十奥义书》，徐梵澄译，中国社会科学出版社 1984 年版，第 737 页。
>
> [②]　*A Source Book in Indian Philosophy*, p.55.

间。所以，唵之三音对应的三种意识状态不等同于时间三维度，而是表现出不同的时间意识。

由此可见，此奥义书的作者认为终极实在（第四阶段）必表现为时间的幻化，因为它们都是唵声。A-U-M 不会只有第四阶段或无音阶段而无前三个阶段。但它们之间的关系可以变动，比如，可以从醒觉态占统治地位调整为三意识的平衡状态，或熟眠态占主导地位的状态（这就很接近智慧意识了），等等。

所以，熟眠态或原初时间可以被视为是智慧与无明的交接点。它是智慧，因为它既生成意义，但又不执着于它们；它是广义的无明，因为它在享受福乐，而且没有对自身的当下清楚意识。由此，智慧与广义无明的内在关联就得到了辩护。

这种看法在《吠陀》时代就有了，所以《阿达婆吠陀》（*Atharva-Veda*）唱出时间的赞歌：

> 时间生出高远的天空，生出众多的土地；存在的和将要存在的东西，都从时间中发生和浮现。
>
> ……在时间中，视野变得开阔。
>
> 心灵、气息、名字，都在时间中聚集；当时间来临时，所有这些被创造者都欢欣鼓舞。
>
> 时间中有着激情，时间中有着主宰，时间中梵在聚集；时间是万物之主，是梵的最高表现（Prajāpati）。[1]

---

[1] 《阿达婆吠陀》19.53。译自 *The Upanishads*, p.20。

这位古老的吠陀智者认为：心灵、生命气息和语言诗歌，都因为这原本的时间而可能，时间有多长多深，意识也就随之加长加深，因为梵通过原本时间达到最高的表现。这是印度古人与古希腊哲学主流很不同之处。从巴门尼德和柏拉图开始，希腊的主流哲学家们就将终极实在（"存在"、"理式"、"最高实体"等）与时间分离开来。

（三）中国古代哲学的时间意识
——以《周易》为首例

如前所述，中国古代哲理的主流看出了智慧与无明的耦合。因此，各主要学派对于原本时间倾注了极大的关注。《老子》虽然只有一次（第 8 章）使用"时"这个字（"动善时"——行动贵在领会时机），但全书中隐含着深活的时义。"无"就是原本时间的流动处，"无为"、"为无为"是对于这种时机化智慧的追求。"阴阳"可以视为过去和将来，"万物负阴而抱阳，冲气以为和"[①]，过去与未来的交和产生时气。所以此"气"可以看作是原本时间，其性虚，但"虚而不屈，动而愈出"[②]，是万物发生处和非对象化——"大象无形"[③]——智慧的得道处。《庄子》多处直接讨论"时"："以知为时者，不得已于事也"[④]。其意是说：真知是入时的意识，它只随事势而行，不以自己的名相意识（即《"唵"声奥义书》讲的醒觉态）胁迫之。又讲："一

---

① 《老子》第四十二章。

② 《老子》第五章。

③ 《老子》第四十一章。

④ 《庄子·大宗师》。

龙一蛇,与时俱化,而无肯专为。"①明确将得道的智慧与时耦合起来。

孔子开创的儒家以时为根。在孔子那里,周礼首先不是一套固定的礼仪和等级秩序,而是总需要现实的亲子关系(尤其是孝悌)、诗歌、音乐、历史、政(正)治追求、启发式教育来激活和再造生存结构。他晚年喜爱《周易》,"读《易》,韦编三绝"②。而我们在《周易》这部被儒家和后来的道家共尊的古老著作中,也清楚地看到那影响到中华文明几千年思想史的"时化"(Zeitigung, timeli-zing)倾向。

《周易》这部书有三千多年的历史,它之前还有其他版本的《易》,而《易传》十翼也已经存在两千多年。所有的《易》都基于卦象,而所有的卦象都基于一对爻象:

实线被《易传》称为阳爻,断线被称为阴爻。它们的关系是内在的对反而又互补,所以必相交而生成某种新东西。这就是《易》,乃至中国古代思想的出发点,其哲理含义就是:没有任何东西,哪怕是终极实在和最高智慧,可以是独立的实体,"对反互补而生成"的关系无法逃避,任何可以想到、可以建立的东西总不是一切,总有更多,总有省略号"在前"或"在后"。《周易·系辞上》讲:"一阴一阳之谓道……生生之谓易。"这"生生"就是一种深刻的变化,含死

①　《庄子·山木》。
②　《史记·孔子世家》。

亡于其中。所以《周易》之"易"的首义被历代解注家视为"变易"。①
比如《周易·系辞下》云：

> 　　《易》之为书也不可远，为道也屡迁，变动不居，周流六虚，
> 上下无常，刚柔相易，不可为典要，唯变所适。

这并非相对主义，更不是虚无主义，因为永远变易的现象根源，不
是熵值最大的完全混乱和死寂，而是一种阴阳生生结构，总有新的
意义、存在和真理从中出现。这就是写作《易传》者（孔子及其几代
的弟子们）心目中的"时"。智慧者最需要领会的就是时——时势、
时气、时态、时机、时中。《周易》可以被用来预测未来，它的首要
关怀是时的出现和被领会。但是，要预测未来，就势必要理解过去
和现在，不然就是一种无根的末世论（eschatology）。因此，《周易》
以或明显或隐晦的方式将时当作自己的生命线。正如清代学者惠
栋所指出的：

> 　　《易》道深矣！一言以蔽之曰：时中。②

　　简言之，以阴阳互补对生为根基的学说，几乎一定会极大关注
时气和时中，也就是印度古人讲的幻化和（作为梵的表现的）时间。
如《周易·系辞下》所言：

---

　　① 《易传》《周易乾凿度》《说文解字》及历代解《易》者，大都持此说。参见黄寿
祺、张善文：《周易译注》，上海古籍出版社 1989 年版，第 15—17 页。
　　② 惠栋：《易汉学·卷七·易尚时中说》。

刚柔者，立本者也；变通者，趣［趋］时者也。

"刚柔"是阴阳的别称。这一整句的意思是：阴阳刚柔，乃是卦象及世界的根本；变化会通，则是在趋向和构成时间和时机。它可以被视为《周易》的哲理大纲：以阴阳立本就必变而会通，变而会通（首先是三个时态的相互会通）就必构成原本时间。当然，还要加一句，阴阳刚柔和变化会通的基本结构即上面谈到的互补对生。

以《周易》第一卦"乾"为例。此卦虽然六爻皆阳，但由于爻的阴阳本性，六阳潜在地对应或"旁通"[①]六阴，所以其中必构成时机。即所谓"大哉乾乎！刚健中正，纯粹精也［虽然六爻纯为阳爻，因而阳刚健行，但其中正（比如二爻与五爻的中位）来自潜在的阴阳互补对生］；六爻发挥，旁通情也［爻义的发挥，就必会旁通异性，而生'情'或情理］；时乘六龙，以御天也［不将六爻理解为乘时之六龙，则不能领会天意］；云行雨施，天下平也［六爻发挥充沛，则阴阳对生而构成时机，于是必有时气、元气、云气、天气生出，让天下进入一个时机谐妙的世界］"[②]。

由此我们就可以理解乾卦的卦辞和《周易·象传》对这卦辞的解释。卦辞是：

---

① "旁通"是指阴阳爻完全相反的两个卦象的关系。如果一个卦象甲的阴阳爻全部变性，阴变阳，阳变阴，则生成一个新卦象乙，反之亦然。我们就说，乙与甲互为旁通。它是汉代解《易》者观看易象的一种重要方式。参见刘大钧：《周易概论》，齐鲁书社 1986 年版，第 86—88 页。

② 《周易·乾·文言》。

乾：元，亨，利，贞。

接下来的《象传》解释它，意思与上面刚刚引述过的《文言》的解释类似（可能是《文言》在发挥《象传》），甚至用语也有相同处。按照尚秉和先生的解释，"元亨利贞，即春、夏、秋、冬，即东、南、西、北，震元、离亨、兑利、坎贞，往来循环，不忒不穷，《周易》之名，即以此也"[①]。其实这种四时、四方还没有穷尽此卦的时义。卦辞之下的爻辞又展示了六爻的"六位时成"[②]的意思，从潜龙、见龙，经夕惕、跃渊，到飞龙、亢龙，乃至无首之群龙。这里边对时义的悟解，既有卦爻结构的依据，又有"阴阳不测"的时机化之"神"，不可完全规定和先传。比如"用九：见群龙无首，吉"，就颇有"涅槃与世间，无有少分别"[③]和原本时间的意趣。《易传》（特别是《象传》）在阐释卦爻时，不时发出"……之时［义·用］大矣哉！"的赞叹[④]，就是出自作者观察到易象"与时消息"[⑤]的奇妙感受。

（四）印度佛教入华的时间契机
——空假中之方便法门

为什么通过丝绸之路进入中国的众多宗教和哲理中，只有佛教

---

① 尚秉和：《周易尚氏学》，中华书局 1980 年版，第 13 页。

② 《周易·乾·象》。

③ 《中论·涅槃品第二十五》。

④ 见《周易》的"豫"、"随"、"颐"、"遁"、"睽"、"蹇"、"解"、"革"等卦。

⑤ 《周易·丰·象》。

或佛学最为成功? 为什么佛教中又是大乘的般若中观和如来藏心识说最能吸引中国的僧人,引出了充满新意的中国佛学? 一个很不全面但可能有分量的答案就是:正是佛教的般若中观学和如来藏心识说最有"时义",因而最能唤起浸润在中华古代的时机化哲理中的中国佛教徒的灵感。

中观大师龙树《中论·四谛品第二十四》第 18 偈影响了中国佛教流派(如三论宗、天台宗、华严宗),特别是其话语方式。它是这样:

> 众因缘生法,我说即是空,
>
> 亦为是假名,亦是中道义。①

"众因缘生法"说的是因缘(pratītyasamtpāda,缘起;英文译成"relational origination" 或 "dependent origination")生成了现象世界。那么这因缘的本性是什么呢? 是梵,或是什么自身独立的实体(比如亚里士多德讲的"不动的推动者"或犹太-基督教讲的"耶和华")吗? 看来不是,因为龙树说因缘本性为空。但该如何理解空呢? 以空为本,会不会将这空又变成了某种变相的实体,就像王弼将老子道论归为"以无为本"效果一样呢? 为了预防这种曲解的"戏

---

① 《大正藏》30 卷、1564 号,第 33 页。鸠摩罗什原译文为"我说即是无"。此"无"是对 "sūnyatā" 的翻译。后人大都改为"空"。Kenneth K. Inada 对此偈的英文翻译是:"We declare that whatever is relational origination is *sūnyatā*. It is a provisional name (i.e., thought construction) for the mutuality (of being) and, indeed, it is the middle way." (*Nāgārjuna: A Translation of His Mūlamadhvamakakārikā with an Introductory Essay*, p.148.)

论"，龙树强调空只意味着无定性，所以它必以假名（*prajñapti*）的方式而存在，而成为有因缘意义的；不然的话，它导致的就或者是虚无主义，或是又一种实体主义。这种通过假名来理解空，通过假名化的空来理解缘起说的思想方式，就是中道（madhyamāpratipad, middle way）。中道并非靠综合"空"与"假名"达到，而是悟透了缘起的空、假之本义的结果。

　　这假名化了的空，或空化了的假名，就是幻化或世间（samsāra）化，具有内在的时间含义。所以，尽管龙树多处（比如《中论·观时品》）反驳了可对象化时间的真实性（时的俗义），但他绝不会否定原本时间（时的了义）。就在《中论·四谛品》第20偈，几乎是紧接着上边引析的那一偈，龙树写道：

　　　　若一切不空，则无有生灭，

　　　　如是则无有，四圣谛之法。

正因为有空，才有缘生灭，因为有缘生灭，才有佛教的基本学说四圣谛。其原因是：如万物有定性（svabhāva, self-nature），不空，那么就无所谓人生根本处的苦（duhkha, suffering, 苦以无常为前提）；无苦谛，则解释苦、摆脱苦的集谛、灭谛和道谛也就不可能。这里讲的"生灭"，不同于他在开篇"八不偈"讲的"无生亦无灭"中的生灭。那种生灭是指从无到有的"生"，从有到无的"灭"，脱开了缘起。这里讲的生灭则是纯缘起的，从空假而来，没有无与有的二分。其含义应该是指原本时间，因为我们经历的原本时间恰有这种不断不常的特点：现在中总有过去和将来，反之亦然，但它们相互又确有差异。

般若中观的原本时间意识更清楚地由"方便"（upāya, convenience）表述出来。"方便"在佛经中的表面含义是：佛或菩萨为了开悟众生，运用那些能适应不同情境的灵活方法和手段；其深意则应该是原本时间意识的表现。《维摩诘所说经》（*Vimalakīrtinirdeśa Sūtra*）讲述的维摩诘其人，就是一个善行方便、对自己也行方便的人。此经的第二品即"方便品"。其中说维摩诘"辩才无碍，游戏神通……以善方便居毗耶离。资财无量，摄诸贫民……一心禅寂，摄诸乱意；以决定慧，摄诸无智。虽为白衣，奉行沙门清净律行；虽处居家，不著三界。示有妻子，常修梵行，现有眷属，常乐远离"①。他主张出世与世间不异，解脱与烦恼不异，坐禅（宴坐）与凡夫事不异。并认为智慧与方便不可分，于是说道：

> 贪著禅味是菩萨缚，以方便生是菩萨解；无方便慧缚，有方便慧解。②

以追求某个确定目标的方式来追求智慧，反倒会导致"贪著禅味"的"菩萨缚"或"慧缚"；即求做菩萨反被这求所缚，求智慧反被这慧所缚。治这类"求慧病"，只能靠方便。"虽身有疾，常在生死，饶益一切而不厌倦，是名方便。"③不要硬去割裂生死轮回与涅槃、

---

① 楼宇烈编：《中国佛教思想资料选编》第四卷第一册，中华书局 1992 年版，第383 页。

② 同上书，第 398 页。

③ 同上书，第 399 页。

健全与疾病，要求其一而弃其二；而是应该就在生死与疾病中"不厌倦"，"游戏神通"式地或以时机化的方式得涅槃和开悟。"这些观点对中国佛教的发展有着相当深刻的影响。"①

《大乘起信论》(*The Awakening of Faith*)② 是一部奇书。它以某种方式结合了唯识宗和中观的见地，而又不同于两者。关于它的作者和写作时间，很久以来就多有不同意见。③ 但这些都不妨碍它成为直接地影响中国佛教诸流派形成的一部经。④ 以上第一节中已经提及了此书的一个主张，即如来藏心包含两门——得到智慧的心真如门和处于广义无明中的心生灭门，此二门不相分离。所以，毫不奇怪，此书对于以"方便"表示的原本时间给予了强烈关注。看这一段话：

> 以一切法本来无相[真如"本觉"无相，原本时间或"不觉"、"始觉"之根亦无相。如此《论》所言："心与无明俱无形相，不相舍离"⑤]，念念不生[不从无到有]，念念不灭[不从有到

---

① 楼宇烈语。楼宇烈编：《中国佛教思想资料选编》第四卷第一册，中华书局1992年版，第377页。

② 此书的英文译本据中文古本译出，因为很久以来就找不到梵文本了。英文本的信息是：*The Awakening of Faith*, attributed to Aśvaghosha, trans. Yoshito S. Hakeda, New York & London: Columbia University Press, 1967。

③ 关于《大乘起信论》的著者是谁的问题，本文作者基本上同意这样一个看法，即此书不是印度的马鸣所著，而是出自南北朝时一位天才的中国匿名僧人之手。从这部书可以看出印度佛学影响中国佛学的途径，以及中国僧人如何改造印度学说而创立自己的哲理和话语。

④ 参见《大乘起信论校释·序言》，[梁]真谛译，高振农校释，中华书局1992年版，第14—17页。

⑤ 同上书，第36页。

无]。……是正念者，当知唯心，无外境界，即复此心亦无自相，念念不可得。若从坐起[从坐禅的姿态中起来，回到日常行为中]，去来进止，有所施作。于一切时[此"时"为时之浅层义]，常念方便[此方便才是时之深层义]，随顺观察，久习淳熟，其心得住[此"住"非定住，而是住于无相之时]，以心住故，渐渐猛利[即渐渐能够无相地感知和思维]，随顺得入真如三昧。①

之所以是"一切法本来无相"，因为真如心和生灭心俱无形相，统为如来藏之心，在根底处不可分离。一切大乘僧人就要"唯"此"心"而行。而这样的"无自相"之心，要得真如三昧，不能只靠"坐禅"那样的有相追求，而要"从坐起"，在日常生活"去来进止"的"施作"（即《中论》讲的"假名"）之中，进行无相的、善巧方便的开启智慧之行，即所谓"于一切时，常念方便，随顺观察，久习淳熟"。如此这般，才能在"随顺"中"得入真如三昧"。这就与许多宗教（包括佛教小乘）的直接追求解脱很不一样了，其中的关键就在于有没有对于原本时间的首要地位的意识。

　　南传禅宗以《坛经》为开端。创立此宗的惠能的学说核心，好像就从此《起信论》，乃至刚引用过的那段话改进而来。下面是《坛经》法海本的第17章：

　　　　我此法门，从上已来，顿渐皆立无念为宗，无相为体，无住为本。……无相者，于相而离相；无念者，于念而不念；无

———————————

① 《大乘起信论校释》，[梁]真谛译，高振农校释，中华书局1992年版，第167页。

住者，为人本性［此"本性"即此书后文中反复阐述的人的"自
性"，相当于《起信论》讲的如来藏心。它无任何实体可"住"］，
念念不住。……念念时中，于一切法上无住。一念若住，念念
即住，名系缚。于一切上，念念不住，即无缚也。此是明无住
为本。①

这种"于相而离相"、"于念而不念"的说法，正是中观的假名说（特
别是《维摩诘所说经》）和《起信论》的"无相"说的思想方式。它
与以上《起信论》引文稍有不同的地方是：那里讲"念念不生不灭"，
这里强调"念念不住"。仔细品味，可知"不生不灭"与"不住"并
无冲突，因为对象化的生灭是有住的。但是，后者确实更突出了心
的活动状态，不限于以否定的方式来指向念念本性。这样，惠能讲
的"念念不住"就会导向"念念时中"②，因为"不住"并非无意义无
意识，只是没有被对象固定的、被"系缚"的意义和意识，所以它
必有自己构造意义的方式，其原发处必有原本时间。惠能两次引用
《维摩诘所说经》中的话："即时豁然，还得本心。"③可见他的开悟
方式是全方便式的或原本时间化的。

　　而且，惠能将这"念念时中"扩大、深化到佛教修行的具体方
式上，不但突破了坐禅与日常行为的区别，而且开创出多种具有中

---

　　①　法海本于近代在敦煌洞窟中被发现，有少许残缺，但却是现在数个版本中最原
初可信的本子。此引文依编校者的意思补足，纠正了残缺和错讹之处。引自郭朋：《〈坛
经〉对勘》，齐鲁书社1981年版，第35—36页。

　　②　引文中强调符（字下点）为引者所加。以下还有类似情况。

　　③　郭朋：《〈坛经〉对勘》，齐鲁书社1981年版，第41、68页。

国风格的、活泼无拘的开悟方式。他说：

> 一行三昧者，于一切时中，行、住、坐、卧，常行直心是
> 也。……迷人著法相，执一行三昧，直言坐不动，除妄不起心，
> 即是一行三昧。若如是，此法同无情，却是障道因缘。道须通
> 流［因道或悟的根本处有原本时间］，何以却滞？心不住法即
> 通流，住即被缚。①

可见禅宗的特点恰恰是反对崇尚一味坐禅，继承和光大了《维摩诘
所说经》和《起信论》的思想，让禅和三昧"通流"起来，在"行、住、坐、
卧"的"一切时中"，以非系缚的方式，或非对象追求的方式，来际
会三昧，在游戏中得神通。

惠能还打破了无言与有言的二元，以"通流"化的语言方式来
一行三昧。这是所有印度佛教以及他之前的中国佛教都未曾达到
的一个新天地，不但塑造了禅宗的独特风格，而且影响了其他学派，
比如宋明儒学。惠能去世前对弟子们说道：

> 谤法直言不用文字，既云不用文字，人不合言语！言语即
> 是文字。自性上说空，正语言本性［此语极透切！海德格尔不
> 如也］；……以暗现明，来去相因。②

---

① 郭朋：《〈坛经〉对勘》，齐鲁书社 1981 年版，第 32 页。
② 同上书，第 138 页。

由此看来，"语言本性"不是主体去表达对象、主体间去交流信息，而是出自本性的"说空"，以假名构造方便时机，以便领会真空妙有的三昧。惠能开发出多种"说空"的方式。一种是"出语尽双，皆取法对，来去相因"①，也就是上面引文中"以暗现明"的方式，从形式上应和了智慧不离无明、涅槃无异于世间的见地。另一种则有更强的随时而机变（《周易·乾·文言》所言"与时偕行"的佛教版）的特征，后来风靡了禅界。《坛经》中有一例，可让人领略其韵味。

> 志诚……白言："和尚！弟子从玉泉寺［即北传禅宗宗师神秀处］来，秀师处，不得契悟，闻和尚说，便契本心，和尚慈悲，愿当教示。"惠能大师曰："汝从彼处来，应是细作。"志诚曰："未说时即是，说了即不是。"六祖言："烦恼即是菩提，亦复如是。"②

志诚是神秀门人，被派到惠能处来探听情况。但此探听打动了探听人，于是有这一番"白言"，即坦白之言。惠能却立感此异变的时机，不回应其善意，因那与真开悟无关，却用"应是细作"的恶言来深化此异变，激出"愤"、"悱"③情势。志诚窘迫、委曲，直感时机的真实，于是答道："未说时即是，说了即不是。"惠能立刻利用这答语中沸腾的原本时间势态，将它导入佛理："烦恼即是菩提，亦复如是。"烦恼是菩提，即涅槃是世间，颇为费解。惠能告诉志诚：费解

---

① 郭朋：《〈坛经〉对勘》，齐鲁书社 1981 年版，第 137 页。
② 同上书，第 98—99 页。
③ 《论语·述而》："不愤不启，不悱不发。"

来自不知其时义，以为它是一般的、能作为观念化思想说出的命题，平铺着放在那里。其实，"未说时即是，说了即不是"，它在"未说时"才"是"（烦恼是菩提、涅槃是世间），是个真细作、真佛理，"说了"就失其时势，就"不是"了。

可是惠能本人却正在"说"，但此说非彼说，它不是表达观念的陈说，而是以现说之时来勾连"未说时"的回旋之说、时说，或以"假说"来"自性上说空"之说。这种开启弟子智慧的说空方式，佛教史上前所未闻，却正是"涅槃即是世间"、"真如门不离生灭门"、"智慧不离无明"的缘起方便学说在中华哲理氛围中的结果。

西方传统哲学的主流思想家们从来没有达到过"智慧不离无明而浸于时间"的见地，也就是说，他们没有从哲理上领会这个道理。但敏锐的西方哲学家有时也感受到它，却不知如何"说"它，于是只能以神秘体验论（mysticism）的或相对主义的方式来表达它。比如，我们在柏拉图的学说中可以看到，一方面是智慧与无明绝对分离的理式（eidos, idea）论，认为超越经验和一切时间的理式可以独立存在，通向最高理式或至善的方式是从理式到理式的纯逻辑理性的辩证法；另一方面则断言还有一种非理性的、更快捷地直观理式的方法，即迷狂（mania）。他在《斐德若篇》（Phaedrus）中写道：

> 有这种迷狂的人见到尘世的美［可比作 saṃsāra］，就回忆起上界里真正的美［可比作 nirvāṇa］，因而恢复羽翼，而且新生羽翼……昂首向高处凝望，把下界一切置之度外，因此被人指为迷狂。……如果他见到一个面孔有神明相，或是美本身［美

的理式]的一个成功的仿影，他就先打一个寒颤……当他凝视的时候，寒颤就经过自然的转变，变成一种从未经验过的高热……在这过程中，灵魂遍体沸腾跳动，正如婴儿出齿时牙根又痒又疼……这疼喜两种感觉的混合使灵魂不安于他所处的离奇情况，彷徨不知所措，又深恨无法解脱，于是他就陷入迷狂状态。[①]

这迷狂里边有尘世与上界的混合，也有沸腾的时间感受，"正如婴儿出齿时牙根又痒又疼"。但是，它还算不上哲理。阻碍迷狂进入传统西方哲理的一个原因是，其中经验的时间（比如"凝视时"、"出齿时"），与前生的时间（比如"上界时"）没有打通，所以幻化和反幻化的联系与区别蔽而不明。而在惠能那里，"说时"与"未说时"的沟通与回旋，让"即时豁然，还得本心"成为可以理解和领会的了。

---

① 柏拉图：《文艺对话集》，朱光潜译，人民文学出版社 1980 年版，第 125—128 页。

图书在版编目（CIP）数据

中德哲学浅释 / 张祥龙著. — 北京：商务印书馆，
2022
（张祥龙文集；第 14 卷）
ISBN 978-7-100-21235-9

Ⅰ.①中… Ⅱ.①张… Ⅲ.①哲学—对比研究—中
国、德国 Ⅳ.① R2 ② B516

中国版本图书馆 CIP 数据核字（2022）第 092290 号

张祥龙文集

第 14 卷

中德哲学浅释

张祥龙 著

商 务 印 书 馆 出 版
（北京王府井大街 36 号 邮政编码 100710）
商 务 印 书 馆 发 行
北京中科印刷有限公司印刷
ISBN 978-7-100-21235-9

2022 年 7 月第 1 版 开本 710×1000 1/16
2022 年 7 月北京第 1 次印刷 印张 22¾

定价：118.00 元

张祥龙文集